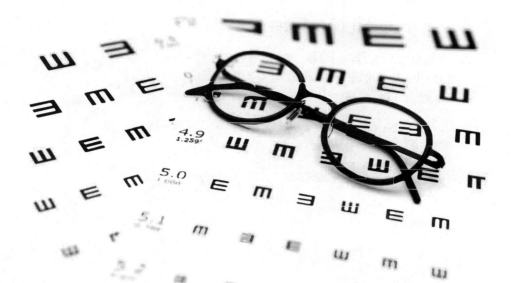

眼科
综合诊疗精要

毕 雪 张 鹏 王洪霞 主编

中国纺织出版社有限公司

图书在版编目（CIP）数据

眼科综合诊疗精要 / 毕雪，张鹏，王洪霞主编. --
北京：中国纺织出版社有限公司，2023.8
ISBN 978-7-5229-0813-7

Ⅰ.①眼…　Ⅱ.①毕…②张…③王…　Ⅲ.①眼病—
诊疗　Ⅳ.①R77

中国国家版本馆CIP数据核字（2023）第145953号

责任编辑：傅保娣　　责任校对：高　涵　　责任印制：王艳丽

中国纺织出版社有限公司出版发行
地址：北京市朝阳区百子湾东里A407号楼　邮政编码：100124
销售电话：010—67004422　传真：010—87155801
http://www.c-textilep.com
中国纺织出版社天猫旗舰店
官方微博 http://weibo.com/2119887771
三河市宏盛印务有限公司印刷　各地新华书店经销
2023年8月第1版第1次印刷
开本：787×1092　1/16　印张：12.5
字数：295千字　定价：88.00元

凡购本书，如有缺页、倒页、脱页，由本社图书营销中心调换

编　委　会

前　言

随着社会的进步和科学技术的发展，我国眼科事业在基础理论、临床医疗、仪器设备等方面都有了迅速的发展和提高，近年来在有些领域已经接近或达到国际先进水平。为了方便广大眼科医务工作者更好地掌握眼科基本知识，拥有过硬的临床操作技能，我们组织编写了《眼科综合诊疗精要》。

本书详细介绍了眼科常用检查技术及眼科常见疾病的病因、病理、临床表现及诊疗方法，包括眼睑外伤、眼眶疾病、斜视与弱视、巩膜疾病、结膜疾病、视网膜疾病、黄斑疾病、玻璃体疾病等内容，内容丰富，资料新颖。本书反映了现代眼科疾病的诊治新观点，希望能满足各级医院诊疗之需。

本书在编写过程中虽经多次推敲、反复论证与修改，但由于编者时间有限，书中难免存在疏漏和错误，诚恳希望广大读者批评和指正，以便我们今后不断完善和修订。

编　者

2023 年 4 月

目　录

第一章

眼科检查技术

第一节　眼外部一般检查

对所有眼病患者，都应先做眼外部一般检查。眼外部检查，也就是眼前部检查，包括用肉眼可以观察到的眼前方各部分，如眼睑、泪器、结膜、角膜、巩膜、前房、虹膜、瞳孔、晶状体、眼球、眼眶、眼肌、眼压等检查。

进行眼部检查时，要养成先右后左、从外到内的习惯，以免在记录左右眼时混淆或遗漏。另外，在检查时，应两侧对照，如两眼不同，应先检查健眼，再检查患眼，尤其在患传染性眼病时，更应如此，以免两眼间交叉感染。

一、眼睑检查法

一般在患者面向自然光线下用望诊即可，必要时则需要用触诊以协助检查。检查眼睑时，应同时检查眉毛、睫毛、睑缘和睑板是否正常。首先应注意有无先天异常，如眼睑缺损、睑裂缩小、内眦赘皮、下睑赘皮、上睑下垂等。有下睑赘皮时，应想到可以因下睑皮肤皱褶压迫睫毛使其倒向后方而摩擦角膜。有上睑下垂时，应鉴别其是真性或假性、部分性或完全性；真性完全性者，应当用两手的拇指分别用力横压在患者两眉弓上方，并嘱患者用力睁眼，此时可以发现患侧因不能利用额肌协助提起上睑而完全不能睁开该眼；部分性者，则此时仍可稍微睁开；在有眼睑痉挛或患严重外眼病以后，特别在患有严重的沙眼患者，并非由于上睑提肌的损害而发生的暂时性上睑下垂，则为假性上睑下垂，对于患有面神经麻痹的患者，为检查患者眼轮匝肌的肌力时，检查者可将双侧上睑各放一只手指，嘱患者用力闭眼，由于各手指的感觉不同，即可比较出两眼睑肌力的不同；再嘱患者似睡眠状轻闭两眼时测量其闭合不全的睑裂大小。如要测量其确切肌力，则须用眼睑肌力测量计检查。额肌或上睑提肌活动幅度检查可用尺测出毫米数。继之再观察眼睑皮肤有无异常，如皮下出血、水肿或气肿（炎性或非炎性）、皮疹、瘢痕、肿瘤等。怀疑有气肿时，用一手之示指和中指轮替轻轻压迫眼睑，可以发出捻发音。当上睑有初起之肿物时，可令患者向下看，在将上睑铺平在眼球上以后，则易于触出；检查下睑时，则令其向上看以后触之。同时应注意肿物的硬度及有无压痛，并检查有无耳前或颌下淋巴结的继发炎症或转移。

检查眼睑有无位置异常，应比较双侧睑裂的宽窄以确定有无上睑下垂或睑裂开大，单纯测量睑裂宽度并不可靠，应在嘱患者向前方直视时检查上睑缘遮盖角膜的宽度（正常情况下，上睑遮盖角膜上缘 1～2 mm，睑裂宽约 10 mm），观察上、下睑有无内翻倒睫，倒睫是否触及角膜，观察眼睑有无外转或外翻，并应同时发现各种眼睑位置异常的原因。

令患者向下看，同时检查者用拇指轻轻向上牵引上睑，就可以显示出上睑缘，在向上看时，以拇指轻轻向下牵引下睑，就可以显示出下睑缘；检查睑缘有无红肿、肥厚、钝圆等现象，观察有无分泌物、痂皮或新生物；注意睑缘间部睑板腺开口处有无阻塞或睫毛生长；检查睫毛的数量、粗细、行数和生长位置，有无过多、过少和过粗、过长现象，或受睑缘疾病影响而脱掉成秃睫。注意睫毛的颜色，在交感性眼炎、原田病和伏格特—小柳综合征时，睫毛可全部变成白色；更应注意检查睫毛生长的方向和倾斜度的大小，有无倒睫和睑内翻，平视时中国人上睑睫毛倾斜度多为 110°～130°，下睑多为 100°～120°。应检查睫毛根部有无湿疹、鳞屑、痂皮或脓肿。用拇指和示指可以触知上睑板的宽度（正常一般为 3～4 mm）和厚度，以确定有无炎症等现象。

二、泪器检查法

（一）泪腺检查法

正常情况下，泪腺是不能被触知的。令患者向鼻下方看，以相对侧手的拇指尽量将上睑外眦部向外上方牵引，就可以将因炎症或肿瘤引起肿胀的睑部泪腺暴露在外眦部上穹隆部结膜下，以便于检查。在检查泪腺的泪液分泌量是否正常时，可用希默尔（Schirmer）试验。其方法是在正常无刺激情况下，用一个宽 5 mm、长 35 mm 的条状滤纸，一端 5 mm 处折叠放在下睑外或内 1/3 处的结膜囊内，其余部分自睑裂悬挂在眼睑之外，眼可睁开，在不让滤纸条掉出眼外的条件下患者可以随意瞬目。泪液分泌正常时，5 分钟后，滤纸条可被浸湿 10～15 mm。如反复试验少于此数，甚至仅边缘部湿润，则为分泌减少。如 5 分钟湿及滤纸条全长，则可为分泌过多。

在疑为眼干燥症患者时，还应进行泪膜破裂时间（BUT）试验，这是测定泪膜稳定性最可靠的方法。检查前患者先在裂隙灯前坐好，1% 荧光素液滴眼，预嘱患者适当延长睁眼时间。用较窄的钴蓝光往返观察角膜前泪膜，当被荧光素染色的泪膜出现黑洞（常为斑状、线状或不规则干斑）时，即表示泪膜已经破裂，在瞬目后至出现泪膜破裂，用秒表记录下来，这段时间即为泪膜破裂时间。

正常人泪膜破裂时间为 15～45 秒，小于 10 秒为泪膜不稳定。因检查结果通常变异很大，宜测 3 次，取其均值。

瞬目后泪膜不能完整地遮蔽角膜表面而出现圆点形缺失（干斑），表示破裂时间为零。

（二）泪道检查法

先用示指轻轻向下牵引下睑内眦部，同时令患者向上看，即可查见下泪点的位置和大小是否正常，有无泪点内转、外转、外翻、狭小或闭塞；在泪囊部无红肿及压痛时，令患者向上看，可在用示指轻轻牵引下睑内眦部的同时，转向内眦与鼻梁间的泪囊所在部位加以挤压，如果泪囊内有黏液或脓性分泌物，就可以看见由上或下泪点流出。如果泪点正常，泪囊部也未挤压出分泌物，但患者主诉为溢泪，则可在结膜囊内滴一滴有色液体，如荧光素溶液或蛋白银溶液等，然后滴数滴硼酸溶液或生理盐水，使之稀薄变淡；令患者瞬目数次，头部稍低，并于被检眼同侧的鼻孔中放一棉球或棉棒；1～2 分钟后，令患者擤鼻，如泪道通畅，则鼻孔中的棉球或棉棒必能被染出颜色。用荧光素等有色溶液试验阴性时，则可用泪道冲洗试验（syringe test）以检查泪道有无狭窄或阻塞。方法是用浸以 1% 丁卡因或其他表面麻醉剂和 1/1 000 肾上腺素液的棉棒，放在欲检查眼的内眦部，即上、下泪点处，令患者闭眼，挟住该棉棒 5~10 分钟，然后以左手示指往外下方牵引下睑内眦部，令患者向外上方看；以右手用圆锥探子或鲍曼（Bowman）探针将泪点扩大；再将盛以生理盐水的泪道冲洗器的钝针头插进泪点及泪小管，慢慢注入生理盐水，在泪道通畅时，患者可感觉有盐水流入鼻腔或咽喉；如由下泪点注水而由上泪点溢出，则证明为鼻泪管阻塞，或为泪囊完全闭塞而仅有上、下泪小管互相沟通，如水由原注入的泪点溢出，则证明阻塞部位在泪小管。在注入盐水以前，应嘱患者头稍向后仰，且稍向检查侧倾斜，并自己拿好受水器，以免外溢的液体沾湿衣服。如果想确知泪囊的大小和泪道的通畅情况，可将泪囊按照上法冲洗以后注入碘油，然后做 X 线摄片检查。

　　注意操作要轻巧，遇有阻力切勿强行推进，以免造成假道。所用 Bowman 探针，应先从 "0~00" 号开始，逐渐增加探针号数，直到 4 号为止。

　　如果泪囊部有急性炎症，应检查红肿及明显压痛区域，并检查有无波动或瘘管。

三、结膜检查法

　　结膜的检查最好在明亮的自然光线下进行，必要时仍需要采用焦点光线和放大镜进行检查。应按次序先检查下睑结膜、下穹隆部、上睑结膜、上穹隆部，然后检查球结膜和半月襞。

　　检查睑部和穹隆部结膜时，必须将眼睑翻转；下睑翻转容易，只以左或右手拇指或示指在下睑中央部睑缘稍下方轻轻往下牵引下睑，同时令患者向上看，下睑结膜就可以完全暴露。暴露下穹隆部结膜则须令患者尽量向上看，检查者尽量将下睑往下牵引。

　　翻转上睑方法有两种。一种为双手法，先以左手拇指和示指固定上睑中央部的睫毛，向前和向下方牵引，同时令患者向下看；以右手示指放在相当于睑板上缘之眉下凹处，当牵引睫毛和睑缘向前、向上并翻转时，右手指向下压迫睑板上缘，上睑就能被翻转。如果用右手指不能翻转上睑，可以用玻璃棍或探针代替右手示指，则易于翻转。另一种为单手法，先嘱患者向下看，用一手的示指放在上睑中央眉下凹处，拇指放在睑缘中央稍上方的睑板前面，用这两个手指挟住此处的眼睑皮肤，将眼睑向前、向下方牵引。当示指轻轻下压，同时拇指将眼睑皮肤往上捻卷时，上睑就可被翻转。

　　检查上穹隆部结膜时，在将上睑翻转后，更向上方牵引眼睑。用左或右手的拇指将翻转的上睑缘固定在眶上缘处，其他各指都固定在患者的头顶，同时令患者尽量向下方注视，并以另一手的示指和中指或单用拇指，由下睑外面近中央部的睑缘下面轻轻向上、向后压迫眼球，做欲将下睑缘推于上穹隆后面的姿势，上穹隆部结膜就可以完全暴露。也可以用 Desmarres 牵睑钩自眼睑皮肤面翻转出穹隆部。

　　小儿的眼睑常因紧闭及不合作而不容易用以上方法翻转，可用双手压迫法。即由协助检查者将小儿头部固定之后，用双手的拇指分别压迫上、下眼睑近眶缘处，就可将眼睑翻转，睑和穹隆部结膜即能全部暴露。但此法在怀疑患有角膜溃疡或角膜软化症的小儿禁用，以免引起严重的角膜穿孔。

　　球结膜的检查很容易，可用一拇指和示指在上下睑缘稍上及下方分开睑裂，然后令患者尽量向各方向转动眼球，各部分球结膜即可以露出。

分开睑裂后，在令患者眼球尽量转向颞侧时，半月襞和泪阜即可以全部被看到。

按次序暴露各部分结膜以后，检查结膜时应注意观察其组织是否清楚，有无出血、充血、贫血或局限性的颜色改变；有无结石、梗死、乳头增生、滤泡、瘢痕、溃疡或增生的肉芽组织，特别注意易于停留异物的上睑板下沟处有无异物存在。检查穹隆部结膜时，应注意结膜囊的深浅，有无睑球粘连现象和上述的结膜一般改变。检查球结膜时应注意其颜色及其表面情况。

（一）颜色

观察有无出血、贫血或充血、色素增生或银沉着。球结膜充血有两种：深层者为睫状充血，又称角膜周围充血；浅层者为结膜充血，又称球结膜周边充血。应注意两者的不同点。

（二）表面情况

观察有无异物、水肿、干燥、滤泡、结节、溃疡、睑裂斑、翼状胬肉、淋巴管扩张或肿瘤。

检查半月襞时，应注意有无炎症或肿瘤。

四、角膜检查法

（一）一般检查

应先在光线良好的室内进行一般肉眼观察。首先注意角膜的大小，可用普通尺或 Wessely 角膜测量器测量角膜的横径和垂直径。正常角膜稍呈横椭圆形。应先测量角膜的透明部分。中国男女角膜平均大小为：横径约 11 mm，垂直径约 10 mm。一般应同时测量上角膜缘的宽度，中国人上角膜缘约宽 1 mm，因其较宽，所以一般多只以其横径决定角膜的大小。如果横径大于 12 mm，则为大角膜，小于 10 mm，则为小角膜。在弥散的自然光线下尚可观察角膜弯曲度的情况，如果怀疑呈圆锥形，可令患者向下看，此时角膜的顶点就可将下睑中央部稍微顶起（图 1-1），由此更可以证明是圆锥角膜。同时也应注意是否为球形角膜、扁平角膜、角膜膨隆或角膜葡萄肿。

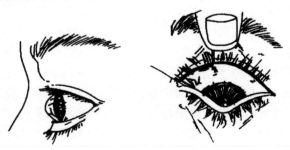

图 1-1　圆锥角膜顶起下睑中央部

（二）照影法和利用 Placido 圆盘的检查法

用照影法检查时，令患者对窗而坐，并且固定其头，检查者与患者对坐，用一只手的拇指和示指分开被检眼的睑裂，使该眼随着检查者另一只手的示指向各方向转动。注意观察照在该眼角膜表面上的窗影像是否规则。

Placido 圆盘是一个直径为 20 cm 的圆板，表面有数个同心性黑白色的粗环（图 1-2），中央孔位置放一 6 屈光度的凸镜片；检查时令患者背光而坐，检查者一只手拿住圆盘柄放在自己的一只眼前并坐在患者对面，相距约 0.5 m，用另一只手的拇指和示指分开被检眼的睑裂，由中央圆孔观察反射在患者角膜上的同心环，并令患者向各方向注视，以便能够检查全部角膜（图 1-3）。

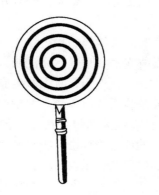

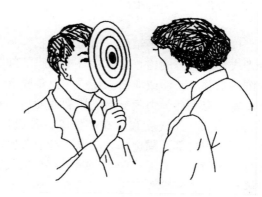

图 1-2　Placido 圆盘　　　　　　　图 1-3　Placido 圆盘检查法

如果角膜表面正常，应用以上两种检查方法都可以看到清晰而有规则的窗棂和环形的影像。如果看到各种不同光泽和形状不规则的影像，就可判断角膜表面可能存在水肿、粗糙、不平等现象；此外，还可以检查出有无散光，并且可知散光为规则性抑或为不规则性；也可查出角膜是否混浊和有异物。这种检查虽然操作简单，但非常实用。

（三）角膜染色法

由于结膜囊内不能容纳 10 μL 以上的液体，也就是不能容纳一正常滴的 1/5，所以如果在结膜囊内滴入 1 滴染色液时，染色液即会溢出结膜囊而流到下睑和颊部皮肤上，只需用玻璃棍的一端蘸少许 2% 荧光素溶液放于结膜囊内，再滴 1~2 滴 3% 硼酸水或生理盐水轻轻冲洗结膜囊，一般正常角膜不能被染色，但有时在 60 岁以上人的正常眼角膜鼻下方可见有不超过 9 个很小的染色点，有时在年龄更大的人中可以见到更多的分布在整个角膜的染色点，这可能与角膜上皮的不断新生有关，如果角膜表面有上皮剥脱、浸润或溃疡等损害时，即可明显地被染成绿色，此时应该记录着色处的部位、大小、深浅度、边缘情况和染色的深浅。这种染色法也可以用虎红溶液代替荧光素溶液。另有双重染色法，就是用 2% 荧光素溶液和 0.5%~1.0% 亚甲蓝水溶液先后各滴少许于结膜囊内，然后用生理盐水冲洗，在有角膜溃疡时，真正的溃疡部位被染成蓝色，在其周围的上皮溶解区域则被荧光素染成绿色，在疱疹性树枝状角膜炎时，表现得最为典型。

如果怀疑有角膜瘘存在，也可用荧光素溶液染色法以确定之；即用拇指和示指分开上下眼睑，同时令患者向下看，将荧光素溶液滴在角膜上缘处，当溶液慢慢流在角膜表面时，注意观察在可疑部位有无房水将荧光素冲出一条绿色小河的现象；如果同时轻轻压迫眼球，则房水由瘘孔流出更为明显。

（四）集光检查法

又称斜照法或焦点映光检查法。现在最常用的是将光源和高度凸镜片放在一起的锤形灯，或为聚光灯泡的手电灯，在明室中就可以得到焦点光线，用时非常方便。这种检查法设备虽然简单，但效果很好，再加用一个 10 倍放大镜仔细检查，当将被检组织像扩大 10 倍时，可以看出病变的详细情况。方法是用一只手的拇指和示指持放大镜放在被检眼之前，可随意调节放大镜与被检眼间的距离，用中指分开上睑，四指分开下睑而将睑裂开大，以便于检查角膜。

这种集光检查法也适用于结膜、前房、虹膜、瞳孔和晶状体等的检查。

用集合光线和放大镜的检查可以检查出角膜的细微改变，如角膜有无混浊，混浊为陈旧的瘢痕或新鲜的水肿、浸润或溃疡。还应注意角膜有无异物或外伤，有无新生血管，为深层者抑或为浅层者，有无后弹力膜皱褶、撕裂或膨出，或角膜后壁沉着物。记录以上各种改变时都应注明它的形状、深浅度和所在部位等，普通角膜病变的部位可按以下的记录法，例如：位于周边部或中央部；周边部者应以时钟上各钟点的位置为标准；中央和周边部之间的角膜部位又可分为鼻上、鼻下、颞上、颞下 4 个象限的位置来表示。

关于精确判断角膜病变深浅部位的检查方法，则须使用裂隙灯和角膜显微镜。

（五）角膜知觉检查法

为证明角膜溃疡区与非溃疡区是否存在知觉的不同，或证明三叉神经功能有无减低或麻痹现象，应做角膜知觉检查。树枝状角膜炎是角膜知觉减退最为常见的局部原因之一，带状疱疹也是角膜知觉减退的原因之一。检查时可将一小块消毒棉花搓成一尖形，用其尖端轻触角膜表面；要注意应从眼的侧面去触，最好不要使患者从正前面看到检查者的动作，以免发生防御性的眨眼而混乱正确结果。如果知觉正常，在触到角膜后，必然立刻出现反射性眨眼运动。如果反射迟钝，就表示有知觉减低现象，如果知觉完全消失，则触后无任何表现。两眼应做同样的试验，以便于比较和判断。

（六）小儿角膜检查法

在有严重畏光和眼睑痉挛的患者或小儿，可先滴 1 次 1% 丁卡因表面麻醉剂，然后用开睑器分开上下睑检查角膜，应绝对避免使用任何暴力，以免使有深溃疡的角膜发生人工穿孔。

小儿的眼常不容易检查，因其不会合作且较难保持安静不动。最好检查者和助手对坐，令小儿仰卧在助手的膝上，助手用肘挟住小儿双腿，用手紧握住小儿双手，检查者用双膝固定住小儿头部，用手或开睑器分开眼睑后进行检查。在角膜病状许可的情况下，用手分开眼睑时，最好用两手的拇指将其上下睑缘紧贴角膜表面轻轻分开，这样可以避免结膜将角膜遮盖而不能对角膜做仔细检查。用开睑器时，小儿的眼球常往上转，这时可将下睑的开睑器尽量拉向下穹隆，这样可使眼球稍微向下牵引而便于进行角膜检查。

在检查或治疗 1~2 岁小儿眼时，可用毛毯或床单将小儿紧紧包裹，使其颈部与毯或床单的上方边缘相平，由另一名助手固定小儿头部，再依照上法进行检查。

五、巩膜检查法

先用肉眼在自然光线下观察睑裂部巩膜，然后用左或右手拇指和示指分开被检查眼的睑裂，令眼球向上、下、左、右各方向转动而检查眼前部的各部分巩膜。也可用集合光线加放大镜以检查更细微的改变。首先，应注意巩膜是否有变色改变，正常为白色，可发生黑色素斑、银染症、贫血或黄疸；老年人的巩膜稍发黄，小儿者稍发蓝，蓝色巩膜表示巩膜菲薄，透见深部色素所致。其次，尚应注意有无结节样隆起，在巩膜炎时，结节一般发生在角膜周围，并呈紫蓝色充血。由于巩膜组织变薄，可以出现巩膜葡萄肿。在有高眼压的患者，应特别注意有无前部或赤道部隆起的葡萄肿。前部葡萄肿者尚应鉴别是睫状部的葡萄肿还是间插葡萄肿。眼部受过穿孔性或钝挫性外伤后，都应仔细检查有无巩膜破裂；挫伤后引起破裂的部位常是发生在对着眼眶滑车所在部位的巩膜鼻上侧部分。

检查睫状血管时，在正常眼球前部只能看到很细的睫状前血管，它可以构成角膜周围毛细血管网的上巩膜分支的扩张所致的充血，称为角膜周围充血或睫状充血。有眼压长期增高和有动脉硬化的患者，常可以看见睫状前血管高度扩张和过度弯曲。检查睫状前血管时，可以用明亮的自然光线，用一只手拇指和示指分开睑裂，令患者的眼球随着另一只手的示指向上、下、左、右4个方向转动即可。

六、前房检查法

检查前房不仅应注意其深浅和内容，还应注意前房角的情况。初学者对前房深度的准确认识需要有一定时间的学习。一般须用集合光线由正前方观察，估计角膜中心的后面与瞳孔缘部虹膜表面间的距离，但如果部分角膜有混浊，就需要避开混浊部由侧面查看，正常前房深度（指中央部）约为3 mm，应注意年龄不同（过幼或过老的人前房较浅）和有屈光不正（远视者前房较浅，近视者较深）时前房深浅会各有不同；前房变浅可以是由于角膜变扁平、急性闭角型青光眼、虹膜前粘连或因患肿胀期老年性白内障使虹膜变隆起所致；前房变深可以是由于角膜弯曲度增大（如圆锥角膜、球形角膜、水眼或牛眼）或晶状体后脱位及无晶状体时虹膜过于向后所致。前房各部分深浅不同时，应仔细检查有无虹膜前后粘连或晶状体半脱位。

为观察前房深浅，常用手电侧照法来决定，即以聚光手电筒，自颞侧角膜缘外平行于虹膜照射。如虹膜平坦，则全部虹膜被照亮；如有生理性虹膜膨隆，则颞侧虹膜被照亮，根据虹膜膨隆程度不同，而鼻侧虹膜照亮范围不等。如整个虹膜均被照亮则为深前房；亮光达虹膜鼻侧小环与角膜缘之间为中前房；亮光仅达虹膜小环颞侧或更小范围则为浅前房。

正常的前房内应充满完全透明的房水，但在眼内发生炎症或外伤以后，房水可能变混浊，或有积血、积脓或异物。轻度的混浊不能用肉眼看出，如果有相当程度的混浊则可致角膜发暗，甚至可用集合光线和放大镜看到前房内混浊物质的浮游而出现房水闪光，或可直接见到条状或团絮状的纤维性渗出，积血和积脓可因重力关系沉积在前房的下方，且形成一个水平面，可随患者头部的转动方向而变换液面位置；检查时应注明水平液面的起止点。

七、虹膜检查法

检查虹膜要利用集光检查法，另加放大镜。要注意虹膜的颜色，有无色素增多（色素痣）或色素脱失（虹膜萎缩）区。在虹膜有炎症时，常可因虹膜充血而色变暗，但在虹膜异色性睫状体炎时，患侧虹膜则色变浅，这时一定要作双侧颜色的对比。正常虹膜组织纹理应极清晰，但在发生炎症时，因有肿胀、充血而可以呈污泥状；在正常情况下，一般不能见到虹膜血管，但当虹膜发生萎缩时，除组织疏松、纹理不清外，虹膜上原有的血管可以露出；在长期糖尿病患者及患有视网膜中央静脉阻塞后数月的患眼上，常可见到清晰的新生血管，外观虹膜呈红色，称为虹膜红变或红宝石虹膜（rubeosis iridis），血管粗大、弯曲、扩张，呈树枝状分支。在虹膜上也常易发现炎性结节或非炎性的囊肿或肿瘤，位置和数量不定。也应注意有无先天性异常，如无虹膜、虹膜缺损、永存瞳孔膜等。还应检查虹膜的瞳孔缘是否整齐，如果稍有不齐或有虹膜色素外翻，应返回再检查，对照该处的虹膜有无瞳孔缘撕裂、瘢痕或萎缩等改变。瞳孔缘撕裂和虹膜根部解离多由外伤引起；在不能很好地检查出有无虹膜后粘连时，可以滴 2% 后马托品 1 次或结膜下注射 1/1 000 肾上腺素溶液 0.1 mL 以散大瞳孔，此法需要在测验瞳孔反应之后应用，以作最后证明。如在虹膜瞳孔缘全部与晶状体一面发生环形后粘连时，房水循环发生障碍，并聚集在虹膜后方，致使后房压力增高，即可引起虹膜膨隆现象，又称虹膜驼背，此时前房即呈一尖端向瞳孔方向的漏斗形。检查虹膜有无震颤，须固定患者头部，用一只手的拇指和示指分开睑裂，再令患者眼球向上、下、左、右迅速转动，然后向直前方向看，此时注意观察虹膜有无颤动现象；轻度震颤须在放大镜或裂隙灯下始能看出。

八、瞳孔检查法

检查瞳孔首先可用弥散性或集合光线观察，应注意它的大小（两侧对比）、位置、形状、数目、边缘是否整齐和瞳孔的各种反应如何。瞳孔的大小与照明光线的强弱、患者年龄及光线调节、集合等情况有关，所以检查出的结果也各有不同。在检查患者瞳孔大小时，应在弥散光线下令患者注视 5 m 以上远距离的某一目标，可用 Haab 瞳孔计（Haab pupillometer，图 1-4）放在内外眦部，与被检眼的瞳孔大小相比较，测出被检瞳孔的横径大小；或用 Bourbon 设计的一种瞳孔计（为直径 5 cm 的黑色金属盘，其上有一圈不同大小直径的圆孔，由各孔旁画出有平行的白线，直达盘的边缘），放于紧靠眼球的部位，以测量瞳孔的大小（图 1-5）。

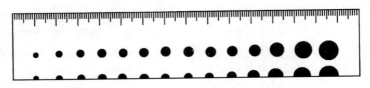

图 1-4　Haab 瞳孔计

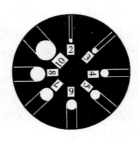

图 1-5　Bourbon 瞳孔计

正常情况下，瞳孔是一个位于虹膜中央稍偏下鼻下方、直径为 2~4 mm 且双侧等大、边缘整齐的圆形孔，对于光线及调节集合等作用都有灵敏的缩小反应。在检查比较细致的改变，如有无瞳孔缘虹膜后粘连、瞳孔缘虹膜撕裂、瞳孔区是否为机化膜所遮盖（瞳孔膜闭）、迟钝不明显的瞳孔反应等时，都可利用集光灯加放大镜进行检查。

检查瞳孔的反应，无论对于发现眼局部情况或了解中枢神经系统各部光反射径路的损害，都具有重大的临床意义。

临床上常用的检查方法有 3 种。①直接对光反射，患者面向检查者而坐，双眼注视 5 m 以外远处目标。检查者以锤状灯或聚光手电灯，从侧方照射一眼，瞳孔正常时，当光线刺激时应立即缩小，停止照射后随即散大。正常人双眼瞳孔的收缩与扩大反应应是相等的，若一眼反应迟钝或不能持久，则该侧瞳孔属于病态。②间接对光反射或称同感反射，患者面向检查者而坐，双眼注视 5 m 以外远处目标。检查者用聚光手电灯从侧方照射一眼，而观察另一眼瞳孔是否缩小。正常情况下，当光线投射于一侧瞳孔时，对侧瞳孔也同时缩小。③调节反应或称集合反应，先令患者注视远方目标（越远越好），然后令其立刻注视距离患者眼前 15 cm 左右处竖起的检查者或患者的手指，观察瞳孔情况。正常人由远看近时，双侧瞳孔应随之同时缩小。如发现异常情况，应再做进一步检查。

九、晶状体检查法

检查晶状体时应注意晶状体是否透明，也就是观察其有无混浊存在。混浊是晶状体本身的改变，抑或为晶状体前或后面附着的其他混浊物，或为晶状体内的异物。例如，虹膜后粘连所遗留的色素、不规则形的机化物或炎症后渗出物的机化薄膜，或为晶状体后面的睫状膜。也应注意晶状体的位置是否正常，有无脱位或半脱位；此外尚应注意检查晶状体是否存在。

检查以上各种情况，可以利用集光检查法、透照法（检眼镜检查法）、Purkinje-Sanson 检查法和裂隙灯检查等方法。

实行集光检查法检查晶状体是否混浊时，应注意与老年性核硬化时瞳孔区所显示的灰白色反射相鉴别，此时必须用透照法作进一步的证明，透照时如瞳孔区呈现出弥漫性红色反射，则并非是晶状体混浊，而为老年性晶状体核硬化。

为了详细检查晶状体的全面情况，于检查前应散瞳，目前常用的散瞳剂为 2.5% 新福林液、复方托品酰胺等快速散瞳剂，也可用 2% 后马托品溶液。对晶状体鼻下方周边部进行细致的检查，可避免遗漏初发期老年性白内障。为观察晶状体是否已完全混浊，可行虹膜投影检查，即用集光光线以 45° 倾斜度自瞳孔缘投向晶状体，晶状体上即可看出虹膜造成的阴影。如混浊已位于前囊下，则不能看到虹膜影，表示晶状体已全部变混浊；如果出现一窄虹膜影；表示晶状体前皮质尚有少量未变混浊；在晶状体混浊位于深层而前皮质尚透明时，则出现较宽的虹膜阴影。以上两种情况都说明白内障尚未达到成熟期。

在检查晶状体有无向一侧倾斜的半脱位时，应用焦点光线需注意观察瞳孔缘内能否看到灰白色圆形但边缘稍呈锯齿状的晶状体赤道部，并且应注意前房各部位的深浅改变及有无虹膜震颤，如果怀疑有全脱位，可进一步用 Purkinje-Sanson 法证明晶状体是否仍存在于瞳孔区。可在暗室内，将一个烛光放于被检眼的侧前方 30° 处，检查者在对侧 30° 处观察被检眼瞳孔区的角膜表面。在正常眼，此时可以出现 3 个烛光像，其中较明亮的中等大直立虚像是角膜表面所形成的，可随烛光做相同方向移动；中央直立最大而较模糊的虚像是晶状体前面所形成的，最小而倒立的清晰实像是晶状体后面所形成的，与烛光移动方向相反移动，如果看不到这最小的倒像，就可以确定晶状体不存在于原来的位置。

在眼球受外伤后，晶状体可全脱位至前房或玻璃体内，一般同时伴有严重的继发性青光眼，如发生巩膜破裂时，晶状体也可能全部脱位至结膜下。

透照法检查晶状体有无混浊及位置异常很有作用。

通过裂隙灯检查，可更精确细致地观察到晶状体的病变。

十、眼球及眼眶检查法

一般是在自然光线下用望诊方法检查。检查眼球时，应注意其大小、形状、有无突出或后陷，并应注意眼球的位置，有无不随意的眼球震颤。在检查大小和形状时，用两手的拇指和示指分别将两眼的上、下眼睑分开，比较两眼球的大小，并同时观察眼前部角膜有无相应的大小改变，以为先天性小眼球或牛眼、水眼的诊断辅助。令眼球尽量向各方向转动，以观察眼球是否呈球形，各方向的弧度是否大致相等。在眼球萎缩时，常见眼球变小，由于受4条直肌的压迫而变成四方形。

眼球在眼眶内可向前或向后移位，可沿眼球的矢状轴用眼球突出计测量眼球的位置；眼球向前移位可能由于眼球后方的肿物或其他占位性病变所引起，或是与内分泌有关。眼球后陷可能由眶骨骨折或交感神经的损伤引起。

眼球突出度可以分为绝对性、相对性和比较性3种。绝对性眼球突出度是指仅一次的单侧眼的测量值，这对临床观察无何重要性；相对性眼球突出度是指对比双侧眼的测量结果，如右眼为12 mm，左眼为14 mm，则可能患者为左眼球的突出或右眼球的后陷；比较性眼球突出度是指在一定时间的间隔后，比较同一只眼所测量出的结果，例如第一次测量结果为12 mm，相隔一段时间以后，结果为14 mm，则可怀疑该眼可能有进行性眼球突出。相对性和比较性眼球突出度的测量，在临床工作中很重要。

检查眼球突出度的方法，一种是用一两面有刻度的透明尺，尺的一端水平并准确地向直前方向放在颞侧眶缘最低处，检查者由侧面观察。当尺两侧的刻度和角膜顶点完全重合时，记录眶缘至角膜顶点之间的距离，注意点为检查时透明尺必须保持准确地向直前方向，否则容易发生误差。另一种常用的测量法为使用Hertel眼球突出计测量，检查时将突出计平放在双眼前，并将两侧的小凹固定在两颞侧眶缘最低处，令患者两眼向直前方看，观察突出计上反射镜里角膜顶点影像的位置。相当于第二反射镜中尺度上的毫米数，即为眼球突出的度数。同时应记录两颞侧眶缘间的距离，以作为下次再检查时的依据。中国人眼球的突出度一般平均为13.6 mm，如果高于或低于此数，可考虑为突出或后陷，但必须同时测量，且需要在相当时间间隔内测量数次作为比较。突出计的测量对单侧的突出或后陷意义较大。突出计上两个固定的小凹施加压力的大小、突出计上的两侧装置是否平行且放于同一水平都可以影响测量突出的结果，如两侧装置放得过近或过远，同样可使所测出的结果不够准确，所以应注意每次测量时所用的手劲都应当相同，并应注意突出计放置的部位力求准确。

眼球位置的异常对了解眶内肿瘤发生的部位很有意义。有斜视的患者应注明斜视的方向。如果发现有眼球震颤，应注明是引出的还是自发的，并注意震颤的方向是垂直性、水平性还是旋转性，以及振幅和频率等。

十一、眼肌及眼压检查法

眼球的运动是由 6 条不同的眼外肌相互配合而成。正常眼球运动范围：向颞侧时，角膜外缘可达外眦处；向鼻侧时，瞳孔内缘可与上下泪点连接成一直线；向上时，瞳孔上缘可被上睑遮盖；向下时，瞳孔一半被下睑遮盖。在门诊进行一般外眼检查法时，为检查 6 条肌肉的功能是否同时、等力、平行和协调。检查者与被检查者相对而坐，嘱被检查双眼跟随检查者手指向 6 个基本方位转动，即内转、外转、鼻上、颞上、颞下及鼻下，如有异常就可发现。注意在检查颞下及鼻下方位时，检查者的另一手须同时把双眼上睑抬起，方能观察得清楚。

如发现异常，疑为眼外肌麻痹时，则应在暗室内行复视试验；有隐斜或共同性斜视时，则应进一步做其他必要检查。

眼压的检查方法，常用的是指测法和眼压计测量法。指测法虽不能十分准确，但在取得经验后，是非常有意义的。临床眼科医师决定是否对患者要进行眼压计测量，常取决于指测法的结果。指测法是让患者双眼尽量向下看，检查者把双手的中指和无名指放在患者额部作支持，再把两手的示指尖放在患者一侧眼的上睑板上缘，以两手的示指交替轻压眼球，根据传达到指尖的波动感，估量眼球的硬度。眼压正常者以 Tn 为代表，眼压稍高为 T + 1，中度增高为 T + 2，高度增高为 T + 3；眼压稍低为 T − 1，中度减低为 T − 2，极软为 T − 3。

（毕　雪）

第二节　瞳孔反射检查

一、瞳孔对光反射检查

（一）适应证

（1）普通眼科就诊的患者。

（2）健康体检。

（二）禁忌证

无。

（三）操作方法及程序

1. 直接对光反射

（1）受检者面对检查者，双眼注视远方。

（2）检查者用手电筒光从侧方照向一眼，同时观察被照眼瞳孔的反应情况。

（3）正常时瞳孔被光照后即缩小，停止照射即散大。

（4）分别检查双眼，以比较双侧瞳孔反应的程度和速度。

2. 间接对光反射

（1）受检者面对检查者，双眼注视远方。

（2）检查者用手电筒光照射一眼瞳孔，观察另一眼瞳孔反应。

（3）正常时当照射一眼时另一眼瞳孔缩小，不照射时另一眼瞳孔散大。

（4）分别检查两眼，以比较双侧瞳孔反应的程度和速度。

（四）注意事项

（1）检查瞳孔应在暗光下进行。

（2）照射瞳孔的光线不应太强或太弱。

（3）检查时应保证光源只照射一侧眼，对侧眼不应受到光的照射。

（4）检查时应让患者注视远处目标，光线自下而上照入，避免与近反射引起的瞳孔改变相混淆。

（5）检查儿童时，请家长或他人帮助在远处设置一目标。

二、瞳孔摆动闪光试验

本试验又称相对性传入性瞳孔阻滞试验（relative afferent papillary defect，RAPD）。

（一）适应证

（1）怀疑单侧或双眼不对称的前段视路（视网膜、视神经、视交叉）病变。

（2）功能性瞳孔检查。

（二）禁忌证

无。

（三）操作方法及程序

（1）通常被检查者与受检查者面对面，采取坐位。

（2）令受检查者双眼注视远距离目标。

（3）分别记录双眼瞳孔大小。

（4）检查者选择明亮的光线，如卤素光或间接检眼镜，分别照双眼。光线照射健眼 3 秒时，可见双眼瞳孔缩小，随后移动光线照患眼 3 秒，若出现双眼瞳孔不缩小，再以 3 秒间隔交替照射双眼，可见健眼瞳孔缩小，患眼瞳孔扩大。

（5）上述结果为相对性瞳孔阻滞，又称 Marcus Gunn 瞳孔征阳性。

（四）注意事项

（1）检查时，照射的角度和位置必须保持一致。

（2）检查时，照明光线要求明亮均匀，只照一眼而照不到另一眼。

（3）检查时，光源应来回摆动照射，两眼照射时间应一致，且不宜过长。

三、瞳孔近反射

（一）适应证

普通眼科就诊的患者。

（二）禁忌证

无。

（三）操作方法及程序

（1）检查时先嘱受检者向远方注视，然后突然令其注视近处 15 cm 的物体。

（2）可见受检者双眼向内集合，瞳孔同时缩小。如果瞳孔开始收缩，再让患者注视逐渐远离的目标。观察瞳孔是否开大。

（四）注意事项

（1）检查瞳孔近反射时应首先检查其随意的瞳孔近反射，然后检查由视觉刺激引起的集合运动的瞳孔收缩。

（2）瞳孔近反射不同于对光反射，没有反复变化的情况，如果眼球集合程度不变，瞳孔的收缩程度也不变。

四、偏盲性瞳孔反射

（一）适应证

怀疑视网膜、视神经、视束或视中枢病变所致的视野偏盲性缺损。

（二）禁忌证

无。

（三）操作方法及程序

（1）用点光源分别对双眼自鼻侧及颞侧进行斜照或用裂隙灯的柱状光束斜照，观察瞳孔反应的灵活度。

（2）如果光线自一侧照射时瞳孔反应灵敏，而自另一侧照射时反应迟钝，则为偏盲性瞳孔反应。

（四）注意事项

注意使用的光源大小和照射的角度。

（毕　雪）

第三节　裂隙灯显微镜检查法

裂隙灯显微镜（slit lamp microscope）简称裂隙灯（slit lamp），是 Gullstrand 于 1911 年发明的，主要由两部分器械构成：一为裂隙灯，是为照明之用；二为双目显微镜，是为检查时把物体放大和具有立体感。这种检查法是检查活人眼，因此又称活体显微镜检查法。

一、应用技术

检查前的准备：为了对病变有较全面的了解和减少裂隙灯检查的时间，在进行本检查前应先对被检眼做一般检查，包括焦点集光放大镜的检查等。

裂隙灯检查须在暗室中进行，但为了便于操作，仍以室内有微光为佳。检查者应先有暗适应，以保证对检查现象的敏感。室内空气应流通。患者坐位应舒适，能够升降。

除非眼部刺激症状特重的病例，一般不必滴用表面麻醉剂，但在检查晶状体周边部、后部玻璃体和眼底时，应先用 2.5% ~ 10.0% 去氧肾上腺素、复方托吡卡胺或 2% 后马托品散瞳。

患者坐在检查台前，先把下颏放在下颏托上，前额顶住托架的前额横挡，然后调整下颏托，使眼所在位置与托架上的黑色标记相一致。令患者闭眼，开灯，先在眼睑上进行焦点调节，然后令患者睁眼，向前注视指标或注视检查者的前额。一般光线均自颞侧射入，这样既便于检查，也不致给患者过度刺激，这是因为鼻侧视网膜的敏感度较颞侧黄斑区为低的缘故。光源与显微镜的角度一般成 40°，但在检查眼深部组织如晶状体、玻璃体等，应降至30°以下，在检查玻璃体后 2/3 和眼底时，除需加用特制接触镜或 Hruby 前置镜外，光线射入角度也应减小至 5°~13°或更小。下面介绍 6 种照明方法。

（一）弥散光线照明法

本法是利用非焦点的弥散光线对眼前部组织形态学进行直接观察的一种方法。在检查时使用裂隙灯的宽光、钝角或加用毛玻璃，对结膜、角膜、虹膜和晶状体等进行照明，然后用双目显微镜进行观察，所得印象既较全面而又立体，所以很有实用价值。

（二）巩膜角膜缘分光照明法

本法是利用光线通过透明组织内的屈折来观察角膜的不透明体。使用方法：把光线照射在巩膜角膜缘上，由于光线在角膜内屈折反射，在整个角膜巩膜缘上形成一光环。此环在照射对侧之角膜缘最为明亮。正常角膜除在角巩膜缘呈现一光环和因巩膜突起所致之暗影环外，角膜即无所见，但角膜上如果有不透明体，如云翳、角膜后壁沉着物和小的角膜穿通性瘢痕等，这些不透明体本身遮光力虽不大，但由于内部光线折光的关系，再加低倍放大，甚至肉眼就能清楚地看到，因此本法对检查角膜的细微改变甚为适宜。

（三）直接焦点照明法

这是一种最基本的检查方法，也是临床上最常用的方法，其他方法多是由这种方法演变而来。其原理是在检查时把光的焦点调节至与显微镜的焦点完全相合为止。用本法检查眼部组织时，因组织透明度不一，即出现不同情况。如果被检查区为不透明组织，如巩膜、虹膜等，则出现一整齐光亮的区域。如果被检查区为一透明组织，如角膜和晶状体等，则出现一种乳白色的平行六面棱体，即光学切面（optical section）。其为乳白色的原因，是角膜和晶状体在弥散光线下观察虽然是透明的，但实际并非完全透明，而是由复杂的细胞构成的生体胶质组织。光线通过时，由于组织内部反射、屈折，使通过的光线部分穿透，部分反射回来，使光亮逐步减弱，因而出现乳白色。这一现象称为分散性。光学切面的发生也是同一道理，即光线经过某一透明组织后受反射、屈折，也就是分散的影响，密度即逐渐减弱，减弱的程度以分散性的大小而定，因此形成光学切面。

光线斜穿角膜所形成的光学切面有内、外二弧。弧度的大小以投入光线与角膜轴间的角度而定。当有病变发生时，光学切面就发生不同改变，如果密度增大，如在角膜白斑时即呈现灰白色；密度降低，如大泡性角膜炎的病变部位即呈现黑色等。

（四）后部反光照明法

本法又称透照法（trans-illumination）。这种方法是借后部反射回来的光线检查透明的、半透明的、正常的和病理的组织。最适于应用在角膜和晶状体。其特点就是光焦点与显微镜焦点不在一平面上。例如，欲检查角膜病变，光线的焦点反而照射在后面不透明的组织如虹膜或混浊的晶状体上，但显微镜的焦点仍然是在所要检查的角膜组织上；又如，欲检查晶状体前囊，反而把光线焦点照射在后囊上等。常用这种方法来检查角膜上皮或内皮水肿、硬化的角膜新生血管、角膜后壁沉着物、云翳、血管翳和晶状体空泡等。上述这些病变，由于在显微镜下所呈现的形态不同，可分为遮光体和分光体。前者如色素及充满血液的角膜血管等，在使用后部反光照明法时，与一般所见不同，色素呈黑棕色，血管呈粉红色。后者如角膜水肿、云翳和浸润等，均呈淡灰色。此外还有屈光体即能使背景缩小或改变形状者，如不含有血液的角膜血管、晶状体空泡等。

这种照明法，常用者有以下3种形式。①直接后部反光照明法：这时被检查的物体恰居于返回光线的路线上。②间接后部反光照明法：被观察的物体恰居于返回光线的一侧，而以无光线的区域为背景进行观察。③直接、间接后部反光照明法与角膜巩膜缘分光照明法的联合应用：把光线照射在角巩膜缘上，用来检查近角膜缘部的病变，可兼有3种方法的效果。

在使用后部反光照明法对病变进行定位时，须靠显微镜焦点的改变与周围正常组织的比较来进行定位。

（五）镜面反光带照明法

本法是利用光线在射入眼球时，于角膜或晶状体表面所形成的表面反光区，用直接焦点照明法检查这一光亮的反光区的方法。因所利用者为光亮增强的镜面反光区，故称为镜面反光带照明法。这种方法的原理是光线进入不同屈光指数的间质时，在两间质的邻近面都要形成不衔接面，这种不衔接面就能发生镜面反射的作用。如果物体表面为完全光滑者，循反光路线进行观察时，则为一完全光亮区，刺目不能查看。如果是非完全光滑者，则一部分为规则反光，使该区亮度增加，另一部分为不规则反光，就可借以观察其表面的组织形态。人体组织构造并非完全光滑者，故可使用此法进行观察。

（六）间接照明法

此法的主要意义是把光线照射在组织的一部分上，而观察其邻近的同一组织的另一部分。例如，把光线照射在邻近于瞳孔缘的鼻侧虹膜上而观察其邻近的组织，这样瞳孔括约肌就可被发现，虹膜上的细小出血也可看见，如果使用直接焦点照明法反而看不见。同样情形，对角膜上皮新生血管等也可使用这一方法。

除前述者外，在检查时应灵活运用各种方法，如移动光线照明法（oscillatory illumination），即上述各方法的综合应用，利用光线移动，对易于遗漏的细微变化也可查见。例如，用直接焦点照明法把显微镜和光线的焦点都可照射在虹膜的表面上。为检查同一物体而改用间接照明法时，就必须把光线的位置稍加移动，这时由于光线的一明一暗，在对照的情况下，可发现细微的改变。同时在移光过程中，发现细小物体也似在移动一样，这对发现病变也有帮助。

此外还要注意投影问题。使用直接焦点照明法时，在光学切面的前面，如有黏液、小异物、角膜小面、角膜云翳、血管翳或血管等，在物体后面的角膜、虹膜或晶状体上都能形成投影。检查时一定要注意这一现象，每可借此发现细微改变。另外，在照明装置上如有灰尘，也能造成相似的情况，但黑影随光源移动而改变位置，因此也易于鉴别。

定位法有利于确定病变的位置，对眼科疾病的诊断、预后和治疗都有重要作用。例如，角膜发生浸润，其发生在角膜深层或浅层就有不同的诊断和预后。因此，定位法是一个很有意义的重要步骤。常用方法如下。

1. 直接焦点照明法

使用窄光宽角容易辨清病变所在位置。在检查时慢慢移动光源，直至所要检查的病变在光学切面中出现，这对了解病变所在位置的深浅和角膜厚度的变化很有帮助。

2. 改变显微镜焦点距离的方法

利用已知病变的位置，测量其他病变。由转动显微镜螺旋的多少进行比较，可知其他病变所在的位置。

3. 镜面反光带照明法的利用

可测知病变所在的层次。

4. 平行移位定位法的利用

在检查时如果移动光源，在视野内则可见细小物体也在移动。如果已知某点的地位，再以其与病变的地位相比较，可用其相对运动的方向定位，而确定病变在已知点的前或后。

二、裂隙灯显微镜下眼部正常组织的情况

（一）结膜

结膜组织用一般焦点聚光放大镜检查，就可得知其梗概。但有特殊需要时，则需进行裂隙灯的检查。球结膜检查较容易，睑结膜和穹隆部结膜检查时，则需翻转和固定眼睑方能检查。加用活体染色法，如在结膜囊内滴入 0.5% 亚甲蓝溶液后，可以查出神经和淋巴管。利用裂隙灯对结膜微血管进行检查，对某些全身疾病的诊断和预后很有意义。例如，在退行性动脉病变患者，球结膜微血管可有管径粗细不匀、血管扭曲、局限性扩张及血液流动异常（如血细胞凝集、血流停滞或中断）现象，少数病例还可查出患有血管周围水肿及小出血等。

（二）角膜

用裂隙灯检查角膜缘时，发现巩膜与角膜的移行部位不像一般肉眼所见透明与不透明组织之间清楚易辨，而在移行部位有栅栏状不透明组织自巩膜伸入角膜实质内。同时有角膜周围血管网的存在。由于正常情况下变异很大，诊断核黄素缺乏眼部症状时应加以鉴别。

正常角膜组织显微镜下可分为 5 层。在使用裂隙灯检查时，如果使用宽的光学切面，就不能分出层次，只能分辨出由角膜实质分开的前明后暗的两个光带。但如果使用窄光宽角进行检查，对层次易于分辨。

1. 上皮组织

由于光线变窄，光学切面的两侧缘相互接近，几乎成一条细线，则前一光带即上皮组织所在，光带又分为两层，前一层为角膜表面的泪膜，后一层是 Bowman 膜，中间所夹较透明的组织，即上皮组织。正常者整齐、透明、光亮，无特殊构造。一旦发生病变，就可见到明显的变化。例如，在角膜发生水肿、水泡等改变时，使用窄光宽角进行检查，可以发现上皮组织内出现空泡样改变。如果使用后部反光照明法，则看得更为清晰，状如在窗玻璃上出现的哈气水珠；对角膜表层新生血管利用这种照明法进行检查，不仅可以看清血管走行方向，还可看清血细胞在血管内循环的状态。此外，如角膜上皮剥脱、浸润、浅层溃疡等都可清楚地查出，特别是在 2% 荧光素液染色下，看得更明显。对于小的角膜异物，不仅可以看出是在角膜表面或是嵌在上皮内，还可以估计出穿入的深浅以及对周围组织损害的状况。

2. Bowman 膜

如前所述的后一条白线即 Bowman 膜（前弹力层），一般如无病变，则所见仅为一白线，但在角膜炎症或穿通性外伤时，则可出现皱褶或裂纹。

3. 基质层

基质层又称角膜基质层、角膜间质层、角膜实质层、角膜中间层。几乎占角膜全层的最大部分。裂隙灯下所见，而是白色颗粒状组织，于其中并可见神经纤维，主要分布在主质层的中层，前层、后层很少。初学者常误认其为硬化的新生血管，须加以鉴别。神经纤维须用直接焦点照明法非焦点部分方能看见，用后部反光照明法则不能看见，同时其分支呈锐角，多为两支，在分支部有时可看到结节。硬化的血管则与此不同，多为角膜主质层发炎后遗留者，用后部反光照明法清楚可见，呈毛刷状或扫帚状，密集存在，与神经纤维迥然不同。在主质层发炎时，主要改变是发生混浊、增厚以及血管新生等，可由浸润所在位置、局限性或弥漫性等不同特点，做出正确诊断。

4. Descemet 膜

在宽角窄光的光学切面最后一个光带，即相当于 Descemet 膜（后弹力层）与内皮细胞层。用一般方法，因其为透明组织，故不能看见，但如果发生病变即可明显看出。例如，在角膜主质炎、球内手术后等可见到皱褶，在圆锥形角膜、眼球挫伤后等可见到破裂。此外在某些疾病，如铜屑沉着症、肝豆状核变性（Wilson 病），在角膜周围部位可见特殊的黄绿色或青绿色色素沉着环，后者名凯—佛（Kayser-Fleischer）环。

5. 内皮细胞层

为一单层多角形细胞，平铺在 Descemet 膜之内面，用一般照明法不能看见，必须使用镜面反光带照明法方能看清，呈青铜色花砖地样的细胞镶嵌状，中有散在的点，名 Hassall-Henle 体。在角膜主质炎和早期虹膜睫状体炎时，若出现内皮细胞水肿，其特点是在镜面反光带照明法检查下，内皮细胞边界模糊不清，由于水肿使角膜后壁沉着物易于形成。详细检查要靠角膜内皮细胞镜检查。

（三）前房

在角膜后光带与晶状体前光带或虹膜之间即为前房。其深度约为 3.5 mm。如前已述，在暗室中用小孔（点）或圆柱形光线检查，正常人之前房液也可查出所谓生理性房水闪光，这种现象切勿误认为早期葡萄膜炎的症状。生理性与病理性虽无明显界限，但一般病理性者除在前房内见有多数微粒游动外，且因浆液性渗出质的存在而出现乳白色光带，这与生理性者不同。生理性者虽有时在老年人中可见极少数色素颗粒，于儿童可偶见 1~2 个白细胞，但绝无乳白色光带出现。如果出现乳白色光带，并见有多数微粒运动，即属 Tyndall 征阳性，这种现象是诊断虹膜睫状体炎的重要体征之一。裂隙灯下还可见到温差对流现象，即不停运动的微粒，呈定向游动。靠近虹膜的房水因温度较高而上升，近角膜部分因温度较低而下降，由于这种运动关系，部分炎症微粒即黏附在角膜后壁上，形成角膜后壁沉着物。典型位置在角膜下半部后壁上，排列成三角形，尖向瞳孔区，底向角膜下缘，底部微粒较尖部为大。病情严重时房水中渗出物增多，对流减慢，病情好转，对流加速。

（四）虹膜

在裂隙灯下虹膜为一较复杂组织，就像指纹一样，每人具有不同特点。主要不同是颜色、表面陷凹的数目、分布、大小和深浅、瞳孔缘部色素突出的多少、瞳孔区与睫状区的排列以及虹膜色素痣等，因而形成各种不同形象。用裂隙灯检查眼部，随时皆可发现特殊形态。

用直接焦点照明法对虹膜表面的变化进行观察可以看得十分详细。例如，当虹膜发生炎症时，组织纹理和色素都会出现模糊不清，甚至褪色；当炎症过后可能发生萎缩，使虹膜组织变薄、色素脱失以及虹膜后粘连等。临床上要注意永存瞳孔膜与晶状体前囊星状色素沉着，两者都系先天异常，并非虹膜睫状体炎后遗症，这种异常在正常眼发生率可达 20%。对虹膜色素痣疑有恶性变可能时，应缜密观察，随时照相或画出形状，测出大小，以备参考。

虹膜实质富有神经和血管。其中神经组织不能用裂隙灯检查到，血管也看不见，但在有虹膜炎、萎缩、血管扩张或新生血管时，血管组织则可以看清。

使用间接照明法可以把瞳孔括约肌、虹膜出血、肿瘤或囊肿明显地投照出来，但在棕色虹膜、色素丰富者，瞳孔括约肌不易看见。使用由晶状体后囊反射回来的光线对虹膜进行投照检查时，可以比较容易地发现虹膜孔及虹膜后层断裂。此外，如虹膜上有细小异物、根部解离、炎性结节等都可观察得十分清楚。

（五）晶状体

用裂隙灯检查晶状体是确定有无白内障的重要方法之一，但由于晶状体本身构造较复杂，故首先应对晶状体在裂隙灯下的正常情况彻底了解，方可不致造成误诊。可以明显地看出，由于晶状体纤维的不断增长，晶状体的正常构造随着年龄变化而有所不同。晶状体前囊在窄光下是分层的，还有其他副光带出现在皮质和成人核之间，每因情况复杂易于在临床上造成误诊。

检查前先散瞳，这样可看清楚晶状体周边部的改变。为了能了解到混浊变化的位置，应先使用宽光对不同焦点进行观察，同时也应使用镜面反光带照明法。在做进一步检查时，还必须应用窄光形成光学切面，这样对晶状体缝、晶状体裂隙灯下各个光带等都能看得清楚。

通过裂隙灯窄光、直接焦点定位，由前向后，成年人透明晶状体的光学切面上所出现的各光带如下：前囊、前皮质、前成人核、前婴儿核、前胎儿核、前及后胚胎核、后胎儿核、后婴儿核、后成人核、后皮质和后囊。所有各层光带因年龄关系在一个晶状体内不一定都能见到，但前、后光带成人核和婴儿核一般是可以看见的。

1. 胎儿核

由中央空隙和由前边以正 Y、后边以倒 Y 为界的两个半月形光带所构成。在可能情况下，如对新生儿进行裂隙灯检查，就可发现 Y 形缝合几乎就在囊皮下。中央空隙是胎儿出生 3 个月前所形成的部分，也就是晶状体最早生成的部分，名胚胎核。胎儿核的其他部分也都是在出生前形成的。

2. 婴儿核和成人核

婴儿核是从出生前至青春期所形成，检查时常不明显；成人核则是从青春期至成年期（35 岁）所形成，以后逐渐发展。从光学切面上看，成人核表面不很光滑，有时表面有空泡，起伏不平。

3. 皮质

位于前囊下透明间隔下的晶状体皮质，是晶状体最后形成的部分，厚度随年龄不同而有改变。在 20 岁的青年人，皮质约为核的 1/4 厚，而在 70 岁高龄的老年人，皮质约等于核的一半厚，这是由于晶状体纤维不断增生的结果。

4. 晶状体囊

用一般检查方法不能把它分辨出来。但在使用窄光直接焦点照明法时，由于光带的出现，可以把它与囊下组织分开。如果使用镜面反光带照明法，在晶状体前、后囊均可出现一种有光泽的，表面粗糙不平，状如粗面皮革的所谓鲨革状。在前囊是由于晶状体前囊表面、晶状体上皮和晶状体纤维之间的起伏不平所形成的多数小反射面所致。在后囊则系由晶状体后囊和晶状体纤维之间起伏不平所形成的多数小反射面所致。

在晶状体前囊表面常有棕黄色的星状细胞沉着，这是一种具有几个突起的色素细胞。有时是单一，也有时是多数。由于裂隙灯的使用，发现有很多的正常人具有这种改变。

（六）玻璃体

玻璃体是位于晶状体后面的组织。裂隙灯下可分为原始玻璃体和玻璃体两部分。晶状体后间隙即原始玻璃体所在之处，其前界是玻璃体的前边界膜，称为玻璃样膜，此膜极薄，平时和晶状体囊不能分开，在白内障囊内摘除术后才能看到。晶状体后间隙呈漏斗状，并非完全透明，强光下观察，其中有纤细的网状结构。后界是皱襞膜，呈有皱褶的透明膜状结构，也就是玻璃体主体（次级玻璃体）的开始。在皱襞膜后的玻璃体主体，似为一透明的光学空间，但在裂隙灯强光照射下，可以看到其中有由疏松的支架组织构成的复杂而变化多端的假纤维及假膜，形态多样，像悬挂的薄纱幕，纱幕的褶皱随眼球运动而飘动。在玻璃体的深部由于照明亮度逐渐减弱，构造也就显得更不规则。裂隙灯下玻璃体的病理变化主要是在假纤维和假膜间出现棕黄色或灰白色的细小如尘埃状、丝状或片状混浊物，有时也可见到闪闪发光的结晶体。另外还有假纤维的吸收、粘连、膜样形成或呈致密的波浪状带束。玻璃体结构有随眼球移动而运动的特点，故可以借此诊断玻璃体是否液化。在正常情况下，裂隙灯观察可见假纤维在半固体的凝胶中向前后波动，然后返回原来位置，如系明显液化，则不能返回原来位置。在葡萄膜炎时，玻璃体内可见灰白色渗出质及色素团块。玻璃体出血时，则光线被遮蔽，不能照入，但可借血液红色反光而得出明确诊断。

（毕　雪）

第二章

激光疗法

第一节　眼科常用激光器及应用

自 1960 年世界上第一台激光器问世以来，已经有数百种不同类型的激光器被研发生产。它们的波长覆盖范围从远紫外段到远红外段，其结构与工作方式多种多样。眼球独特的解剖结构和光学特性，使激光在眼科领域的应用一直处在激光医学的先导地位。不同波长和工作模式的激光对眼球不同部位的作用不同，可治疗不同的眼病，从而极大地丰富了激光眼科学的内容。本节简要地介绍一些眼科临床曾经使用过和目前正在使用的代表性激光器。

一、红宝石激光器

（一）原理与结构

红宝石激光器是一种固体激光器。产生激光的工作物质是掺有适量三氧化二铬的红宝石晶状体，呈淡红色。红宝石激光器常以氙灯做激励光源，它的工作物质属三能级系统。在聚光腔内，当红宝石晶状体受到氙灯的强光照射时，铬离子对其中波长为 410 nm 和 560 nm 的光线强烈吸收。铬离子吸收光能后，其外层电子从基态能级迁跃到高能态能级。由于红宝石晶状体内部晶格的振动，处于高能态的电子大部分在极短的时间内转移到亚稳态能级。当基态与亚稳态之间形成粒子数反分布时，在谐振腔内大量的粒子从亚稳态回到基态，便产生中心波长为 694.3 nm 的深红色激光。

红宝石晶状体导热率高，机械强度大，化学结构稳定，容易生长成大尺寸晶状体。它曾是一种被广泛采用的固体激光工作物质。但是红宝石的阈值高，量子效率较低，温度对其性能也有非常显著的影响。温度升高后，输出激光的中心波长沿长波方向移动，谱线变宽，量子效率下降。因此，在室温条件下红宝石晶状体不能做成连续波和高重复频率输出的激光器，即使以单脉冲方式工作，也需要循环水冷却。红宝石激光器一般采用闪烁氙灯做泵浦源，氙灯与红宝石棒同在一个椭圆形聚光腔内。红宝石棒的一端是全反射镜，另一端是部分反射镜，它们共同构成激光谐振腔。

（二）眼科应用

Zaret 等（1961 年）研制了红宝石激光视网膜凝固机，开始做了大量动物实验。1963 年，Camapbell 和 Zweng 将其应用于眼科门诊治疗视网膜病变。红宝石激光在人体折射介质中的透射率很高。黑色素对其吸收率很高。因而，它很适用于棕色虹膜的和光切除和封闭视网膜裂孔，并可以使视网膜和脉络膜之间产生牢固的粘连。但是血蛋白对它的吸收率很低，因此它不适用于治疗眼底血管性病变。另外，它是脉冲发射，能量掌握不准时容易造成眼底出血。

二、氦氖激光器

（一）原理与结构

氦氖（He-Ne）激光器是一种连续输出的气体激光器，由激光管和激光电源组成。所述激光管包括放电管、电极和光学谐振器。放电管充满激光产生的材料：氦气和氖气。其中产生激光辐射的是氖，氦是辅助气体，用以提高氖原子的泵浦速率。

当放电管两端加上 1 000 V 左右的直流高压电时，其中的氦氖气体开始放电。通过电子的碰撞激发、共振转移和串级跃迁等过程，氖原子受激产生粒子数反转，然后在谐振腔中产生激光振荡。

（二）眼科应用

氦氖激光器由 Ali Javan 等于 1961 年研制成功。这种激光器结构简单、性能稳定，输出激光光束的单色性、方向性和相干性特别优良。许多眼科激光检查仪都使用它，如激光干涉条纹视力仪、激光扫描检眼镜和激光多普勒眼底血流仪等。此外。氦氖激光器可用作准直指示光，如 Nd：YAG 激光器、脉冲染料激光器、准分子激光器和 CO_2 激光器。氦氖激光作为弱激光照射人体，产生一系列生物刺激效应，如改善机体免疫功能、促进组织生长、抗炎和扩张毛细血管等。眼科临床用它来治疗睑腺炎和弱视等。

三、氩离子激光器

（一）原理与结构

氩离子激光器的工作物质是惰性气体氩（Argon），其在放电管中受到大电流激发时，处于基态的氩原子与电子发生非弹性碰撞，产生迁跃。氩离子受激发射产生的激光经过在激光谐振腔中的振荡和谱线选择装置的处理，眼科用氩离子激光器输出的是蓝绿激光，其中 488.0 nm 的蓝光占 60% ，514.5 nm 的绿光占 40% 。

以往的氩离子激光器是连续工作的，即使没有治疗量的激光发射，激光管也有激光振荡。它的耗电量很大，能量转换效率很低。另外，那些激光器须要有充足的水流冷却，因而整个仪器大而笨重。

现代的氩离子激光器是使用时才工作，使用陶瓷—钨铜制造全封闭的激光管，解决了气体慢性泄漏的问题，实现了只有发射激光时激光管才通电，才有激光振荡。因此，现代的氩离子激光器体积小，耗电量低，不需外部水冷，移动方便。

（二）眼科应用

波长为 488.0 nm 的蓝光和 514.5 nm 的绿光在正常眼的屈光间充质中具有良好的透射率（78% ~83%）。视网膜、脉络膜和血红蛋白的吸收率分别高达 75% ~80% 和 72% ~74% 。因此，氩激光适用于治疗视网膜和脉络膜的病变，特别是眼底血管性疾病治疗。

四、氪离子激光器

（一）原理与结构

氪离子激光器的结构、泵浦方式和运转方式与氩离子激光器很相似，只不过放电管中的工作物质是氪气。以往商品化的眼科用氪离子激光机常与氩离子激光机组合为一体，共用一套供电系统和水冷装置。氪激光器的效率很低，当消耗相同的能量时，激光器的输出功率仅为氩离子激光器的一半。20世纪90年代，随着激光技术的发展，如同氩离子激光器一样，氪离子激光器也实现了"输出时才工作"的运转方式，不仅提高了输出功率，还实现了多波长输出。

（二）眼科应用

氪离子激光器问世时，由于没有解决耗能高而输出功率低这一技术难题，直到1972年才由L'Esperance等改制出眼科治疗机用于临床。又因输出功率的限制，以前临床上只能用氪红激光做眼底病变的光凝治疗，而氪黄激光和氪绿激光仅限于实验研究。

五、钕钇铝石榴石激光器

（一）原理与结构

钕钇铝石榴石激光器通常被称为Nd：YAG激光器。它是一种具有紫外钕掺杂钇铝石榴石透镜的固体激光器，其基质为钇铝石榴石（$Y_3Al_5O_{12}$），其活化离子为Nd^{3+}。当Nd：YAG透镜受到强光照射时，处于基态的钕离子吸收泵浦光源的能量，跃迁到吸收带中的能级。这些激发的粒子是不稳定的，很快以无辐射跃迁的形式回到亚稳态，并在这个能级上形成粒子数反转。当这些粒子再向下能级跃迁时，就会发射光子，在谐振腔内产生激光振荡。在较低水平的粒子也不稳定，并且在没有发射的情况下迅速返回基态。

（二）眼科应用

Nd：YAG激光器具有连续波、自由振荡模式、倍频、Q调制和锁模，在眼科临床应用非常广泛。常见的应用为：①连续Nd：YAG激光器在巩膜透过率高，因而适用于经巩膜睫状体光凝和经巩膜脉络膜视网膜光凝；连续Nd：YAG激光器输出功率高，可通过石英光纤传输，因而可以用于经鼻腔逆行激光泪囊造口术；②波长为532 nm的倍频Nd：YAG激光可用于黄斑和眼底血管病变的光凝治疗；③Q调制和锁模Nd：YAG激光器应用于激光虹膜周切术、膜性白内障切开术，也可用于切割玻璃体机化条索。

六、二氧化碳激光器

（一）原理与结构

二氧化碳激光器是一种分子气体激光器。其工作物质是CO_2气体，辅助气体包括N_2、He、Xe、H_2和H_2O等。二氧化碳分子是一个线性对称的三原子分子，有3种不同的振动模式，即对称振动、变形振动和非对称振动。因此，二氧化碳激光器的受激辐射跃迁过程较原子和离子气体激光器复杂。眼科临床上通常使用的二氧化碳激光器是一种连续输出的腔内激光管。它具有结构简单、紧凑的优点，主要由放电管、光谐振器、电极、水冷系统等组成。

（二）眼科应用

第一台二氧化碳激光器在 1964 年由 Patel 研制成功。1967 年，Fine 等开展了二氧化碳激光对角膜作用的研究。1972 年，L' Esperance 等将这种激光用于眼科临床治疗。二氧化碳激光能够容易地汽化切除软组织，并且切口不会出血，因此被广泛地用于多种外眼手术，如睑板腺癌切除、翼状胬肉切除、结膜乳头状瘤和色素痣切除等。此外，它还可用于青光眼的外引流手术。

七、半导体激光器

（一）原理与结构

半导体激光器是一种以半导体材料为工作材料，又称激光二极管（LD）的激光器。目前的半导体激光器有 2 种化合物：三元化合物（镓铝砷）和四元化合物（镓铟砷磷）。半导体激光器有多种类型，它们的工作原理不尽相同，现以最简单的注入式同质结砷化镓激光二极管激光器的工作原理为例：当直接给同质结砷化镓激光二极管通电时（P-N 结正向注入），就会在 P 型半导体和 N 型半导体之间发生电子跃迁，形成粒子数反转分布；当电子从高能带返回到低能带时，过剩的能量以光子的形式发射；半导体晶状体的解离面形成 2 个平行的反射镜面，构成谐振腔，光子在其中振荡、反馈，进而从 P-N 结区发射出激光束。

（二）眼科应用

自从 1962 年同质结砷化镓（GaAs）半导体激光器问世以来，人们一直在不断改进和发展。1970 年，人们制成了室温下连续运转的镓铝砷—砷化镓双异质激光二极管，设备的寿命已经增加到了数万个小时。近年来发展起来的量子阱半导体激光器在其激光束性能方面已有很大改善，这类激光器的实用价值越来越高。

半导体激光器体积小，光电转换效率高，不需要外部冷却，因此优于其他的眼科激光器。与检眼镜连接，做经瞳孔的眼底光专用的探头连接，即可实施眼内激光光凝、膜睫状体光凝和经巩膜脉络膜光凝等。810 nm 半导体激光对巩膜睫状体的透射率为 71%，睫状体色素上皮的吸收率是 Nd：YAG 激光的 2 倍，可显示其在治疗难治性青光眼方面的优越性。

八、准分子激光器

（一）原理与结构

准分子激光器是以稀有气体、稀有气体的卤化物或氧化物为工作物质的一类激光器，脉冲激光主要从紫外波段发射。常用的准分子激光器有 ARF（193 nm）、KrF（248 nm）、XeCl（308 nm）、XeF（351 nm）等。这些激光器被称为"准分子"的原因为它们的工作气体在正常条件下是化学稳定的原子，当被外部能量激发时，可暂时形成寿命极短的分子，称为准分子。

用于屈光矫治的准分子激光机，其角膜切削精度要求很高，所以激光器的输出和传输系统中光学元件的动作都是由计算机来控制的。该计算机还随时处理检测系统的反馈信息。因为准分子激光是不可见的紫外光，所以常用红色氦氖激光或半导体激光对靶组织瞄准定位，术者通过手术显微镜观察瞄准情况和激光切削过程。自动化程度高的准分子激光器还装有自动追踪术眼的系统，并能实时地显示切削信息，从而提高切削精度。

（二）眼科应用

准分子激光是 20 世纪 70 年代发展起来的一种高能紫外激光器。1983 年，Trkelet 等使用氟化氩准分子激光治疗角膜切口。1985 年，Seiler 等将准分子激光用于眼科临床试验，结果表明，紫外波段的激光几乎全被浅层角膜吸收，波长越短，组织穿透力越浅。紫外波段激光主要以光化学作用打断组织分子的化学键，从而实现组织切割。这类激光产生的组织切口边缘整齐，而且没有热损伤。

由于不同的工作物质，准分子激光器的波长为 157～351 nm。目前，商品化的眼科用准分子激光器一般是以氩氟气体为工作物质，输出 193 nm 激光的。准分子激光在眼科临床应用主要包括两类：一类是用于矫治屈光不正的光学屈光角膜切除术，治疗近视、远视和散光；另一类是光学治疗性角膜切除术，治疗角膜不规则散光、角膜浅表瘢痕等。

（毕　雪）

第二节　各种眼病的激光治疗

一、糖尿病视网膜病变

（一）临床表现及分期

糖尿病（DM）是一种糖代谢紊乱，可分为胰岛素依赖型和非胰岛素依赖型两大类。视网膜病变的发生与糖尿病的持续时间有关，病程越长，发病率越高。胰岛素和抗生素的广泛使用大大降低了糖尿病的病死率，并且疾病的持续时间相对较长，这使眼部并发症的发病率逐渐增高。

1. 临床表现及分型

目前有两种分期法，中国大多应用 1984 年中华眼科学会推荐的简单易行的 6 期分法，此种分期因按疾病的病程及出现体征的先后分期，较易掌握。由轻而重分为 6 期，其中 I、II、III 期属非增生性，IV、V、VI 期属增生性。I 期有微动脉瘤、点状出血和片状出血：少（+），易计数，更困难（++）。II 期眼底表现为硬性渗出或出血：少，易计数（+）；多，不易计数（++）。III 期眼底出现棉絮状（软性渗出）或出血：少，易计数（+）；多，不易计数（++）。IV 期眼底可见新生血管形成或纤维增生。V 期眼底出现玻璃体积血及新生血管。VI 期视网膜脱离，可见视网膜新生血管和纤维增生。

在新生血管增殖膜中可有静脉串珠或袢状改变，也可并有虹膜和房角新生血管。

2002 美国眼科学会（AAO）在悉尼设立并推荐的 5 个阶段国际标准。①无糖尿病视网膜病变（DR）的表现；②轻度非增殖性糖尿病性视网膜病变（NPDR），仅能发现微血管瘤；③中度 NPDR：程度重于轻度，轻于重度；④严重 NPDR（4：2：1 原则），出现以下任何非增殖：在一个象限内，糖尿病视网膜病变的征象＞20，2 个象限在内侧静脉内呈串珠状，或象限内微血管有显著变化；⑤增殖性糖尿病性视网膜病变（PDR），出现一处或多处新生血管（虹膜、房角、视盘或视网膜任何一处）或玻璃体及视网膜前出血。

2. 糖尿病黄斑病变

（1）糖尿病黄斑水肿（DME）：可在任何阶段发生。其主要临床表现为视网膜水肿和增厚。视网膜水肿和增厚具有分散性和局限性。前者局限于黄斑或其附近，后者累及整个后极部，是毛细血管扩张渗漏、色素上皮屏障与转运功能损害所致，严重者可导致囊样水肿甚至囊样变性，黄斑周缘毛细血管床缺血。按照美国 AAO 制定的标准 DME 可分为 4 期：①DME 后未见明显的视网膜增厚或渗出；②轻度 DME，后极部有部分视网膜增厚或硬渗出，但远离黄斑中心；③中度 DME，视网膜增厚或硬渗出接近黄斑，但不涉及黄斑中心；④重度 DME，视网膜增厚或硬渗出涉及黄斑中心。

（2）临床有意义的黄斑水肿：根据早期糖尿病视网膜病变治疗小组（ETDRS）1985 年的定义，符合如下任何一条的都可被定义为临床上显著的黄斑水肿（CSME）。①视网膜增厚，黄斑病灶 500 μm（1/3 视盘直径）；②以黄斑为中心，500 μm（1/3 视盘直径）和相邻视网膜增厚（除邻近视网膜），为水肿消退后遗留的局部硬性渗出，视网膜增厚范围超过 1 个视盘直径，他们中的一些在 1 个视盘中心有黄斑。

（二）激光治疗

激光光凝可破坏代谢性强、耗氧量大的光敏细胞，从而改善视网膜内层缺氧状态，提高视网膜血管自主调节功能。同时，因色素上皮细胞破坏而释放新生血管抑制因子，抑制新生血管形成。对 DR 进行激光治疗的目的是延缓 DR 的发展，保护视功能，减少增殖性 DR 的并发症，如虹膜发红、玻璃体积血和牵引性视网膜脱离。根据病变的性质和程度不同，可采用不同的激光治疗方法。

激光光凝是目前治疗 DR 的首选方法，它已被眼科医师认可。在各种波长中，氩绿激光（波长为 514.5 nm）不仅效果好，而且对视细胞的损害也相对较轻，因此特别适用于黄斑及其附近的光凝。但当玻璃体伴积血（尚能勉强透见眼底）等屈光间质混浊时，氪红激光（647 nm）或二极管半导体激光器（810 nm）应被使用。因为 DR 不同，激光光凝技术处理也不同。

1. 黄斑区光凝

黄斑区光凝必须保持从 500 μm 到乳头边缘的距离。如果 >500 μm，远离黄斑中心，则可以在乳头的黄斑区进行治疗。点阵光凝区域中的局部泄漏也可以在局部进行。

局灶性光凝（focal photocoagulation）适用于上述国际 DME 分类标准的轻度和中度 DME。光凝距离黄斑中央凹（fovea）500 ~ 3 000 μm 范围内显著的渗漏点、血点、成簇的微血管瘤、蜡样渗出斑环状排列中的视网膜局限性水肿增厚。氩绿激光直接照射，光斑直径为 50 ~ 200 μm，曝光时间为 0.1 秒，能量以照射处发白为度（距中央凹 500 μm 内用 50 μm 小光斑，时间为 0.05 秒）。

2. 格栅样光

主要用于重度 DME，此时黄斑中央凹已被累及，整个黄斑区甚至视网膜后极部弥漫性视网膜渗漏、广泛水肿、增厚和（或）不存在灌注。光凝目的在于促使水肿渗出的吸收。对中央凹外 500 ~ 3 000 μm 的膜进行格栅状光凝。

光采用绿光、黄光、红光或近红外光，曝光时间为 0.1 秒，光斑直径为 100 ~ 200 μm，光斑强度是肉眼能辨别的最弱的反应。如果有临床上显著的黄斑水肿，应考虑补充光凝。曝光时间的能量均应小于首次光凝。

对于增殖期或前期网膜病变伴有临床意义的黄斑水肿者应先行光凝治疗。光凝或视网膜光凝（PRP）后水肿消失，相反，黄斑水肿不会消退，但会加重视力的暂时或永久性损害。

如果增生性视网膜病变严重，应赶紧做 PRP。这时可采取 ETDRS 方案，采用聚焦或格栅样光凝治疗黄斑水肿，结合 PRP，鼻下象限第一次光凝，并对颞下象限进行后续治疗，以避免在新生血管性青光眼中出现玻璃体积血。

3. 全视网膜光凝、次全视网膜光凝及超全视网膜光凝术

（1）PRP：指视网膜光极性（上、下血管弓）和视盘直径（PD）边缘光凝后的所有视网膜。

适应证：①视盘新生血管超过 1/4 ~ 1/3 视盘直径的范围；②任何程度的视盘新生血管，伴随视网膜前出现或玻璃体积血；③视网膜新生血管超过 1/2 视盘直径范围，伴视网膜前出现或玻璃体积血；④虹膜或房角新生血管。

治疗方法及光凝范围：①前缘为赤道或赤道以上，后缘为椭圆形，距视盘边缘 500 μm，距黄斑中心、颞部和下端 3 000 μm，也就是说，在光凝后，下血管弓、视神经视盘缘一个 PD 以外的所有视网膜，光凝斑之间相隔一个光斑间隙；②光斑直径设置为 200 ~ 500 μm，后极部宜用小光斑，赤道部宜用大光斑，曝光时间为 0.2 秒，逐步增加激光功直到产生灰白色光斑为止。PRP 通常首先治疗视网膜，因为一旦发生玻璃体积血，血液就会下沉，使其难以凝结。

注意事项：①PRP 必须分 3 ~ 6 周做，光凝斑为 1 500 ~ 2 000 个，分多次做全视网膜光凝可降低黄斑水肿、渗出性视网膜脱离、脉络膜脱离和闭角型青光眼的风险；②治疗必须避免视网膜出血、主要视网膜血管或脉络膜视网膜瘢痕的光凝。网膜出血的直接光照可引起视网膜内层不必要的损伤；血管上的光凝固点可导致血管闭塞或破裂，光凝斑可导致色素性脉络膜视网膜瘢痕过度烧伤和引起视力丧失。

（2）次全视网膜光凝（sub-panretiopathy photocoagulation，SPRP）：适用于毛细血管广泛渗漏、以视网膜水肿为主要表现的重度非增生性 DR，该方法光凝斑点、曝光时间、激光功率及光凝斑分布范围与 PRP 相同，但斑点之间的距离较大，600 ~ 800 个斑点被划分为 1 个或 2 个点。其目的是防止形成视网膜、视神经视盘面的新生血管。

（3）超全视网膜光凝（EPRP）：是除了视盘的视网膜和视神经的黄斑纤维束外，视网膜的光凝在赤道之外延伸到远侧边缘，并连接到黄斑光凝区域，并且光斑的分布更密集，主要用于视盘和视神经新生血管面积大，PDR 出血或 PDR 合并新生血管性青光眼的病例。

4. 局部融合光凝

对于在周围区域少量扁平化新生血管，可以直接对新生血管做局部融合光凝（汇合局部光凝），并对扇形光凝于凝固的局部毛细血管非灌注区。光凝斑块需 0.1 ~ 5.0 秒，中度灰白反应为 200 ~ 1 000 μm，覆盖有轻度凝固点的新生血管超过 500 μm 的界线。

视神经盘新生血管、邻近视盘新生血管或突起周边视网膜新生血管，不能直接光凝，否则会引起视神经损伤，导致继发性视网膜下、脉络膜视网膜或脉络膜玻璃体新生血管形成及视网膜、玻璃体积血。

新生血管的直接光凝有时可导致出血，此时应立即停止使用隐形眼镜，采用低功率长曝光时间的绿色激光可凝固出血点。

（三）激光治疗后的随诊

激光光凝后必须定期复诊（3 ~ 6 个月），如发现有新的活跃的新生血管（渗漏显著），应做补充光凝。

二、视网膜静脉阻塞

（一）激光治疗时机与指征

激光治疗视网膜静脉阻塞的目的是抑制出血，促进吸收，减轻黄斑水肿，封闭无灌注区，抑制新生血管。通常的观点认为预防性视网膜光凝术不能有效预防虹膜新生血管的发生。视网膜新生血管的形成与视网膜缺血密切相关，缺血越严重，新生血管的可能性越大。因此，有学者主张对有大片无灌注区的患者，在其尚无新生血管时也可考虑采用激光光凝。

（二）治疗方法及注意事项

根据视网膜静脉阻塞的类型、有无黄斑水肿、无灌注区大小及是否有新生血管生成，激光治疗视网膜静脉阻塞的方法有视网膜分支动脉凝缩术、黄斑格栅光凝术和阻塞区视网膜光凝等。

（1）治疗后，立即拍摄眼底图像，记录并确认斑块的正确位置。2周后也可拍照，为以后的光凝治疗提供参考。

（2）患者术后球囊麻醉后应戴护目镜。

（3）在新血管形成的情况下，避免在治疗后用力或剧烈运动，并应避免过度用眼。

（4）记录激光功率大小、光斑直径、处理长度等。

（5）2周后，检查视力和瞳孔，检查眼底和眼底图像。4～6周后，如需要，可再次行眼底荧光血管造影，如有黄斑渗漏和视力，表明视网膜循环和水肿改善。如果新生血管无渗漏，说明其萎缩。如果仍有泄漏，根据泄漏程度，可考虑再次进行激光治疗。

（6）对于新生血管的病例，经过1个疗程的激光治疗，应定期进行复查（6个月），并进行荧光素眼底血管造影以观察新血管的复发或其他部位的新血管新生。

三、视网膜脱离

视网膜脱离是视网膜神经纤维层与色素上皮之间的分离，其原因是多方面的，特发性视网膜脱离与视网膜空洞的形成有关。下面主要介绍视网膜裂孔的激光治疗。

（一）视网膜裂孔

视网膜裂孔的形成是视网膜和玻璃体2种组织变性的结果。它分为裂孔和撕裂2种，前者是视网膜组织变性和萎缩形成，后者是由于视网膜变性，由于玻璃体的牵拉，形成一个孔。空洞形成后，液化视网膜的玻璃体进入视网膜下间隙，导致视网膜脱离。裂孔常发生于中老年人，尤其是高度近视的患者。老年性近视或高度近视与玻璃体和视网膜变性有关。

1. 萎缩性裂孔

圆形或椭圆形裂孔较多见，常见于视网膜的周边部和黄斑部，位于黄斑部者称为黄斑裂孔；它位于视网膜的周围，通常由单个或多个簇聚集，也可以分散。在退变前没有与囊大小对应的膜状孔帽。由玻璃体牵拉引起者，可以见到孔盖。小裂孔常容易与出血斑混淆，仔细检查可以用来识别。

2. 牵张裂纹

可有马蹄形或其他类似的裂孔，以新月形、舌形和鱼口形最常见，占所有裂孔性视网膜脱离的25%～68%，主要在赤道和周边视网膜，以及单个裂隙。裂隙的边缘附着在玻璃体上，所以马蹄孔的底部总是指向末梢向后极。孔的形成往往导致视网膜脱离很快。

3. 锯齿形边缘断裂

锯齿状边缘断裂通常发生在锯齿状边缘（玻璃体基底部）及其附近。它是所有裂孔中面积最大的部位，位于颞下象限，平行于角膜缘。它占据了一个象限或半周甚至全周，其原因是这个巨大的裂孔没有前缘，视网膜收缩的后边缘是灰色和白色的弧线与暗红色无视网膜之间的对比，在年轻人中更为明显，其中大部分有眼球钝伤病史，也可以继发于视网膜裂孔。

检查视网膜裂孔时要注意裂孔与周围组织的关系，特别是与玻璃体的关系，以及裂孔周围视网膜脱离的情况，这是评估预后及拟订预防性治疗措施的重要依据。

（二）激光治疗视网膜疾病的机制

光凝的基础是通过视网膜裂孔周围的光凝产生渗出性脉络膜炎，并最终在局部区域产生脉络膜视网膜粘连，从而视网膜神经细胞层牢固地附着在色素皮质 A 的上层；激光照射于脉络膜以下，以防止视网膜脱离的发生，视网膜和脉络膜在光凝部位必须非常接近，从而在激光照射后可以实现有效的组织粘连和愈合。

四、视网膜静脉周围炎

（一）激光治疗的机制

激光治疗视网膜静脉周围炎的效果是肯定的。过去认为激光直接光凝可抑制视网膜静脉和新生血管，以减少出血。但很多患者在光凝治疗前后仍有玻璃体积血的发生。目前更多学者倾向在病变血管和新生血管周围做广泛、密集的光凝，使局部视网膜萎缩。

（二）激光治疗的时机和指征

屈光间质清晰是首要条件，经眼底详细散瞳检查和荧光素眼底血管造影检查可显示异常血管，如视网膜新生血管、微动脉瘤及大片毛细血管非灌注区（包括周边部和后极部），玻璃体无或有轻度纤维增殖者可考虑行视网膜光凝术。新生血管纤维增殖膜向后极部广泛增生或大量伸入玻璃体腔，合并广泛牵引性视网膜脱离者列为光凝的禁忌证。

（三）治疗方法

一般选择如下参数：选用蓝、绿、黄色激光，它们都可以被血红蛋白和黑色素吸收。光斑为 300 μm，功率为 200~250 mW，曝光时间为 0.2~0.5 秒，光斑可间断点亮，也可逐一排列。视网膜反应以轻度变白为宜（对 III 级轻度至中度者，在无灌注区做象限性散射光凝）。散射光凝对视网膜静脉周围炎是一种积极有效的治疗方法。周围视网膜血管首先被破坏，然后被清除。然而，由于其丰满度，新生血管不能直接光凝，否则容易破裂出血，只能通过大面积散射光凝使其萎缩。对微血管瘤可以直接光凝。另外，清楚鉴别营养血管与新生血管，应避免对明显扩张、迂曲的供养血管进行光凝，因为这样可能导致这些高流量血管管壁内的坏死和破裂，从而有发生大出血的危险。

（四）随访与观察

视网膜静脉周围炎病因不明，没有特殊的治疗药物，血管病变有进一步发展的趋势，常有新生血管和出血，因此光凝后应定期检查，每 2 个月随访 1 次。玻璃体切割术对于大量的长期玻璃体积血患者是可行的，术后再行光凝治疗。

五、中心性浆液性脉络膜视网膜病变

（一）激光治疗的机制

视网膜色素上皮在可见光波段有良好的吸收，能将光能转化为病变的色素。上皮热凝固反应，随着光凝损伤的修复，渗漏点被封闭。

（二）激光治疗的适应证

中心性浆液性脉络膜视网膜病变约90%可自愈，浆液性的视网膜脱离在数周后消失，视力逐渐恢复。

在少数情况下，浆液性视网膜脱离会持续很长时间。如果病程超过3个月，仍可见荧光渗漏，并有持续性浆液性脱离，可以考虑激光光凝。氪黄激光或氩激光治疗可视为视盘乳头状黄斑纤维束外的明显荧光泄漏和渗漏点，并从中央凹部超过 $250~\mu m$。距离中央凹 $250~\mu m$ 以内，可以考虑光动力疗法。光凝的目的是缩短病程，从而尽快消除视力障碍，但不能防止复发。光凝1周后，神经纤维层浆液性脱落在 $2\sim3$ 周开始消退。

（三）激光治疗方法

1. 传统激光治疗

氪黄激光为首选，黄体制剂吸收较少，色素上皮较多，对黄斑区神经纤维层有保护作用。此外，可选用氪红或氪绿激光。光斑直径为 $100\sim200~\mu m$；能量为 $100\sim200~mW$；光凝时间为0.1秒；光凝强度：可获得灰斑效果（Ⅱ级）。激光治疗时以近期的荧光素血管造影做指导，准确定位渗漏点。将激光聚于视网膜色素层。大多数的渗漏点可1次完全封闭，但该病容易复发，复发多为新的渗漏点。

2. 光动力治疗

（1）光动力治疗指征：渗漏点在离中央凹 $250~\mu m$ 以内，缺乏明显渗漏边界，在潜在发生脉络膜下新生血管（CNV）可能的或已有可疑CNV发生的病例。

（2）光动力治疗方法：用半量的维替泊芬治疗效果满意。

六、青光眼

（一）Nd：YAG 激光虹膜切除术的适应证、治疗机制及操作方法

1. 适应证

（1）急、慢性闭角型青光眼。

（2）尚未形成虹膜周边前粘连的瞳孔阻滞所致的继发性青光眼。

2. 治疗机制

Nd：YAG激光（波长为 $1~064~nm$）在施行周边虹膜切除术时很有用。它是应用光切的作用来完成周边虹膜切除，因此它不依赖于虹膜色素的多少，无论虹膜后发障是何种颜色，都能很好地完成周边虹膜切除术。与氩激光相比，Nd：YAG激光完成穿通性周边虹膜比较省时，所需的激光能量比较少。在角膜雾状混浊眼中，Nd：YAG激光比氩激光更容易进行周边虹膜切除术。Nd：YAG激光完成的周边虹膜孔洞晚期关闭的可能小。

3. 操作方法

（1）使用 Nd：YAG 激光时，激光能量的设置决定于每个激光器产生的能量密度，重要的是术者在治疗患者前，要熟悉所用激光器的能量特点，并尝试检查激光的聚焦是否良好。对于单次烧灼可以提供多次爆破的激光器，开始使用时应用的能量为每次爆破 1~3 mJ，这对于大多数虹膜是有效的。如果应采用单次爆破的激光器，通常需要应用较高一些能量。对于一些特别厚的棕色虹膜，就需要设置高能量（2~5 mJ）。

（2）在治疗中，将激光束仔细地聚焦是非常关键的，可以通过接触镜将激光束聚焦于虹膜表面。因为 Nd：YAG 激光是不可见的，所以采用氩氖激光束作为瞄准光线。激光烧灼时从聚焦点产生的冲击波会冲向术者，因此最好将激光束的聚焦位于虹膜基质内。可以将 2 束红色的氩氖瞄准光线聚焦于虹膜表面的一个点，然后向前稍微移动，使焦点位于虹膜基质内一定深度，这时单点再次变成 2 个点，表示聚焦的位置在虹膜表面之后的基质内。

（二）准分子激光小梁切除术的适应证、禁忌证、治疗机制及操作方法

1. 适应证

（1）原发性开角型、闭角型青光眼。

（2）尚未形成虹膜周边前粘连的瞳孔阻滞所致的继发性青光眼。

2. 禁忌证

（1）前房角关闭的各类青光眼。

（2）眼部炎症尚未控制的各类青光眼。

3. 治疗机制

准分子激光能量波长为 308 nm，是可以应用导光纤维传导的，所以能用于施行经内路的小梁切除术，制作一个滤过泡，使房水经制作的新管道流入管。因为是通过导光纤维将激光能量直接传递到治疗的所在部位，所以对周围组织很少干扰。但不足之处是应用这种激光没有止血作用。

4. 操作方法

在局部麻醉下，前房内注入黏弹剂，将导光纤维引入前房内，向前移动，到达接触到前侧的预定小梁网处。导光纤维的位置在前房角镜下或内镜下进行确认，用激光做 5~10 个切口进入 Schlemm 管，这时有少量血液反流是常见的，并不会造成严重后果。然后从前房内拔出导光纤维，清除黏弹剂。术后不会产生巩膜瘘管和滤过泡。

七、后发性白内障

（一）适应证

（1）患眼有明显的虹膜炎症，人工晶状体与虹膜粘连者，这种情况应积极治疗炎症，否则囊膜切开后也会在短时间内再次在人工晶状体后表面形成机化膜。

（2）角膜有瘢痕或明显水肿者，会影响激光在后囊膜准确聚焦。

（3）患眼不能保持固视或不合作者，激光治疗极易损伤人工晶状体。

（4）合并有囊样黄斑水肿者，这种情况即使切除了混浊囊膜，视力也不会提高，还可能加重黄斑水肿。

（5）眼压偏高者，最好先控制好眼压再手术，以免手术后眼压更高而造成伤害。

（二）注意事项

在使用 Nd：YAG 激光人工晶状体后囊切开术时，应根据激光的性能和胶囊的情况确定接触镜。有些仪器的激光聚焦角度为 24°，有些仪器是 16°。特殊接触透镜的前部为凸球面，106 nm 光波镀有增透透镜。其主要功能是提高聚焦光束的会聚角，焦深较浅，进一步减少焦距，可减少对人工晶状体的损伤。对于激光治疗，裂隙灯显微镜观察系统的放大倍数为 10 ~ 15 倍。在进行后囊膜切开术之前，最好将裂隙灯显微镜观察系统、氪激光瞄准光束和 YAG 激光束完全对准在纸靶（或塑料膜）上。当激光被去除时，尽可能少地使用脉冲能量。各厂家的激光性能不同，出发点的脉冲能量不同，一般从最小能量增加到胶囊膜厚，在处理膜时应随时调整能量。

激光后囊膜切开术中最重要的是避免激光诱导的人工晶状体损伤。因此，术中护理必须慎重，患者要密切配合。理论上，光学击穿在 2 个介质的界面处具有最低阈值，而均匀材料中的阈值更高。因此，激光的焦点应落在胶囊后囊上。然而，在某些情况下，后囊紧密附着于人工晶状体的表面，为了避免对人体的伤害，建议将激光瞄准点稍稍移动到胶囊上，从而在玻璃体中发生光学击穿，后囊受到光爆破冲击波的破坏。当有必要改善激光的脉冲能量，并且可能对眼造成较大的冲击时，需要考虑对眼内其他组织的潜在损伤。

八、虹膜病变

（一）先天性永存瞳孔膜

胎儿时的晶状体被血管膜包围，多数情况下，胎儿发育到 8 个月时该膜被完全吸收，但也有极少数在出生后晶状体前囊仍残存部分血管膜，其颜色与虹膜相同，有 2 个丝状膜。丝状膜的一端位于虹膜环上，另一端与瞳孔区、晶状体前表面或角膜内皮相连。残膜也起源于虹膜的小环，呈网状，遮挡部分瞳孔的残余膜通常不影响瞳孔运动，而且视力受损的人并不多。对于影响视力者可用激光切除。

用来切除永存瞳孔膜的激光以 Nd：YAG 激光为宜。由于残膜各部位厚度不一致，激光切除应以每脉冲 2 mJ 试起，可用激光接触镜。激光治疗前是否散大瞳孔可根据情况而定。瞳孔扩大后，残膜张力增大，有利于切断永存瞳孔膜与虹膜的连接。但是，有的患者瞳孔扩大后残膜中部都贴靠到晶状体前表面，做中心切开易伤及晶状体前囊，这种情况下不宜扩瞳。由于永存瞳孔膜激光切除的目的是以增加视力为主，对膜状残膜与虹膜连接广泛者，且中心都与晶状体表面无粘连，可行残膜中心切开。对与虹膜连接较少者，可做残膜周围切除。对残膜中央与晶状体有广泛粘连者，不宜做激光切除。

永存瞳孔膜切除的并发症主要有激光损伤晶状体，造成视力减退，因而在实施激光切除时，需要患者保持眼球稳定，切断处宜选在瞳孔缘外，并从小能量试起；另外，激光切除残膜的过程中可造成大量色素脱落于前房中，因此也会引起异常的视力。大量的颜料和组织碎片堵塞角过滤器也可以导致眼压升高。术前应给予降眼压药物预防。术后给予散瞳剂和激素类滴眼液滴眼，直到裂隙灯显微镜检查房水闪光消失时方可停药。对那些与虹膜小环部连接甚多的永存瞳孔膜可做分次切除，每次间隔 1 周左右。

（二）激光扩瞳

激光扩瞳前无须特殊处理，一般也不用接触镜。正在用缩瞳药滴眼治疗的患者应在术前

24 小时停药，使用口服药物降低眼压。激光功率为 250~500 mW，曝光时间为 0.2 秒，首先在瞳孔 1 mm 处有 200 μm 的光斑，进行一次光凝治疗。然后用 500 μm 光斑在第一圈光凝外再做一圈光凝，激光能量适合虹膜收缩，无明显色素沉着。这种激光扩瞳的方法经常被制做出来，造成瞳孔缘色素外翻。另外一种氩激光散瞳的方法是采用 500 μm 的光点，功率为 200~300 mW，时间 0.2 秒，在瞳孔边缘和虹膜根部密集的光凝环，从而放大瞳孔，且不会造成色素外翻的瞳孔边缘。但是这种方法所需要的光凝点较多，引起的虹膜色素脱落也较多。

光凝术后给予 0.5% 可的松滴眼液滴眼，每天 6 次，连用 1 周。口服乙酰唑胺，每天 2~3 次，待裂隙灯显微镜检查房水闪光消失后可改用毛果芸香碱滴眼液滴眼。这项治疗的并发症有前房色素播散、瞳孔缘色素外翻和一过性眼压升高。

九、泪道疾病

（一）适应证

①泪小管及泪总管阻塞；②泪管阻塞及慢性泪囊炎；③泪囊鼻腔吻合术失败的病例；④生理性鼻泪管阻塞。

（二）相对适应证

①泪小点闭塞；②化学性泪道烧伤；③严重沙眼继发泪道阻塞；④伴有正常骨结构的鼻泪管阻塞；⑤泪囊较小的鼻泪管阻塞；⑥新生儿鼻泪管膜。

（三）禁忌证

泪囊明显缩小或纤维化、有严重萎缩性鼻炎者。

（四）手术方法

可用于逆行泪道插管激光治疗的激光有多种，包括氦氖激光、磷酸钛激光、Nd：YAG激光、二氧化碳激光、钬激光、铒激光等。不同的激光器具有不同的波长和输出方式，其治疗技术和激光参数也有差异。

影响激光泪囊鼻腔造孔术成功率的因素很多，主要有以下 4 个方面。

（1）吻合口的大小：鼻腔吻合术吻合口的大小是决定其预后的关键因素。只有开口宽敞才能获得远期良好效果，扩大造口、减少出血是保证形成的吻合口足够大的关键。

（2）吻合口的位置：设计好骨窗的位置是保证手术顺利进行的重要环节。泪囊鼻腔造孔术的吻合口应开在中鼻道的外上侧壁。若因骨窗位置发生偏差，术中易伤及筛窦而造成中鼻甲大量出血，从而延长手术时间，导致手术失败。

（3）激光的总能量：经鼻内镜激光造孔时使用的激光总能量的大小也会影响此手术的成功率。激光对周围组织造成热损伤，容易造成瘢痕，从而导致骨孔的膜性闭塞。因此，在造骨窗时最好使用高功率脉冲激光，若使用低功率连续激光，则以达到炭化和止血为目的。

（4）激光术后骨孔的膜性塞：是这种泪囊鼻腔吻合术失败的最常见的原因。膜性闭塞可由肉芽形成和瘢痕粘连引起。对于此类患者，可在鼻内镜下用激光环切割膜塞，将膜瘢痕汽化，然后通过泪小管插入鼻腔，保留 3 个月，这种简单的方法可以使一些失败的病例恢复正常。在鼻内镜下进行激光泪囊鼻腔造孔术不仅安全、无瘢痕、创伤小、出血少、视野清晰，还能明显暴露泪囊内壁，造瘘，缩短术后恢复时间，并可减轻术后疼痛。

十、眼睑成形术

激光在眼部整形外科方面应用非常广泛，包括浅表血管性疾病、皮肤色素痣、选择性脱毛和眼睑皮肤表面重塑。

连续波 CO_2 激光治疗最常见的并发症是增生性瘢痕、瘢痕疙瘩或长时间的伤口。20 世纪 80 年代末，低流量 CO_2 激光用于面部激光除皱术，但易引起瘢痕等严重并发症。随着高能二氧化碳激光器的出现，超短脉冲和瞬时高能量导致治疗区组织的热汽化，脉宽比热弛豫时间短，大大避免了对周围的热传导。这种高度选择性的组织破坏技术已被广泛应用于临床，如面部皮肤皱纹重塑和面部瘢痕治疗等。

在过去的几年中，高能脉冲 CO_2 激光在面部除皱术中的应用越来越受欢迎，尤其是对于嘴和眼周的小皱纹。

黄种人属于Ⅲ型和Ⅳ型皮肤，治疗后可有明显的色素沉着，往往持续 6 个月以上，甚至 1 年后仍有色素痕迹，这要求患者在生活和工作中不可忽视局部治疗，如眼眶的治疗。这种效应使扫描的频率和能量在治疗中受到限制。因此，术后皮肤紧绷的效果很难长期维持。

综上所述，面部激光表面重塑在黄种人中的使用应十分谨慎。同时，在整形外科中，需要除皱的患者大部分皮肤都是绝对松弛的，需要手术治疗。对于面部皱纹患者，尤其是眶额部和颜面部周围有小皱纹的患者，只有在适当的手术条件和全面的术前麻醉后才能考虑治疗。近年来，铒激光（Er：YAG）在除皱术中的应用可以改善上述并发症，但尚需更多的实践证实其效果。

（毕　雪）

第三节　飞秒激光在眼科的应用

一、飞秒激光在准分子激光手术（LASIK）中的应用

在 LASIK 手术中制作角膜瓣主要有以下优点：①可避免使用机械刀具，减少角膜瓣并发症，如游泳皮瓣、扣瓣、皮瓣折断、皮瓣过厚或过薄等；②可提高角膜瓣厚度的可预测性，从而增加精确性；③可制作薄瓣（90 μm 或更薄），适合于薄角膜及高度屈光不正患者进行手术；④可增加手术医师对瓣直径、厚度、边缘角、蒂位置和长度，以及激光参数的选择。

飞秒激光角膜瓣厚度具有均匀性、规律性、准确性和可预测性的特点。飞秒激光角膜瓣厚度均匀，与一平面相似，而由传统的角膜刀制成的角膜瓣厚度则与晶状体相似。飞秒激光制瓣的优势有利于增加手安全性，减少术后散光及高阶像差，提高患者视觉质量。由于飞秒制瓣的精确度及可预测性，使在精确制作薄角膜瓣后可以留下更多的基质厚度用于准激光切削，不仅可以允许进行更高度数矫治或采用更大的切削区，而且可以降低发生术后角膜扩张的风险。然而，因其价格昂贵、设备庞大，从而限制了飞秒激光完全取代机械角膜刀。另外，一些新型角膜刀系统也已经具有了高精确性并能制作薄角膜瓣，这对飞秒激光也是一种

新的挑战。

二、全飞秒激光角膜屈光手术（飞秒激光微透镜取出术）

飞秒激光微透镜取出术（FLEX）是一种完全由飞秒激光完成的角膜屈光手术。该手术由飞秒激光对角膜进行制瓣的同时还可对其下角膜基质内为矫治近视进行相应微透镜的切割，然后打开角膜瓣，医师用特殊设备分离和取出微透镜，最后行角膜瓣复位。该手术过程中不使用准分子激光，也不进行角膜基质的切削，只使用飞秒激光按设计的瓣和微透镜的大小、形状进行精确的板层切割。飞秒激光小切口微透镜取出术（SMILE）是屈光改善的结果，其原理与 FLEX 相同。手术过程中不制作角膜瓣，取而代之的是制作一个位于微透镜边缘的小切口，属于一种无瓣微创角膜屈光手术。经过小切口由特殊器械将微透镜分离后经过侧切口一次性取出，完成手术。SMILE 已非常成熟，屈光矫治效果好，已成为目前主流角膜屈光手术。

三、飞秒激光辅助角膜基质环植入术

角膜基质环植入术是将人工合成材料制作的角膜环片（ICRS）植入角膜深层基质中，通过调节角膜曲率来影响角膜形态及屈光度。角膜基质环的概念是由 Reynolds 在 1978 年提出的，其最初是设计用于矫正屈光不正的，但因其结果预测性及有效性都较差，无法和准分子激光角膜屈光手术相比，因而很少成为屈光手术医师的选择。然而后来发现，ICRS 的植入对扩张疾病如圆锥角膜能产生矫治作用，原因是其能重塑角膜形态。

利用飞秒激光角膜内任意深度聚焦特性，能精确聚焦在设定的角膜基质中的位置，制作环植入隧道。飞秒激光对焦点外组织不具有热损伤及冲击波作用，因此隧道规格大小合适，角膜损伤控制在最低程度，一些机械方法会产生的术中和术后并发症不会出现，而且由于隧道良好的预测性和同 ICRS 的匹配性，手术后的临床效果较传统方法有了明显提高。飞秒激光辅助角膜基质环植入术首先是在预定深度（70% ~ 80% 厚度）精确地使环形矩阵切割平面，然后在角膜表面切开，使角膜基质环可以插入。采用飞秒激光制作角膜基质隧道，明显缩短了手术时间，大大提高了手术的准确性和安全性。与传统技术相比，可以获得更好的视觉效果和其他临床效果。

四、前板层角膜移植术

飞秒激光在前板层角膜移植术（anterior lamellar keratoplasty，ALKP）中的具体应用是利用飞秒激光在设置深度上进行板层基质分离和所需直径大小的周边环形切割的制作。该过程也需要飞秒 LASIK 手术中使用的压平镜进行角膜的压平和固定。受体角膜板层分离的深度由角膜混浊的深度决定。环形切割的直径在 6.0 ~ 9.0 mm，由飞秒激光以环形连续扫描模式从板层分离界面，由深到浅、由后到前连续切割至角膜上皮形成。激光能量参数的设置与飞秒 LASIK 术中相似，但环形切割过程中的能量水平要高些，原因是需要切断角膜基质纤维。对于较深的 ALKP，激光能量需要增加，点距需要减少，以克服相对多的激光散射和衰减。捐献者角膜处理与上述相同。角膜板层需用器械从基质床上分离下来，最后将捐献者角膜板层植入植床，以 10-0 尼龙线连续或间断缝合。

五、深板层内皮角膜移植术

深板层角膜内皮移植（DLEK）是一种角膜板层移植术，角膜内皮由后弹性层和后基质薄层支配，用于替代病变的后弹力层和内皮层，主要用于大泡性角膜病变、角膜内皮失代偿和不可逆角膜内皮综合征（ICE 综合征）。与 ALKP 相比，DLEK 中飞秒激光的处理顺序正好相反：后方的板层边缘环形切割要先于前方的板层基质界面切割，这是为了防止板层界面内空化气泡对激光脉冲聚焦的影响。该处使用的压平镜与飞秒 LASIK 和 ALKP 使用的不同，其可使激光脉冲聚焦于更深的层次。边缘环形切割从前房开始，逐渐通过内皮层、后弹力层和后基质，直径为 6.0 ~ 9.0 mm，通常由于角膜后基质的水肿，为确保切割完全，必须加大激光脉冲能量。之后，开始制作板层界面，位于内皮面之前 150 ~ 350 μm。

六、飞秒激光辅助穿透性角膜移植术

虽然许多新的内皮移植术，如 DLEK，在某些方面具有很大的优势和良好的前景，但现今穿透性角膜移植术（PKP）对于全角膜病变患者仍然是不可替代的。飞秒激光不仅可以精确地聚焦在角膜的任何表面，便于形成穿透整个层的切口，而且可以精确地控制各种切割点，使每个点可以精确地对接成复合几何表面，形成一个整体。

（张　鹏）

第三章

眼睑外伤

无论是平时还是战时，眼外伤中眼睑外伤总是占第一位。1968年Lamback报道，平时成人1 017例眼外伤中，眼睑结膜伤为533例，占52.4%。这可能与眼睑正好是人们注视正前方时首当其冲的组织结构有关。眼睑的位置和功能决定了眼睑外伤有较高的发病率。此外，当眼球、眼眶、颅底和颌面部受到各种创伤时，也常合并有不同程度的眼睑损伤，特别是近年来由于机动车辆的急剧增加，交通事故导致头面及全身综合外伤也增多。因此，当看到眼睑有严重创伤时，一定要认真询问病史，用眼睑拉钩轻捷地拉开眼睑认真检查，必要时应做其他辅助检查及其他相关科室会诊，因为上述这些部位的创伤会给患者带来更为严重的组织结构及其功能的损害，甚至危及生命。

眼睑创伤可由各种原因所致。由于致伤物性质、大小、形状、方向、距离、力量、患者本身情况的差异、伤后间隔时间的长短等，临床上必然产生各种各样的损害。然而不同原因的外伤也可以出现类似的病变。总的说来主要有以下几种基本病变：①受伤后立即出现的眼睑和其他组织的生理功能障碍；②反应性血管改变所致的组织变化；③组织断裂、撕裂、缺损等。

第一节　近期眼睑挫伤

眼睑皮肤较薄，伸展性好，皮下疏松结缔组织丰富。在发生外伤的瞬间，伤者一般是注视致伤物方向，并闭眼躲避，因此很容易引起眼睑损伤。最为常见的眼睑挫伤性病变包括以下几种。①眼睑皮肤擦伤，浅在、形状不规则、创面内弥漫小出血点，常附有各种异物及创面污染，处理时细心剔除异物，用清洁消毒剂处理创面，盖以消毒纱布或暴露创面，通常数天后表皮重新生长而痊愈。②皮下出血，毛细血管受损或破裂所致，其特点为出血位于受伤部位，即刻出现，色鲜红、边界清、大小不等、形状不一；因血管收缩和凝血而止血；如果出血部位于内、外眦部或伤及睑板的上、下血管弓，出血量则较大，甚至形成眼睑血肿；处理方法为48小时内冷敷，以后如无活动性出血，可适当热敷。③眼睑血肿，发生于受伤后不久，局部肿胀、色暗红、边界清、触诊有波动感，由于损伤小动脉或管径稍大的血管所致。出血量较大时，出血可以通过鼻梁进入对侧眼睑皮下，有时因鼻梁部皮肤厚，不易透见皮下的出血，故其外貌很像戴上一副暗红色眼镜，出血也可进入结膜下甚至眶内，而致眼球突出。处理原则为通过皮肤撕裂创口寻找出血点，止血后排出积血，压迫包扎，并可配合云南白药等止血化瘀药物治疗。④皮下淤血，指他处出血流入眼睑皮下，如眶骨骨质、颅底骨质、对侧眼睑大量皮下出血等。皮下淤血特点为出血发生在外伤 12～48 小时后，大多为双眼，范围大，色青紫，可同时合并球结膜下出血，如果发生于颅底骨折，常有短暂昏迷，鼻内流"清水"，出现神经系统症状。发生于眶骨骨折，可出现眼球突出、眼球运动障碍、球结膜下出血，甚至视力丧失。由于出血部位为人体的重要组织结构，应邀请相应的神经外科、耳鼻喉科或颌面外科医师协助处理。⑤眼睑水肿，由于眼睑皮下组织疏松、血管丰富，反应性血管扩张、渗出，导致眼睑水肿。无须处理，或首先冷敷，48 小时后热敷。⑥眼睑气肿，发生于筛骨纸板破裂后，当患者用力擤鼻时，鼻腔内的空气突然大量进入眼眶内和眼睑皮下，眼睑即刻肿胀，甚至睁不开眼。临床特点为触诊时皮下有气泡窜动感，有捻发音。处理要点：告知患者不再擤鼻、清洁鼻腔，滴以血管收缩剂和抗生素，必要时可同时口服或注射抗生素，眼部包扎，一般 3～5 天症状可明显消退。

（张　鹏）

第二节　近期眼睑切裂伤

临床上较为常见的切裂伤包括锐器所致的眼睑切割伤和钝器所致的眼睑撕裂伤。由于伤口方向、长度、深度、部位不一，是否存在组织缺损及有无夹杂异物等不同情况，可出现不同症状和体征。

一、方向

伤口平行睑缘，与皮纹和眼轮匝肌方向一致，则伤口张力小、易对合，缝合针数少，术后瘢痕轻。如伤口位于外眦部，虽然与眼轮匝肌走行垂直，但该处常有鱼尾纹，因此伤口不致裂开，同样可以取得较好的疗效。垂直皮纹和眼轮匝肌走行的伤口，尤其伤口深及眼轮匝肌的，由于肌肉收缩牵拉而导致伤口张开。如伤口深，缝合不完善，不仅术后瘢痕明显，而且易出现眼睑外翻、睑缘切迹和眼睑缺损等。例如，眉毛内侧较深的纵行伤口，由于有皱眉肌和降眉肌的作用，如果忽略了深层肌肉的缝合，日后可因不断的皱眉动做出现瘢痕增宽、断眉等畸形，所以对于此类伤口要认真分层对位缝合肌层、皮下组织和皮肤。

二、长度

平行睑裂方向的裂伤，伤口较短、闭合较好的，可不必缝合，或使用蝶形胶布条拉紧粘贴。伤口长、形状不规则、闭合欠佳的应予缝合。一般使用铲针，6-0 黑丝线或尼龙线，行间断对位缝合，一般术后 5～7 天拆线，最早满 4 天即可拆线。为达到较好的美容效果，可进行皮内缝合。

三、深度

伤口深及眼轮匝肌，应用 6-0 尼龙线或可吸收线分层缝合。如伤口垂直睑缘，皮肤伤口应进行 Z 形缝合（详见后述），但术前要充分交代病情，以期患者的理解和同意。如果患者不能理解增加辅助切口的问题，可以直接严密缝合伤口，充分交代日后可能出现的问题，并于伤后 3～6 个月根据瘢痕畸形情况进行二期整形。如伤口涉及睑板，即全层伤，可于睑板的眼轮匝肌面用6-0可吸收缝线做间断埋藏缝线。全层伤口如波及睑缘，一般伤口张开。由于伤及眼睑血管弓，出血较多，压迫或适当烧灼止血后，做睑缘垂直褥式缝合（图3-1），缝合后局部稍有隆起，10天后拆线，以后渐变平。也可做Mustarde睑缘缝合法（图3-2）或Minsky缝合法（图3-3）。单纯间断缝合睑缘，术后常导致睑缘切迹、外翻、内翻等，Wheeler缝合法（图3-4）虽然外形很好，但可致睑裂变短。

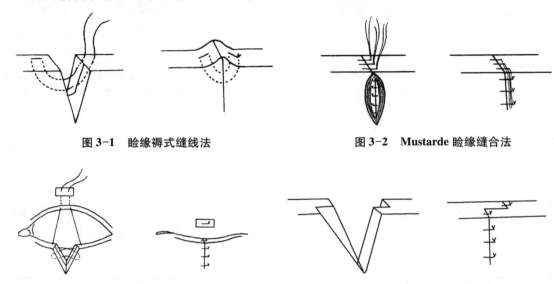

图3-1　睑缘褥式缝线法　　　　　　　　　　图3-2　Mustarde睑缘缝合法

图3-3　Minsky睑缘缝合法　　　　　　　　　图3-4　Wheeler睑缘缝合法

四、部位

伤口位于上眼睑睑板以上或下眼睑睑板以下位置，深及眶隔，可导致眶脂肪脱出。由于眶脂肪抗感染能力差，注意防止感染，术中充分冲洗干净，必要时术后给予抗生素。如脱出的眶脂肪较为干净，可以还纳，否则应予切除。眶脂肪的切缘充分烧灼止血，以免术后引起眼眶血肿。眶隔间断缝合、连续缝合或重叠缝合均可，如果伤口涉及眶骨缘，骨质无错位，可不必处理，有错位现象，应予复位，缝合骨膜，表面用四周的软组织覆盖，一般十余天即可基本固定。伤口较深，伤及上睑提肌，可引起部分性或完全性上睑下垂，因此在处理伤口时要认真检查，尤其在眼睑明显肿胀、大量眼睑皮下出血等状态下，上睑下垂容易遗漏。术中令患者做睁眼动作，以寻找上睑提肌断端，如能找到者，应予对合缝合，可能避免日后出现上睑下垂。有时因眼睑严重肿胀，不能准确判断是否存在上睑提肌的损伤。这时在外伤缝合术前要考虑到上睑下垂的可能，并充分交代病情。伤后3个月基本可以判断是否存在部分性或完全性上睑下垂。需要强调的是，外伤性上睑下垂，由于局部常有多层次组织受损，即使于外伤缝合时修复了上睑提肌，术后也可能因局部瘢痕粘连而限制上睑运动甚至发生眼球转动受限的情况，故术前应向患者充分交代病情，告知如果日后仍有上睑下垂，可于半年后行二期修复手术。

内眦部切裂伤要特别注意是否伤及泪小管，临床上引起溢泪。缝合泪小管成功率不高，但新鲜的泪小管断裂缝合术成功率较陈旧性者为高。内眦部切裂伤还要注意是否合并有内眦韧带断裂，如有，应予缝合，否则术后可以发生远内眦畸形（其特点是内眦角向颞、下、前方向移位）或内眦部向颞下侧移位。内眦韧带断裂时，其内侧断端有时会带有撕脱的骨膜及骨片，术中应一并复位缝合。

外眦部切裂伤有时也可同时存在外眦韧带断裂、外眦角变钝、睑裂变短。缝合外眦韧带一般不困难，也可将外眦韧带鼻侧断端缝于相应的眶骨膜上。

无论是内眦还是外眦部的皮肤裂伤，都可能因瘢痕收缩形成瘢痕性眦角赘皮，术前应有充分估计，并向患者详细交代病情。

五、缺损

眼睑部切裂伤等均可导致各种组织缺损，包括皮肤、眼轮匝肌，甚至全层眼睑缺损。一般少量皮肤缺损可以通过潜行分离四周皮下组织后拉拢缝合。也可以在整修创面后，采用移行皮瓣或转移皮瓣修复。下睑狭长的皮肤缺损创面，也可采用上睑双蒂皮瓣予以修复。下睑大面积皮肤缺损可用颧颌皮瓣或游离中厚皮瓣修复。

少量皮肤缺损合并部分眼轮匝肌缺损，一般不致影响眼睑闭合，必要时将四周的眼轮匝肌分离、移行覆盖于缺损创面内。当皮肤缺损较多时，可采用上述皮瓣技术予以修复。皮瓣的选择应根据患者的缺损部位、大小、周围组织弹性等灵活运用。

睑板是眼睑支架组织，缺损后可影响外貌和部分功能。通常采用对侧眼的睑板、耳软骨、鼻中隔软骨、骨膜、阔筋膜、异体巩膜、硬脑膜等修补。植入时要注意与四周组织固定好，植入物移动是导致手术失败的重要原因之一。植入物四周用软组织覆盖，以期改善局部血运。注意预防感染。上述植入物中的异体巩膜和硬脑膜制备方法：切取后浸泡于 95% 乙醇内，每天换 1 次 95% 乙醇，共 3 天，后改换为 75% 乙醇（也可用纯甘油保存），于冷箱内保存。使用前，先将植入物以碘酊擦拭 3 遍、75% 乙醇脱碘，然后置于无菌生理盐水内浸泡 10 分钟复苏。异体巩膜或硬脑膜植入后最终被自身结缔组织替代，形成一种与植入物大小、形状、硬度等很一致的结缔组织块，术后不仅外貌明显改善，还能保持部分眼睑功能。

关于睫毛缺损问题，下睑睫毛缺损可不予修补，因为下睑睫毛在美容和功能上都不重要。上睑睫毛缺损多采用眉毛或头皮修补。用眉毛修补的方法有以下缺点：供侧眉毛变细，致两侧眉毛不对称；眉毛较疏松；方向可能不一致。用头发修补的方法有以下缺点：头发稀松；不断生长，要经常修剪，否则容易刺激眼球给患者带来不适。目前趋势是用假睫毛代替。

眉毛缺损可采用对侧眉毛或同侧进行动脉岛状头皮瓣移植，但后者也需要经常修剪长长的头发。临床上也常用游离头皮瓣移植术，头皮瓣皮下组织过厚或植床瘢痕多、血运差，经常是手术失败的原因。

六、处理新鲜眼睑外伤时的注意事项

（1）止血：眼睑血供丰富，很易发生出血。尽量用压迫及钳夹止血。如用烧灼止血法，慎勿过度，因眼睑组织较薄，过度烧灼可能造成组织吸收以及瘢痕挛缩，眼睑深层组织如上睑提肌及下睑缩肌腱膜的挛缩可致眼睑退缩。如使用结扎止血法，尽量用可吸收缝线，特别是在较浅的伤口部位，以免日后较大的线结突出，引起感染或局部发生异物反应形成肉芽肿。也不要在局部麻醉药中加入过多的肾上腺素，虽然术中出血减少，但不久反应性血管扩张，导致局部出血，皮瓣下的凝血块可以导致组织坏死。术中出血多，必要时可于术后在皮瓣或皮片上做引流切口，压迫包扎。

（2）术中探查：严重的眼睑创伤，常由于触目惊心的外貌，掩盖了深部组织的外伤，特别是眼球的各种损伤，也要认真检查有无上睑提肌、泪道、眶骨和颅底等的损伤。目前由于车祸增多，眼眶及头面部综合外伤比例加大，眼科医师要仔细询问病史、病情并细致检查，必要时请神经外科、口腔科、耳鼻喉科等会诊，以免误诊漏诊、延误生命。

（3）异物：眼睑创伤时，创面内经常杂有各种异物，在清创时用生理盐水、抗生素冲洗，并清除异物。

（4）剪切：眼睑组织血运丰富，因此存活力极强，不要任意剪切各层眼睑组织，以免扩大组织缺损。

（5）缝合：缝合时，深度和宽度两侧要一致，注意对合，避免卷边、错位。对于不规则的伤口，应先缝合呈角的部位，然后分段间断缝合，两侧不等长的创缘缝合时，较长侧创缘的一端向背侧做一楔形切除，避免产生猫耳现象，或由于缝合时不匀称，导致继发赘皮。较深的伤口，注意缝合深部组织，否则该处可以出现死腔，以致术后感染，瘢痕粗大。

（6）预防感染：眼睑血供好，故抗感染能力也很强，如致伤物、创面等不洁，全身应给予抗生素、破伤风抗毒素治疗。

七、急诊处理

近期眼睑外伤多需急诊处理，在眼科急诊处置中的整形原则如下。

（1）眼科急诊整形手术的适应证：眉部、眼睑、结膜外伤，形成难以直接闭合的创面或勉强缝合后将产生明显畸形，甚至造成视功能障碍的急诊患者，在生命体征平稳、没有严重的出血或休克和潜在致命性脏器损伤的前提下，均可施行急诊整形手术。整形手术需要精细操作，并要求创面Ⅰ期愈合。急诊外伤时软组织往往受到污染，似与整形原则相悖，但眼部血运十分丰富，临床经验表明，只要清创细致、彻底，加之合理应用抗生素，伤口感染是可以避免的。

（2）急诊整形手术的麻醉要求：整形手术必须在良好的麻醉状态下进行，整形手术的操作十分精细，手术时间相对较长，估计手术时间较长的复杂手术应选择全身麻醉；对于精神紧张、躁动不安的患者或儿童，也应在施行基础麻醉后辅以局部麻醉以减少全身用药。

（3）整形清创术的原则：严格遵守无菌原则与无创原则。冲洗创口要仔细，去除所有异物，尤其是对于单纯擦伤的患者，要彻底刷洗创面，避免产生难治性、外伤性文身。对于有多量泥沙等异物的不洁伤口，先用过氧化氢溶液冲洗，术后用碘仿纱布覆盖，可有效地防止感染。准确判断组织活力，既要爱护组织，又要去除坏死组织，同时要明确组织缺损的范围及程度，常规测量健侧颜面以获得精确数据。对于皮肤、黏膜缺损大、不能直接拉拢缝合的伤口，可利用植皮/黏膜或皮瓣/结膜瓣转移技术Ⅰ期修复缺损。

（4）眼部急诊清创的特殊性：眼部皮肤、结膜裂伤原则上应在48小时以内予以缝合。在眼睑切裂伤的清创缝合手术中，应注意尽可能保留眼睑组织，特别是皮肤和睑板。有皮肤缺损时，如局部较清洁，且于伤后48小时之内，可做局部皮瓣或游离植皮修复创面。伤口不洁或时间过久，姑且局部换药，待其自然愈合后Ⅱ期整形；也可尝试刀厚皮片游离移植（刀厚皮片易成活，但术后收缩严重，颜色变化也大）。此时应注意是否有角膜暴露，要保护好角膜，必要时做湿房甚至睑裂缝合术或睑缘粘连术，待Ⅱ期整形之后再切开睑裂。个别病例眼部软组织大范围撕脱伤，眼睑、结膜大部缺失，甚至露出眶骨，剩下一个孤零零的眼球。这时，首先要用湿房保护好眼球，然后可考虑做额部动脉岛状皮瓣或吻合血管的前臂皮瓣进行修复，同时移植口腔黏膜做成皮瓣的衬里。但有时由于伤势过于严重，手术效果不尽如人意。

（张　鹏）

第三节　晚期眼睑切裂伤

一、陈旧性眼睑内眦部切裂伤

陈旧性眼睑内眦部切裂伤呈典型的远内眦畸形的外貌。伤口的瘢痕多较长，可起自一侧额部，通过同侧或对侧内眦部，向面颊部伸延，内眦部向颞下侧及前方移位，内眦部变宽、变平，睑裂变短。如撕裂伤合并上颌骨额突和泪骨骨折，局部骨质畸形隆起而饱满。也因泪囊、鼻泪管断裂，最终导致慢性泪囊炎。如撕裂伤波及上睑提肌，将会引起上睑下垂。

远内眦畸形的处理方法：局部麻醉或全身麻醉，内眦部沿皮肤瘢痕切开皮肤和深部软组织，切除局部的瘢痕组织，松解四周所有的牵引力量，使眼睑内眦部能自然复位。尽量寻找内眦韧带的两侧断端。将颞侧断端缝合于鼻侧断端上，通常颞侧的断端不易找到。如找不到，可用不锈钢丝穿过颞侧内眦韧带断端相应部位的较为致密的组织上，鼻侧则缝于原内眦韧带附着部或其上方的骨膜上。如果内眦部骨质畸形明显，无法缝合，可用口腔科牙钻并装上克氏针的骨钻，在上颌骨额突上钻2个骨孔，骨孔间做隧道。钢丝通过隧道，扭转拉紧至内眦复位止。假如患者内眦部骨质畸形、过薄、松动、缺损等无法在该部做骨性隧道，可将克氏针于对侧上颌骨额突穿出，钢丝穿过隧道，于对侧上颌骨额突上的2个骨孔内穿出，拉紧并扭转，直至外伤侧的内眦部恢复正常位置。切除多余的皮肤，分层缝合深部软组织和皮肤切口（图3-5）。也有学者认为钢丝对组织有慢性切割作用，术后可因张力较大而发生组织回退，更偏向用较粗的丝线缝合内眦韧带。

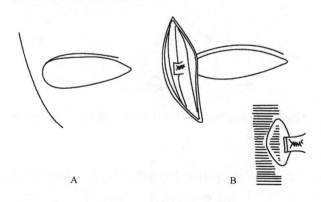

图3-5　远内眦畸形矫正术

注　A. 切口位置；B. 用钢丝将内眦韧带固定于相应的眶骨上。

临床上部分病例不仅有远内眦畸形，并且内眦部明显地向颞下移位。手术方法为于距内眦部 5 mm 处向上、下限睑内侧 1/3 做平行睑缘的切口，上睑切口的远端向正常内眦部的鼻上方做切口（正常内眦部位于瞳孔中央至鼻梁中线的中心），也即做 Z 形切口，其他手术步骤与上述手术方法相同。最后将 Z 形切口的两个皮瓣互相交错，换位缝合（图 3-6）。远内眦畸形的患者大多内眦部饱满隆起，影响外貌，处理方法：在上述手术最终缝合深部软组织和皮肤切口前，用纽扣 1 枚，孔内穿以不锈钢丝，钢丝两端同样穿过鼻部隧道，于对侧内眦部皮肤面穿出，固定于另 1 个纽扣上，通常保留 3 个月后拆除。

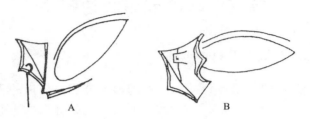

图 3-6　远内眦畸形 Z 形成形术矫正法

注　A. Z 形切口位置；B. 将内眦韧带固定于相应眶骨上，两个皮瓣交错换位后缝合。

二、陈旧性眼睑外眦部切裂伤

临床上外眦部切裂伤较内眦部切裂伤少。外眦部韧带断裂可致外眦角变圆钝，睑裂变短，有的病例还合并外眦部向颞上或颞下移位。手术方法：重新寻找断裂的外眦韧带复位缝合，常有一定困难，可将睑板颞侧端缝于相应的眶骨膜上。如缺损范围大，无法缝合，可于相应的眶缘上做一翻转的骨膜瓣，骨膜瓣的远端与睑板的颞侧端缝合（图 3-7）。也可用自体阔筋膜、异体的硬脑膜植入，代替原外眦韧带。单纯的外眦切开法、矛头状皮肤切除术或 Blaskovicz 法远期效果欠佳。

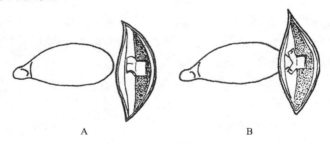

图 3-7　陈旧性外眦韧带断裂矫正术

注　A. 相应的外侧眶缘做一翻转的骨膜瓣；B. 切开骨膜瓣远端，缝于上下睑板颞侧端。

三、外伤性上睑下垂

外伤性上睑下垂大多由于上睑提肌被切断或撕断所致；也有因眼球后陷、眶顶骨折、第Ⅲ对脑神经损伤所致。摘出眼球后或为变小的萎缩眼球，临床上也出现上睑下垂，这是因为上睑提肌改变了功能位置所致，装上义眼后可立即恢复。外伤所致上睑提肌出血、血肿、水肿等，也可以引起暂时性的上睑下垂，经适当治疗均可恢复。

上睑提肌撕断或切割伤有时由于肌肉本身无严重变化，因此找出断端复位缝合的可能性是存在的。手术应在局部麻醉下进行，在未找到上睑提肌断端前，暂不在上方眶内注入过多的局部麻醉药。手术径路可以采用皮肤径路或结膜径路。暴露睑板上缘后，继续向上分离达眶缘，嘱患者反复向上注视，术者注意局部有无随患者向上看时组织的后缩现象。用有齿镊夹住有后缩现象的组织，嘱患者反复向上看，如术者觉得有向后的牵拉力量，说明夹持的组织可能为上睑提肌，如果上睑提肌短缺量不大，可切断该肌两侧的韧带，松出部分眶内的肌肉，缝合于睑板上缘即可。如无法找出上睑提肌或撕脱的量较大，可行额肌瓣悬吊术或额肌悬吊术。临床上所见的外伤性上睑下垂多有明显的局部瘢痕，粘连较重，手术中即使修复上睑提肌也常因为术后再次粘连而失败，所以外伤性上睑下垂往往需要利用额肌的手术来解决问题。另外，外伤性上睑下垂可能合并有眼球运动障碍，要仔细检查患侧眼球的转动情况、贝尔征，以及有无双眼复视等。对于贝尔征消失和有双眼复视的患者，不能施以上睑下垂手术，否则术后会出现暴露性角结膜炎及生活障碍等严重后果。

四、睑缘切迹

睑缘切迹大多由于眼睑前层组织短缺、缝合过高、对合不佳、垂直瘢痕等各种原因所致。可于局部麻醉下切除瘢痕，松解一切牵引力量，做 Z 形整形术或 V-Y 缝合。如果睑缘切迹由于眼睑全层垂直切割伤所致者，可重新切断，整修创面后做眼睑分层缝合，睑缘部做褥式缝合或 Mustame 睑缘缝合法。睑缘和睑板的缝线 10 天拆除。

睑缘切迹也可采用相对的眼睑舌形睑板移行瓣予以修复。局部麻醉，于睑缘切迹处将眼睑劈为前、后两层。修整创面使眼睑后层组织呈矩形。于相对的眼睑对应处也将眼睑劈为前、后两层，按照眼睑后层矩形缺损创面的宽度做舌形睑板移行瓣。将舌形睑板移行瓣插入对侧眼睑后层矩形缺损处，在睑板前表面（眼轮匝肌侧）做埋藏缝线。眼睑前层缺损创面可于四周做移行皮瓣或转移皮瓣修复（图 3-8）。上眼睑睑板较下眼睑的睑板宽，因此用上睑舌形睑板移行瓣修复下睑缘切迹或缺损，不会发生任何困难。相反，用下睑舌形睑板移行瓣修补上睑缘切迹或缺损时，要注意避免将下睑睑板整段插入上睑后层缺损创面内，3 个月后切断睑缘愈着处时发现下眼睑部分睑板缺损。如整修睑缘切迹后层缺损创面大，可以采用鼻中隔软骨鼻黏膜复合游离移植片修补，这种移植片黏膜范围应该大于软骨，眼睑前层缺损创面用移行皮瓣或转移皮瓣修补。

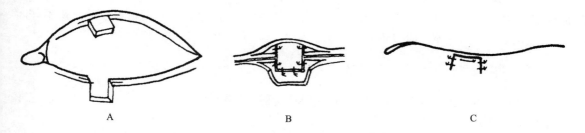

| | A | | B | | C |

图 3-8　眼睑部分缺损舌形睑板移行瓣矫正术

注　A. 眼睑缺损相应对侧眼睑做舌形睑板移行瓣；B. 将舌形瓣插入眼睑缺损处，做埋藏缝线；C. 眼睑前层缺损用移行皮瓣修复。

五、眼睑缺损

眼睑缺损的修补或重建是眼部整形手术中的一个重要课题。临床上分为先天性和后天性眼睑缺损两类。后天性眼睑缺损多由于创伤（眼睑垂直切割伤、撕裂伤等）和手术（切除眼睑各种良性和恶性肿物等）所致，根据缺损位置、范围、深度灵活应用整形原则设计修复。

眼睑缺损修补方法：如缺损仅涉及皮肤且范围小，不超过 5 mm，可于两侧做皮下潜行分离，拉拢缝合；范围较大的皮肤缺损，大多使用邻近皮肤修补，因为其颜色、厚度等均较为接近，且血运好，易成活，临床上采用的方法如移行皮瓣、转移皮瓣、双蒂皮瓣等；大范围皮肤缺损可做颧颌皮瓣或中厚游离皮瓣，但必须注意同一部位内眼睑前层和后层的修补不能都采用游离组织修补，因为血运差，最终可因移植组织坏死而失败。如果修复部位血运确实较差，可采用动脉岛状皮瓣。

眼轮匝肌缺损，一般部分缺损不致影响闭眼活动。必要时可将四周眼轮匝肌分离，移行于创面内。

眼睑缺损修复，上睑缺损必须考虑修复后上睑的活动性，以便于视物和润滑角膜。上睑中间的小缺损，常因闭合不全而易进沙尘，可引起角膜溃疡甚至失明，因而一般尽量少用上睑修复下睑，可用下睑修复上睑，再用其他组织修复下睑。再造的眼睑需具备皮肤、代替睑板的支架组织和黏膜。因眼睑内壁直接接触角膜，必须以润滑的黏膜修复，如口腔黏膜；伤眼已无法保留时，摘除眼球后则可用皮片或皮瓣修复结膜缺损。

睑板缺损的修复很重要，因睑板是眼睑的支持和动力传导结构，睑板的修复不仅影响外貌，对保持眼睑功能也起重要作用。可用健眼或对侧眼睑的睑板修补，但通常不易被患者接受。临床上也有研究用耳软骨替代，由于耳软骨不平整，使用时要修平，手术要注意严格消毒，一旦耳软骨感染，不易控制，最终造成耳郭畸形。用鼻中隔软骨鼻黏膜复合瓣修复也可取得较好的手术效果。应用硬腭黏骨膜瓣修复眼睑缺损，提供了黏膜与支架的复合体，也获得了很好的效果。此外，有的研究者使用经处理的异体巩膜或硬脑膜修复或重建眼睑缺损，临床效果满意。异体巩膜不仅来源丰富，使用方便，其厚度和弧度均与睑板接近，因此术后外貌明显改善，部分患者还保持了眼睑活动的功能。下睑睑板还可用高密度聚乙烯（Medpor）制作的薄板（下睑插片）修复，但是因该材料较硬，植入下睑后往往限制下睑的运动而影响阅读，故该材料多用于义眼患者的下睑成形手术。该材料为异质材料，在血运不佳时可能发生脱出、感染等，所以不能用于上睑手术，以免造成严重的角膜损害。

六、眼睑缝合的手术方式

常用的眼部皮肤缝合有间断缝合和连续皮内缝合。眼部皮肤缝合一般使用 6-0 黑色尼龙线或丝线。皮下组织和肌肉的缝合可用 6-0 可吸收缝线。

（一）间断缝合

间断缝合用在皮肤切口时，要注意在皮肤较薄和张力较小的地方缝线应距皮缘近些，一般在 1 mm 以内，而皮肤较厚和张力较大处可适当加大距离。另外在皮肤移植时，皮片与周围皮肤厚度不同，缝合时要注意不要使两者出现"台阶"。

（二）连续皮内缝合

连续皮内缝合主要用于无张力的水平切口或伤口的缝合，如下睑袋或一些眼部肿物水平梭形切除后的缝合。组织略有张力时，可先在轮匝肌层用 6-0 可吸收缝线做埋藏式间断缝合，然后表面皮肤再行皮内缝合。因眼部皮肤薄弱，其下面肌肉层的线结尽量埋向深处，特别是使用黑色缝线时，以免在皮肤菲薄处（如老年人或眼睑皮肤弛缓症时）透见黑色线结。

（三）尖角或窄条组织的缝合

在做各种皮瓣时常形成一些尖角，在外伤时又会出现窄条皮肤。对尖角和窄条状皮肤的缝合，缝线自皮瓣尖端或窄条皮肤下面的组织通过（图3-9），避免了自皮肤面出入针所致皮肤豁裂。结扎时不要用力过度，使创缘对合即可，以免造成血运不良。

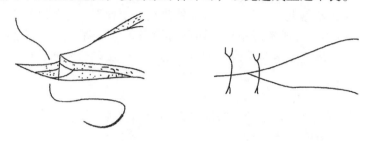

图3-9　尖角或窄条组织的缝合

睑缘垂直伤口的缝合尤为讲究。这种伤口如果简单地直接拉拢缝合，愈合后随着纵行瘢痕的收缩，就会出现睑缘切迹。用垂直褥式缝合法，可以明显减少出现上述问题的机会。

（四）睑缘垂直褥式缝合法

局部麻醉，修整创缘，用 6-0 丝线或可吸收缝线，于睑缘切口一侧的 1.0 ~ 1.5 mm 处进针，通过两侧睑板创缘于切口另侧 1.0 ~ 1.5 mm 处睑缘穿出。然后于该缝线外 1.0 ~ 1.5 mm 处再次进针，通过两侧睑板创缘，于对侧睑缘缝线外 1.0 ~ 1.5 mm 处穿出，结扎。注意针是从灰线处出入（两断端灰线对齐）。缝线结扎于睑缘，留较长的尾线固定于远离睑缘的眼睑皮肤，可避免线头刺激眼球。此针缝线结扎时可见缝合处睑缘稍隆起，待愈合后则渐平复。为使伤口闭合牢靠，可于睑板伤口上加缝几针板层间断缝线，然后分层缝合皮下组织和皮肤。和往常一样，术后 5 ~ 7 天即可去除皮肤缝线，而睑缘的那针垂直褥式缝线要到术后 10 ~ 14 天方可去除，以期伤口愈合牢固。该缝合法可用于眼睑外伤、肿瘤或瘢痕切除后遗留的纵行睑缘全层伤口。当然，对于较长的纵行伤口，仅睑缘一针垂直褥式缝线是不够的，还需要 Z 成形术才能进一步缓解垂直张力。

（五）Mustarde 睑缘缝合法

局部麻醉，修整创缘，用 6-0 丝线于切口两侧睑缘灰线处做间断缝线，结扎，线头留长。然后于睑缘的前唇和后唇各做一间断缝线，结扎，线头留长。于睑板的眼轮匝肌面做埋藏缝线。分层缝合眼轮匝肌和皮肤，在结扎皮肤缝线时，将睑缘的缝线线头置于皮肤线结内。术后 10 天拆去睑缘缝线。

（六）Minsky 睑缘缝合法

局部麻醉，修整创缘，于两侧睑板切口远端用双针的 6-0 丝线分别穿入睑板，并绕圈于其上方睑板创面穿出。两侧缝线做8字交叉，于对侧睑板穿入，睑缘穿出，拉紧，使睑缘创面密切闭合。两侧缝线分别于两相对眼睑的睑缘穿入，睫毛上4 mm处皮肤穿出，垫以橡皮片后拉紧，结扎。眼睑前层缝合。

（七）Wheeler睑缘缝合法

局部麻醉，修整创缘，将眼睑劈为前、后两层，前层包括皮肤和眼轮匝肌，后层包括睑板和睑结膜。创缘一侧前层切除一小三角，创缘的另侧后层也切除大小一致的小三角。拉拢对合后做褥式缝线缝合。

（八）骨膜瓣修补外眦韧带断裂

局部麻醉，于外眦沿眶缘做皮肤弧形切口，长约1.5 cm，钝形分离眼轮匝肌，暴露眶骨缘。分离鼻侧创缘，暴露上、下眼睑的睑板外侧端。于睑裂相应的眶缘上做基底在眶缘的骨膜瓣，宽5 mm，分离后在游离缘中央部切开骨膜瓣，翻转骨膜瓣，将上半部骨膜瓣与上睑板外侧端缝合，下半部骨膜瓣与下睑板外侧端缝合，分层缝合眼轮匝肌和皮肤。

七、Z成形术

眼睑的创伤修复离不开整形技巧。眼科整形涉及的多种皮瓣技术中，最简单实用者即是Z成形术，又称对偶三角皮瓣易位术。

典型的Z形皮瓣有3条等长的线和2个等大的角（图3-10）。有时两条臂并不等长，两个角也可以不等大。角的大小一般在30°～75°，角太小起不到作用，角太大不易扭转皮瓣。当然，角度的大小和臂的长度还要受到局部皮肤有否瘢痕等条件的限制。Z形切口尽量要与皮肤自然纹理平行或接近平行。

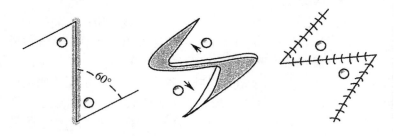

图3-10　经典Z形皮瓣的设计

Z形皮瓣的主要作用包括组织延长和组织移位。利用这两个作用可以松解眼睑条索瘢痕和使错位的组织复位。Z成形应用繁多，灵活机变，不一而足。

（一）修复条索瘢痕挛缩所致的眼睑外翻和切迹

Z形皮瓣适用于垂直条索状瘢痕引起的轻度眼睑外翻和切迹。Z形皮瓣的中轴线做在纵行瘢痕的脊上，也可将该瘢痕做适量梭形切除，然后按照一定角度做出2个侧臂，即形成了Z形皮瓣。对于较长的瘢痕可以做几对皮瓣以加强松解力量，在眼睑通常做2对即足以（图3-11）。有些瘢痕性眼睑外翻，其瘢痕呈片状（如眼睑脓肿破溃后的瘢痕）而非条索状（多由撕裂伤、切割伤所致），这时的主要问题是皮肤短缺，而不只是某一方向的牵拉，所以还是做游离皮肤移植效果好，而局部Z成形往往难以奏效。

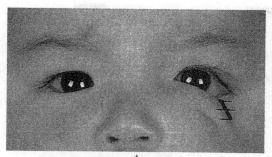

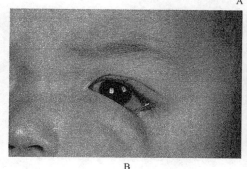
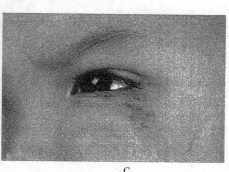

图3-11 Z成形术松解眼睑纵行条索瘢痕

注 A. 手术设计；B、C. 手术前后外观。

（二）矫正内眦赘皮

眦角部外伤后，瘢痕牵拉可造成外伤性内眦或外眦赘皮。各种赘皮矫正手术实际上都是运用Z成形原理，使一对或几对皮瓣相互换位而达到局部松解的目的。较为实用的是Stallard手术和Spaeth手术。矫正赘皮时，Z形皮瓣的中轴线总是做在赘皮的嵴上。

（三）眦角移位的修复

眦角复位手术设计的着眼点在Z形皮瓣的两个角上，一个是移位的组织所在，另一个是要恢复到达的部位。内眦韧带断裂后，多形成远内眦移位。内眦角向上移位少见。外眦角随骨折塌陷的眶骨一起向下移位常见，也可见瘢痕牵引上移者。手术中要充分分离粘连才能使眦角复位，特别是合并有眶周严重软组织损伤和眶骨骨折时。内眦复位时要注意泪道问题，偶有泪道通畅的患者，术中要保护好泪道，勿致医源性泪道阻塞。眦角复位时注意眦韧带缝合固定在眶缘较深部的骨膜上，以使眦角贴近眼球（图3-12～图3-14）。做眦角移位手术时适当矫枉过正。

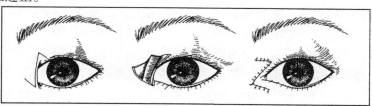

Stallard手术

图3-12

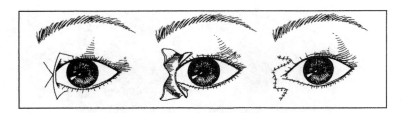

图 3-12　矫正眦角赘皮的手术设计

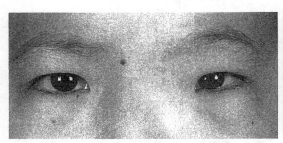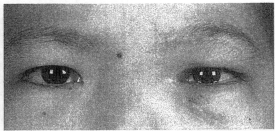

图 3-13　左眼外伤性内眦移位矫正手术前后

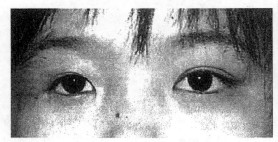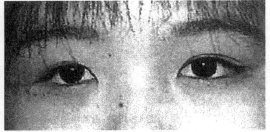

图 3-14　右眼外伤性外眦赘皮矫正手术前后

（四）眉下垂、移位、中断及错位的修复

原理与眦角复位手术相同，可对外伤性眉畸形错位进行修复。

（五）修复眼睑缺损

眼睑缺损修复手术较为复杂，应用 Z 成形术要根据具体情况设计。

眼睑中央部分全层缺损的修复：位于眼睑（特别是上睑）中央部位的全层缺损，即使很小，也常在功能和外观上造成较明显的影响，如进风沙、闭眼时遮光不严、外观明显受损等，所以外伤等原因造成的眼睑中央部位全层缺损应尽可能修复，特别是带有睫毛的睑缘结构。在此介绍一种外眦延长 Z 形皮瓣转位术，可将眼睑中央全层缺损（占眼睑水平长度 1/3 以内）良好修复。①设计一个外眦部延长的 Z 形皮瓣（图 3-15、图 3-16）；②沿设计线切开皮肤，在眶缘内的切口，应包括下面的轮匝肌，分离出各个皮瓣；③外眦部做"Z"形切开，皮瓣转位，断开外眦韧带上支，使上睑外侧得以向内移位，拉拢中央缺损区两侧缘分层对位缝合，外眦皮瓣转位后对位缝合。眼睑中央缺损区闭合后，上睑外眦部位为外侧皮瓣所成，缺损较大时可分离出上穹隆结膜衬于其内，而该处的睑缘结构不完整不会造成功能和外观上的障碍。

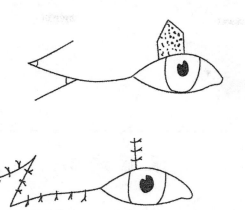

图 3-15　外眦部延长 Z 形皮瓣修复眼睑缺损的手术设计

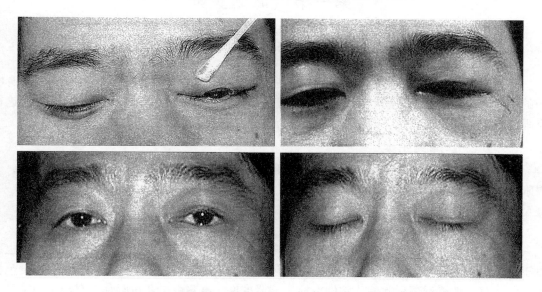

图 3-16　上睑中央缺损修复术前、术后 1 周及术后半年（睁眼和闭眼）

（王洪霞）

第四章

眼眶疾病

第一节　眼眶炎症

一、感染性炎症

眼眶炎症分为特异性炎症和非特异性炎症，感染性炎症属于特异性炎症范畴，往往有明确的病原体和特异性组织病理学表现，发病急，进展快，对眼眶组织破坏性大，其感染途径有眼眶周围组织炎症蔓延、外伤直接感染、血行感染和医源性感染。

（一）眼眶蜂窝织炎

眼眶蜂窝织炎是发生于眼眶纤维组织和脂肪组织等软组织内的一种急性化脓性炎症，为眼眶特异性炎症类型，病情发展迅速，危害程度大，严重者可波及海绵窦引起海绵窦栓塞，甚至危及生命，属眼科急症。

1. 病因和发病机制

西医认为，外伤、眶周组织炎症蔓延或全身远端的感染灶血行播散均可导致本病，也可见于寄生虫、皮样囊肿破裂感染，致病原因包括细菌、病毒、真菌感染等，常见有金黄色葡萄球菌、溶血性链球菌引起的化脓性炎症，真菌少见，鼻窦炎是儿童眼眶蜂窝织炎最常见原因。由于眼眶邻近鼻窦和颅内，感染可通过较薄的骨壁及筛孔进行蔓延，静脉间相互沟通也可导致逆行感染，由于炎性细胞浸润和组织坏死常形成脓肿。临床以急性炎症累及部位分为眶隔前和眶深部两种类型。

中医认为，本病多因风热火毒，脏腑积热，上攻于目；或因目珠外伤，头面疖肿，或全身其他邻近病灶邪毒蔓延至眶内所致。

2. 临床表现

眼眶蜂窝织炎进展迅速，通常为进行性加重的发展过程。眶隔前或眶周蜂窝织炎主要为眼眶前部急性软组织化脓性炎症，表现软组织红肿和疼痛，一般无眼球突出、视力及运动障碍。

眶隔后蜂窝织炎是眶内弥漫性炎症，常有眼眶软组织红肿、疼痛、眼球突出、运动障碍或固定、视力下降等，严重时可引起眶尖综合征，炎症向后逆行感染可致海绵窦血栓、化脓性脑膜炎、脑脓肿等，甚至患者出现昏迷、谵妄、高热等全身感染体征。如形成眶内及骨膜下脓肿，常发现眶内波动性肿物。

3. 实验室及辅助检查

（1）外周血白细胞计数升高，体温可升高，细菌培养可明确病原菌类型。

（2）B超显示球后脂肪垫扩大，脓肿形成后显示低回声囊性占位。

（3）CT显示球后脂肪内斑点状或条纹状高密度影，眶内结构正常界面消失，眼外肌肥厚，视神经增粗。可明确鼻窦疾患，如有脓肿形成，可显示低密度囊性占位。

（4）眶内脓肿MRI显示T_1呈低信号，T_2高信号，增强后脓腔不强化而脓腔壁强化。

4. 诊断要点

（1）发病急，进展快，具有眶周及眶内软组织红、肿、热、痛等急性炎症特征，可形成眶内脓肿，常有眼眶、眶周的感染灶或全身原发性感染病史。

（2）影像学检查若发现鼻窦炎、眶内异物、骨折及其他感染灶来源则有助于诊断。

5. 鉴别诊断

（1）眼眶横纹肌肉瘤：儿童多见，眼球突出，发展迅速，多数在眶缘可扪及肿物，超声显示眶内有占位病变，前缘不规则，内回声低而少，眼球受压变形。眼眶CT显示眶内有软组织密度影，形状不规则，边界不清，外周血检查正常。

（2）绿色瘤：全身检查发现肝脾大，可发现身体其他部位肿物，超声及CT均可发现眶内占位，病变外周血检查见幼稚白细胞，骨髓穿刺有大量不成熟的粒细胞可以确诊。

（3）炎性假瘤：炎性假瘤是由组织的炎性增生形成的一个边界清楚的肿瘤样团块，无全身感染病史，不伴有发热不适，眼眶CT扫描有高密度肿块，形状不规则，密度不均匀，边界不清楚，抗生素治疗无效，激素治疗效果明显。

6. 治疗

（1）西医治疗。

1）取结膜囊分泌物或脓液细菌培养加药物敏感试验，以便选用敏感抗生素。

2）由于眼眶蜂窝织炎进展快，诊断明确后，应早期全身应用敏感广谱抗生素治疗，可加用适量糖皮质激素。

3）脓肿形成后切开引流，眶内侧的脓肿可经鼻—筛入路引流。

4）寻找原发病因治疗，如眶内异物、鼻窦炎、牙周脓肿及其他全身疾患。

5）眼球突出暴露性角膜炎者，应用抗生素眼膏涂眼、湿房保护，必要时行睑裂缝合。

6）注意并发症的发生，对于重症并发症，如海绵窦栓塞性静脉炎、化脓性脑膜炎和脑脓肿，需积极治疗。

（2）中医中药治疗。

1）辨证要点和治疗。

风热毒蕴证：①睛高突起，眶区疼痛，胞睑红肿，白睛红赤；②头痛发热，口渴溲赤；③舌红，苔黄，脉浮数或数。治法：疏风清热，解毒散邪。方药：荆防败毒散（《摄生众妙方》）加减。荆芥10 g，防风10 g，前胡10 g，柴胡15 g，薄荷10 g，茯苓10 g，赤芍10 g，野菊花10 g，夏枯草15 g，蒲公英15 g，黄芩10 g。加减：红肿疼痛甚者，加地丁10 g，败酱草10 g，银花15 g；大便秘结者，加大黄10 g。

火毒内陷证：①睛高凸起，恢热疼痛，拒按，触之硬；②头眼剧痛，壮热神昏，面赤气粗，溲赤便秘；③舌质红绛，脉数。治法：清热解毒，清心开窍。方药：清营汤（《温病条辨》）加减。犀角1 g（可用水牛角20 g替代），生地20 g，玄参15 g，竹叶心10 g，麦冬

15 g，丹参 15 g，黄连 6 g，银花 20 g，连翘 12 g。

2）其他疗法。

中药湿敷：用内服药渣煎水作湿热敷。

中药外敷：用葱、艾叶适量，捣烂炒热布包外敷患处。

清开灵注射液 40 mL，每天 1 次，静脉滴注，10 天为 1 个疗程。

（二）眶骨膜下脓肿

眶骨膜下脓肿是眶骨和骨膜之间脓性物质的聚集，是发生于眶内的急性化脓性炎症，鼻窦炎是引起眶内炎症最常见的原因，在儿童比成人更常见，炎症多来源于筛窦，其次为上颌窦、额窦及蝶窦炎症，处理不当可引起永久性视力丧失，并可通过颅内蔓延或败血症危及生命，常被视为危症。

1. 病因和发病机制

眶骨膜和眶骨联系疏松，其间呈潜在间隙，因眼眶毗邻筛窦、额窦、上颌窦及蝶窦，交界处有多个自然孔道，部分个体存在先天性骨缺损，故鼻窦炎引起眶骨膜下脓肿是感染从自然孔道或损伤骨壁达眼眶骨膜下所致，最常见的细菌为肺炎链球菌、卡他莫拉菌、流感嗜血杆菌等。

2. 临床表现

非急性发病时，眶隔前炎症表现不著，以眼痛、复视、视力下降为主要体征，无明显全身不适，患者常以非轴性眼球突出首诊，通过眼眶影像学检查，才能明确诊断。如为急性发病，可伴有高热、全身不适，眼部表现有眼睑红肿、结膜充血水肿、眼球突出及运动受限、视力下降等，眶前部脓肿可触及波动感，当脓肿累及眶后部时，第Ⅱ、第Ⅲ、第Ⅳ、第Ⅵ对脑神经以及第Ⅴ对脑神经的眼支受累，可发生眶尖综合征。

3. 实验室及辅助检查

（1）大多数血细菌培养为阴性，脓液细菌培养阳性率不高。主要通过临床及影像学检查明确诊断。

（2）CT 显示眶骨膜下脓肿为眶壁不同部位的新月形或半球形低密度肿块，眶内容受压，注射对比剂后周边强化而中央未强化，最常用的是 CT 冠状位和矢状位的重组，对显示骨膜下脓肿的存在范围、脓肿大小及骨壁情况更清楚。

（3）磁共振成像显示脓肿 T_1WI 呈低信号，T_2WI 高信号。

4. 诊断要点

（1）多有鼻窦炎病史，儿童多见，突发的眼球非轴性突出，伴有或无明显炎性特征。

（2）影像学检查显示骨膜下新月形或半球形软组织低密度影。

5. 鉴别诊断

（1）表皮样或皮样囊肿为先天性病变，发生部位多在骨缝附近，CT 表现为脂肪密度或混杂或均匀密度，可有负值区，眶壁骨质为受压改变。

（2）骨膜下血肿有外伤史，可伴有眶壁骨折、眼球破裂等其他眼外伤改变。

（3）眼眶蜂窝织炎呈弥漫性病变，临床症状更重，可伴有眶前部及眶内软组织急性炎症体征。

6. 治疗

（1）全身抗生素治疗。

（2）如有鼻窦炎，及时行鼻内镜下鼻窦及脓肿引流，可加速治愈。

二、眼眶特发性炎症

眼眶特发性炎症通常特指特发性眼眶炎性假瘤，是一种伴有不同程度纤维化的多形性淋巴细胞浸润的非特异性炎性病变，可累及眶内各种软组织，如眼外肌、眶脂肪、泪腺、视神经等，也可为多种组织同时受累，发病过程可呈急性、亚急性或慢性发病，发病率约占眼眶病的 7.1%。

（一）病因和发病机制

西医认为，该病发病原因不明，可能与自身免疫相关，组织学特征为多种慢性炎性细胞浸润，伴有不同程度的纤维结缔组织增生，这些病变因发生炎症细胞聚集，可产生疼痛、血管扩张、组织水肿及伴有全身不适。根据眼眶炎性假瘤的病理组织学变化，分为淋巴细胞浸润型、纤维组织增生型和混合型 3 种类型。

中医认为，本病多因风热毒邪上壅头目，目络涩滞，气血瘀阻；或热盛伤阴，阴液亏耗，血行不畅，瘀阻目窍所致。

（二）临床表现

眼眶炎性假瘤在任何年龄均可发病，表现多样，既可有急性炎症性表现，又可有肿瘤样特征。主要表现为眼球突出、运动障碍、局部充血及眶部肿物，部分出现疼痛和复视，眶前部肿物可扪及硬性肿块，累及视神经或眶尖部病变，视神经受压或视神经血液循环障碍，则引起视力减退或丧失，纤维增生型炎性假瘤眼球突出常不明显，甚至可表现为眼球内陷。临床常根据眼眶病变受累部位不同分为肌炎型、泪腺炎型、巩膜周围炎和视神经周围炎型、弥漫性眼眶炎症型、眼眶肿块型、眶尖部炎症型等。因病变累及部位不同而表现各异。

1. 肌炎型

以眼外肌不规则肿大为特点，肌腹和肌腱均肿大，有的肌肉止点部明显，可单侧或双侧眼眶一条或多条眼外肌受累，表现为眼球转动性疼痛，肌肉附着点结膜可见局限性充血，眼球运动障碍、复视，严重时出现眼球突出、上睑下垂、视力障碍等眶尖综合征的表现特征。

2. 泪腺炎型

表现为一侧或双侧泪腺弥漫性肿大，呈椭圆形或扁平状，可同时伴有眼眶其他组织炎症，以上眼睑颞侧肿胀、泪腺部触及肿块伴有疼痛为特征，病变边界不清，急性型眼睑外上方皮肤红肿，眼睑常呈"S"形。

3. 巩膜周围炎和视神经周围炎型

炎症主要累及眼球、视神经和眼球周围，包括巩膜、眶隔结构、筋膜囊和葡萄膜。症状以疼痛和视力减退为主，眼底可见视盘充血水肿、渗出性视网膜脱离，晚期可见视神经萎缩。

4. 弥漫性眼眶炎型

眼眶假瘤中最严重的类型，病变呈弥漫浸润性改变，可累及眶内所有软组织，眶内结构融合，变得模糊不清，多数在眼眶软组织内可见有边界模糊的包块，表现为眶部疼痛、眼球突出、运动障碍、眼睑肿胀、上睑下垂、结膜充血、视力下降等炎症性改变。

5. 眼眶肿块型

主要以眶部肿块为主，可伴有炎症细胞浸润，除表现眶前部炎性特征外，有的眶前部可触及边界不清肿块，深部病变常导致眼球突出、运动障碍、视力下降及复视等。

6. 眶尖部炎症型

炎性病变累及眶尖部，表现隐匿，一般眼球突出不显著，常有视力下降、眼球运动障碍、复视及眼球转动性疼痛，严重时出现上睑下垂和眶尖综合征。

（三）辅助检查

1. CT 检查

表现多样，无特异性，眶内可显示软组织密度块影，边界不清，其内密度均质或不均质，累及眼外肌和球壁的病变导致眼环增厚、眼外肌不规则肿大，泪腺受累表现为泪腺体积增大，密度增高，弥漫性炎症显示眶内弥漫性软组织密度影，结构不清。

2. MRI 检查

T_1WI 显示病变呈中等或低信号，T_2WI 为高信号，纤维增生型 T_1WI、T_2WI 均为低信号。弥漫性炎症显示病变和周围结构不清，眶脂肪水肿，泪腺炎症表现为体积增大，边界模糊，眼外肌受累可见肌腱和肌腹弥漫性水肿肥厚。

（四）诊断要点

（1）中年人多见，病变可呈急性、亚急性或慢性进展过程，且易反复发作的肿瘤样炎性病变，需要排除全身或局部已知病因的系统性眼眶病变。

（2）病变可累及泪腺、眼外肌及其他眶内任何软组织，常见有软组织肿胀、眼球突出、运动障碍、视力下降等。

（3）眶缘或眶间隙可触及的硬性肿块，边界不清。

（4）影像学显示边界不清的局限性或弥漫性高密度块影，形状不规则，淋巴细胞浸润型和混合型 T_1WI 为中信号，T_2WI 为高信号。纤维增生型 T_1WI 和 T_2WI 为低信号。

（5）糖皮质激素治疗有效，易复发，手术不能根治。

（五）鉴别诊断

1. 甲状腺相关眼病

主要与肌炎型炎性假瘤鉴别，甲状腺相关眼病多数双眼发病，多有甲状腺功能亢进症病史及特征性眼征，影像学表现为肌腹肿大而肌腱正常，呈梭形，肌肉附着点正常，常为双眼多条眼外肌受累。

2. 泪腺上皮性肿瘤

泪腺混合瘤 CT 表现为圆形或类圆形肿物，而泪腺炎为杏仁样肿大，泪腺恶性肿瘤常有骨质破坏。

（六）治疗

1. 西医治疗

包括药物、放疗和手术 3 个方面，通常需要首先予以全身和局部应用糖皮质激素治疗，激素可选择眼眶内局部注射、口服或静脉滴注，激素治疗效果不显著或复发者，可采用手术切除或放射治疗，但手术难以切除干净，且术后易复发。如病变累及眼外肌、视神经等重要结构，主要采用药物治疗。泪腺炎性假瘤药物治疗后病变不能消退的可手术切除。

2. 中医中药治疗

（1）辨证要点和治疗。

风热壅目证：①胞睑和白睛红赤水肿，眼球突出，转动受限，目痛流泪，视一为二；②头痛口渴；③舌红，苔黄，脉浮数或数。治法：疏风清热，泻火解毒。方药：荆防败毒散（《摄生众妙方》）加减。荆芥 10 g，防风 10 g，前胡 10 g，柴胡 15 g，薄荷 10 g，茯苓 10 g，赤芍 10 g，野菊花 10 g，夏枯草 10 g，蒲公英 10 g，黄芩 10 g。

气滞血瘀证：①胞睑紫赤肿胀，白睛红赤水肿，眼球突出明显，转动受限，视一为二；②胸闷胁痛；③舌质紫暗，苔薄黄，脉弦涩。治法：活血化瘀。方药：血府逐瘀汤加减（李传课主编《中医眼科学》）。桃仁 15 g，红花 10 g，生地黄 15 g，当归 10 g，牛膝 10 g，赤芍 12 g，枳壳 10 g，柴胡 10 g，川芎 10 g，夏枯草 10 g，生甘草 6 g。加减：口干咽燥者，加麦冬 12 g，元参 10 g。

（2）其他疗法。

中药湿敷：用内服药渣煎水作湿热敷。

清开灵注射液 40 mL，每天 1 次，静脉滴注，10 天为 1 个疗程。

（王洪霞）

第二节　眼眶肿瘤

一、眼眶皮样囊肿

皮样囊肿是一种迷芽瘤，是眼眶部最常见的囊性病变。为儿童最常见的良性肿瘤之一。眼眶皮样囊肿是一种含有表皮和附件、在囊壁有皮肤样附属物、在囊腔有角化物质和毛发的肿物。

（一）病因和发病机制

皮样囊肿是由于胚胎发育时期，外胚层组织陷落入中胚层逐渐生长所形成。胚胎发育时期表面上皮与硬脑膜接触，而后二者之间由于颅骨形成，将二者分隔。在颅骨形成过程中，如果小块上皮粘着于硬脑膜或骨膜，深埋于眶内或眶缘，出生后异位上皮继续增长，便形成囊肿。

（二）临床表现

患者出生时多无表现，病变可发生于外侧眉弓、内眦角上方、泪腺区、眶外壁骨内及眶内等多个部位。部分患者家长发现患儿在眉弓外缘皮下或内眦部皮肤隆起，皮下可触及质硬肿物，随年龄逐渐长大。如位置较深时可发生眼球突出，挤压眼球导致眼球移位，容易误诊为斜视。皮样囊肿在受伤后可破裂，其内容物流到周围组织可发生强烈炎症反应。

（三）辅助检查

1. 眼眶 CT 检查

显示病变多位于蝶骨大、小翼骨缝及额缝附近，呈半圆形、椭圆或哑铃形，病变内多呈低密度区或高低密度混杂，周围可有环状高密度囊壁，其内容不被强化，囊壁可被强化。

2. 眼眶 MRI 检查

由于病变内有脂质物，故 T_1、T_2 均呈高信号，脂肪抑制时可被抑制。

3. 病理检查

大体病理由囊壁和内容物组成，囊壁由复层鳞状上皮内衬，囊壁中除表皮之外，尚含有真皮层以及不等量的皮下组织和皮肤附件，如毛囊、皮脂腺、汗腺等。囊肿有纤维结缔组织与骨缝相连。囊内容与其囊壁有关，大部分含有角化物、汗液、皮脂和毛发。有的肿物囊壁以皮脂腺为主，其内仅含有油脂。

（四）诊断要点

（1）多发生于儿童。

（2）CT 显示囊性病变，内有负值区，MRI 显示 T_1、T_2 均呈高信号，脂肪抑制时可被抑制。

（五）鉴别诊断

1. 皮脂腺囊肿

皮脂腺囊肿为皮脂腺开口阻塞，内容物不能排出，积聚形成的囊性肿物，位置多较皮样囊肿表浅，查体时肿物表面可见皮脂腺开口栓子。

2. 眶周脂肪瘤

眶周脂肪瘤为眼眶周围的一种良性肿瘤，表现为眶部皮下逐渐隆起的肿物，CT 及 MRI 与皮样囊肿类似，但多见于成人，发病年龄较晚，生长缓慢。

（六）治疗

此病保守治疗无效，小的肿瘤可临床观察，如明显长大时可手术治疗。位于前部的囊肿据部位不同可行眉弓部皮肤切口或外眦水平切开治疗。如位于眶内较深，可行外侧开眶切除。完整切除囊壁是防止复发的关键。

（七）预后与并发症

此病如完整切除，预后良好，如切除不完整时可复发，甚至形成窦道，迁延不愈，再次手术完整切除瘘管及囊壁可治愈。

二、眼眶血管性病变

（一）海绵状血管瘤

海绵状血管瘤因肿瘤内有较大的血管窦腔，切面似海绵而得名。属于一种错构瘤，是成年人眼眶病中最常见的病变之一，占眶内肿瘤的 10% ~23% 。

1. 病因和发病机制

尚不清楚，现多认为是一种错构瘤。既往曾认为是由于毛细血管瘤腔内压力增高、管腔扩张而形成的，但临床和病理均不能证实二者有因果关系。由于血管壁中查出平滑肌细胞，按血管的发展过程，属于毛细血管以后更成熟血管发生的肿瘤。

2. 临床表现

多见于成年人，可发生于眼睑下、眶前部、泪囊、泪腺处、肌锥内、眶尖处等部位。多发生于一侧眼眶，眼眶内多一个肿瘤，但也可以同时有两个或多个肿瘤的。临床表现据肿瘤所在部位不同而异。位于皮下或眶前部的表现为局限的无痛性肿块，位于眶内较小的肿瘤多无临床症状，在行颅脑部 CT 或 MRI 检查时发现，肿瘤逐渐长大，出现眼球突出。如果肿瘤位于眶尖或较大，压迫视神经，可导致视力下降，严重者可出现视力丧失。

3. 实验室及辅助检查

（1）超声检查：A 超显示肿物边界清，内回声波峰较高，波峰顶线与基线夹角小于45°。B 超显示肿物边界清楚，有肿瘤晕，边界清楚，内回声多而强，分布均匀，中等声误差，有可压缩性。多普勒显示病变内多缺乏彩色血流。

（2）眼眶 CT 检查：显示肿瘤多呈桑葚状或类圆形，注射造影剂后强化明显。

（3）眼眶 MRI 检查：T_1 显示为中信号，T_2 呈高信号，注入造影剂后呈渐进性强化。

（4）病理检查：海绵状血管瘤多呈类圆形，紫红色，有完整的囊膜，囊膜是血管窦间纤维结缔组织延续形成的，为肿瘤本身的一部分，不能与肿瘤实质分离。肿瘤借助于细小的营养动脉与全身血管沟通，导出静脉也很细。肿瘤断面为许多充满血液的血管窦。将血液排出后，肿瘤体积明显缩小，且见海绵样小孔。光镜下，肿瘤由大的、扩张的海绵状血管窦构成，窦壁内衬以扁平而薄的内皮细胞。

4. 诊断要点

（1）多发生于成年人，无明显临床症状，常在体检时发现。

（2）B 超显示有肿瘤晕，有压缩性，无明显血流信号，MRI 显示病变呈渐进性强化。

5. 鉴别诊断

（1）神经鞘瘤多位于肌锥外，B 超显示回声少，透声性强，多普勒显示病变内有丰富的血流信号。CT 值较低，发生于眶尖者 MRI 常发现病变呈哑铃状与颅内沟通。

（2）泪腺多形性腺瘤：多发生于泪腺窝，B 超显示内回声中等，无可压缩性，CT 显示泪腺区有骨凹，MRI 显示病变为非渐进性强化。

6. 治疗

（1）临床观察：位于肌锥内的海绵状血管瘤，如瘤体较小，因其被脂肪包裹，手术时不易被找到，故可临床观察。

（2）手术摘除：位于眶前部表浅的可经结膜或皮肤切除，如位置较深，可经结膜切除或外侧开眶，眶上部者可经眶缘皮肤入路，如位于眶尖，粘连较严重者，为保护视力，可行局部切除。

7. 预后与并发症

此病为眼眶的良性肿瘤，完整摘除后预后良好。手术切除时，如病变与不同部位周围组织粘连时可发生上睑下垂、眼球运动障碍，甚至发生视力下降与丧失。

（二）毛细血管瘤

毛细血管瘤多发生于婴儿，又称婴儿型血管瘤。多为先天性血管发育异常，属于错构瘤的一种，发病率为新生儿的 1% ~2% 。

1. 病因和发病机制

毛细血管瘤由血管瘤内皮细胞的大量增生引起。它起源于残存的胚胎成血管细胞，活跃的内皮样胚芽向邻近组织侵入，形成内皮样条索，经血管化后与遗留下的血管相连而形成血管瘤，瘤内血管自成系统，不与周围血管相连。

2. 临床表现

多见于出生后的 3 个月以内婴儿，随后的 3 个月增长较快，尤其是原发于眼睑皮肤者，多数患儿于 1 岁后病变静止。按照病变位置分表浅、深部和混合型 3 种。①表浅型毛细血管瘤，范围大小不一，可呈紫红色或暗红色，扁平或轻度隆起，质地柔软。如病变局限于皮肤，颜色鲜红，名谓草莓痣。②深部血管瘤，位于眼睑深部或眶隔前后，因血管扩张，血流丰富，皮肤呈青紫色外观。③混合型毛细血管瘤，既有皮肤表层病变又有深层病变，表现为一种表层和深层血管瘤的综合体征。

3. 实验室及辅助检查

（1）眼部 B 超检查：深部毛细管瘤 B 超显示病变形状不规则，边界不清楚，内回声多少不等，强弱不一，具有可压缩性。多普勒超声显示弥漫的彩色血流及快速流动的动脉频谱图。

（2）眼眶 CT 检查：位置表浅时无明显异常，如较大时可显示局部密度增高，边界清楚，形状多不规则。静脉内注射泛影葡胺可使肿瘤区明显增强。

（3）眼眶 MRI 检查：T_1 显示为中信号，T_2 呈高信号，有时表现为信号混杂或斑驳状。

（4）病理检查：毛细血管瘤由毛细血管和腔壁的内皮细胞增殖而成，大体病理无包膜，实质呈暗红色颗粒状，易碎。镜下所见因发展时期不同而有区别。不成熟的肿瘤可见血管内皮细胞集聚成巢、成片，少许间质。在分化较好的病变中，成堆的内皮细胞减少，而毛细血管增多。

4. 诊断要点

（1）多发生于儿童。

（2）有典型的眼睑及皮肤表现。

（3）B 超检查病变形状不规则，彩色多普勒显示病变内有弥漫的点状彩色血流。CT 显示病变内密度均匀。

5. 鉴别诊断

（1）横纹肌肉瘤：为儿童时期最常见的一种眼眶恶性肿瘤，发病年龄多较毛细血管瘤大，肿瘤生长较快，部分患儿有外伤史，眶周可触及软组织肿物，CT 示病变呈软组织影。B 超显示肿瘤内有少量低回声，彩色多普勒显示病变内可见粗大的血流。

（2）静脉性血管瘤：发病年龄相对较晚，多见于青少年，表现为皮下蓝紫色或结膜下暗红色血管团，多生长缓慢，如发生急性出血，超声检查时病变内可见低回声区，形状不规则。

6. 治疗

（1）临床观察：多数患儿 1 岁后病变静止，有自发消退倾向，故如病变较小，可临床观察。

（2）口服 β 受体阻滞剂：目前研究发现 $β_1$ 受体阻滞剂和非选择性 β 阻滞剂能加速婴儿型血管瘤退化，确切的关于 β 受体阻滞剂对治疗血管瘤的作用机制还不明确。

（3）皮质类固醇：可抑制血管内皮细胞增生，使毛细血管对血浆儿茶酚胺的敏感性增强，毛细血管腔闭塞。可口服醋酸泼尼松治疗，但为减少激素全身不良反应，多采用局部注射。

（4）冷冻和激光治疗适用于表浅病变。

（5）硬化剂瘤内注射：用于肿瘤较小的皮下病变，常采用 5% 鱼肝油酸钠或 50% 尿素行瘤内注射。也可采用瘤内注射无水乙醇 0.5~0.7 mL 于病变中央，1~2 次，据称肿瘤可全部消退。

（6）抗癌药瘤内注射：现多应用博莱霉素与地塞米松磷酸钠混合瘤内注射，可使肿瘤消失。

（7）手术治疗：此病药物治疗多效果良好，以下情况可考虑手术。①药物治疗无效者；②病变较大，出现上睑下垂，遮盖瞳孔者；③肿瘤引起明显的眼睑发育畸形，影响外观时；④眶深部肿物，导致眼球突出、角膜暴露者或诊断不明确者。

（三）静脉性血管瘤

静脉性血管瘤又称静脉性蔓状血管瘤，有时和静脉曲张统称静脉畸形，多见于青少年，由成熟的静脉性血管组成，为血管畸形的一种。

1. 病因和发病机制

不明，可能是血管异常形成的错构瘤，有的学者认为是由毛细血管瘤发展而来，即由于毛细血管瘤退化不全，发展为较大的静脉而成。

2. 临床表现

多发生于儿童和青年时期，较毛细血管瘤发病晚，女多于男，多发生于单侧眼眶，表现为眼球突出，多位于眶内上象限，其次是内下象限和外上象限。触诊可扪及肿物，质中等，无压痛，压迫肿瘤时肿瘤体积可缩小，使眼球向外下方移位，有一定程度的体位性眼球突出。

3. 实验室及辅助检查

（1）超声检查：B 超显示病变形状多不规则，边界不清楚，内回声多少不等，可有多个管状或片状无回声区，压迫时无回声区可消失（血管）或变形（出血）。

（2）眼眶 CT 检查：表现为形状不规则，边界可清晰或不清晰，病变为软组织密度影，约 25% 病例可见静脉石。

（3）MRI 检查：T_1WI 呈中等信号，T_2WI 呈高信号，病变强化明显。

（4）病理检查：肿物呈暗红色，无完整的包膜。镜下见大小不等的静脉被丰富的纤维组织间质联结，有的血管壁薄、腔大，壁仅有少数几层平滑肌。有的血管壁厚，周围绕以纤维组织。标本内常含有扩张的、充满陈旧出血的淋巴管和横纹肌纤维。

4. 诊断要点

（1）多见于儿童和青少年。

（2）眼 B 超示肿瘤形状不规则，内可有无回声区，CT 显示病变形状不规则，边界不清，可有静脉石。

5. 鉴别诊断

（1）静脉曲张：多见于成年人，表现为明显的体位性眼球突出，影像学检查颈部加压后病变体积明显增大。影像学检查显示加压前后病变体积变化较大。

（2）横纹肌肉瘤：静脉性血管瘤急性出血时，需要与横纹肌肉瘤相鉴别。B 超下前者可见管状或片状无回声区，彩色多普勒显示血流缓慢，后者则有粗大血管，血流较快。

6. 治疗

此病对药物治疗不敏感，需要手术治疗。眶内手术时需要注意保护病变侵犯的提上睑肌、眼外肌等，防止术后上睑下垂、眼球运动障碍的发生。对于手术切除困难的患者，可考虑伽马刀或放射治疗。

7. 预后与并发症

一般预后良好，有时肿瘤内出血如压迫视神经，可造成视力下降或丧失。

三、眼眶神经源性肿瘤

（一）神经鞘瘤

神经鞘瘤是神经鞘细胞形成的一种良性肿瘤，又称施旺细胞瘤。起源于周围神经、脑神经、交感神经和脊神经的施旺细胞。眼眶神经鞘瘤是一种较常见的眼眶肿瘤，占眼眶肿瘤的3%～8%。

1. 病因和发病机制

由神经鞘膜细胞增生形成的肿瘤，鞘膜细胞由胚胎时期的神经嵴发展而来，被覆于脑神经（嗅神经和视神经例外）、周围神经和自主神经轴突之外。眶内含有丰富的神经组织，故神经鞘瘤常见。

2. 临床表现

可发生于任何年龄，但临床多见于 20 岁以上的成人，表现为缓慢的眼球突出，如果病变位于肌锥内，有近视的可出现近视度数逐渐下降或达到正视。位于皮下的可触及肿物。发病部位眼眶上方明显多于下方，外侧多于内侧。位于眶尖者，可压迫神经，出现视盘水肿、视力下降或丧失。

3. 辅助检查

（1）超声检查：B 超显示为类圆形或长圆形占位病变，边界清楚，内回声较少、较低，有时在实体区内可见液性暗区，声衰减较少。呈囊性者其内缺失回声，压迫可变形。

（2）CT 检查：发现类圆形、长椭圆形或锥形高密度占位病变，边界清楚、圆滑，内密度均匀，CT 值多在 +35 ～ +50 HU。肿瘤内液化区密度较低。由于长期慢性增长的高眶内压，在 CT 图像上常显示局部或一致性眶容积扩大。位于眶尖部的神经鞘瘤，常经眶上裂向颅内蔓延，CT 发现眶上裂加宽，外缘后翘；强化后可见蔓延到颅内的肿瘤。

（3）MRI 检查：MRI 图像显示肿瘤轮廓甚为清晰，T_1WI 为中等低信号，明显低于脂肪，较眼外肌和视神经信号稍高。在 T_2WI 上肿瘤为高信号，甚至明显高于眶脂肪信号强度。眶内神经鞘蔓延至颅内，在 T_1WI 上肿瘤信号略低于脑皮质，而在 T_2WI 上明显高于脑。病变内如有液化腔，则信号不均匀。

4. 诊断要点

（1）可发生于各年龄。

（2）B 超显示病变内呈低回声，或可见片状无回声区，多少不等。彩色多普勒显示病变内血流丰富，MRI 显示病变 T_1WI 为中等低信号，T_2WI 上肿瘤为高信号。如有液化，则信号不均匀。

5. 鉴别诊断

海绵状血管瘤：二者在临床表现上有很多相似，但海绵状血管瘤彩超显示病变内无明显血流，而后者多有丰富血流，MRI 上海绵状血管瘤为渐进性强化，而后者显示为明显强化。

6. 治疗

此病保守治疗无效，因其一直生长，故发现后应早期治疗。手术治疗是唯一有效的方法。据病变不同部位，可采取不同的手术入路。如肿瘤较大，且位于肌锥内，可采取外侧开眶联合囊内摘除，如眶颅沟通者，可与神经外科联合手术。

7. 预后与并发症

此病变完整切除后无复发，如切除不完整，可导致术后复发。复发后极难切除彻底，如与视神经粘连，切除时有导致视力丧失的可能。

（二）视神经鞘脑膜瘤

病变来源于蛛网膜或硬脑膜的内皮细胞，多为良性，发展缓慢，由于其逐渐生长及无孔不入的特性，最终易导致患者失明。

1. 病因和发病机制

病因和发病机制尚不清楚。蛛网膜细胞被认为是脑膜瘤的原发细胞，通常聚集在蛛网膜颗粒分布的部位。

2. 临床表现

病变由于占位效应，可导致眼球突出，发生于视神经管内者，视力减退和视野缺失往往是早期唯一的症状。

3. 辅助检查

（1）超声检查：对于视神经鞘脑膜瘤具有特异性图像，可见视神经增粗，边界清楚，内回声较少，衰减明显，常不能显示后界。发生于眶骨膜的脑膜瘤，如果软组织肿块较大，B超可探及，但眶骨增生B超不能显示，B超还可发现肿瘤内钙斑反射。

（2）CT检查：CT是检查脑膜瘤的主要手段，可显示视神经增粗，其形状可为管状、锥形或梭形，强化后肿瘤强化而视神经不被强化，表现为"车轨征"。原发于眶骨膜的脑膜瘤CT显示眶壁骨质增生肥厚，密度增高，在砂粒型脑膜瘤，肿瘤内出现钙化斑。原发于视神经鞘的脑膜瘤可沿视神经向颅内蔓延，显示视神经孔、眶上裂扩大。

（3）MRI检查：肿瘤在T_1WI上呈中信号，T_2WI上呈高信号，如果肿瘤仅局限于视神经鞘内，T_1WI和T_2WI均呈中信号。MRI可显示视神经和肿瘤的关系，强化后表现出"双轨征"，疑有肿瘤颅内蔓延者，应用强化和脂肪抑制技术，可使颅内情况观察得更为清晰。

4. 诊断要点

（1）多见于女性患者。

（2）视力下降早于眼球突出。

（3）眼底检查多可见睫状血管。

（4）CT及MRI检查可见"双轨征"。

5. 鉴别诊断

视神经胶质瘤：多见于儿童，多因眼球突出而被家长发现。影像学检查视神经梭形增粗，无骨质增生和眶内软组织肿物是与脑膜瘤鉴别的要点。

6. 治疗

（1）观察：对于中度视力下降、无视力下降以及无进行性视力丧失的患者，观察是最合适的治疗。

（2）放射治疗：分次立体定向放射治疗已经被证明可稳定病情呈进行性发展的趋势或提高晚期患者的视力。对于这两种患者是最好的选择。

（3）手术切除：视力丧失，肿瘤占据大部分眶腔，导致眼球突出严重者。肿瘤沿视神经向后发展，或已接近视和眶上裂者均应手术。

7. 预后与并发症

视神经鞘脑膜瘤：虽属良性肿瘤，但手术后复发率较高，常被视为局部恶性肿瘤，一旦发现应早期手术，术后应定期行强化 CT 或 MRI 检查，发现病情变化时应及时治疗。

四、泪器肿瘤

（一）泪腺多形性腺瘤

泪腺多形性腺瘤又称泪腺混合瘤，是泪腺的一种最常见的上皮性良性肿瘤，占泪腺上皮性肿瘤的 35% ~59%，多发生在眶部泪腺，睑部泪腺少见。

1. 病因和发病机制

起源于具有多向分化潜能的上皮细胞，其间质成分均为上皮化的产物，是一类有明显组织学变异和组织成分的多形性肿瘤。

2. 临床表现

多见于青壮年，多表现为单眼进行性眼球突出及眼球向鼻下移位，眶外上方可触及质硬肿物，无疼痛。

3. 辅助检查

（1）眼眶 CT 检查：肿瘤位于眶外上方，圆形或类圆形、边界清楚的软组织密度影，其内密度基本均匀，相邻骨壁可有压迫性骨凹，病变大时，骨质可有吸收。

（2）眼眶 MRI 检查：T_1WI 呈中信号，T_2WI 呈高信号，明显强化，当病变内有液化时表现为混杂信号，液化灶强化不明显。

（3）超声检查：眶外上方圆形或类圆形点位病变，边界清楚，内回声多或中等，分布均匀，无可压缩性。

4. 诊断要点

（1）成年患者，无痛性眼球突出，鼻下方移位。

（2）CT 示鼻上方圆形点位，多伴骨凹。

5. 鉴别诊断

（1）海绵状血管瘤：发生于眶外上方的海绵状血管瘤单纯临床表现或 CT 有时与此病极难鉴别，但海绵状血管瘤 MRI 上表现为渐进性强化，而此病表现为明显强化。

（2）泪腺炎性假瘤：为泪腺区最常见的非上皮性病变之一，表现为眼睑肿胀，多双侧，泪腺区可触及肿物，CT 扫描显示泪腺增大，呈杏仁状。

（3）皮样囊肿泪腺区：皮样囊肿临床上也可表现为与之相似，但影像学上 CT 表现为囊性肿物，其内密度低，MRI 显示 T_1WI、T_2WI 均为高信号。

6. 治疗

此病保守治疗无效，需要手术切除，提倡非接触摘除法，即将病变周围骨膜一并切除，肿物质脆，切除时注意勿将包膜弄破。因病变有种植的可能，建议眉弓部切口，如肿瘤特别大时，可考虑外侧开眶。

7. 预后与并发症

完整切除肿瘤后多预后良好，很少复发，但如果术中包膜破裂，肿瘤细胞进入软组织内，易出现复发，复发的肿瘤极易侵犯周围骨质，造成难以根治。

（二）腺样囊性癌

腺样囊性癌为泪腺上皮性肿瘤中最常见的恶性肿瘤之一，其恶性程度非常高。其发生率仅次于多形性腺瘤而居第二位。

1. 临床表现

发病年龄较一般恶性肿瘤低，主要表现为眼球突出，向鼻下移位，多发展较快，由于肿瘤压迫，可出现视盘水肿，有时误诊为视盘炎。肿瘤侵犯邻近骨膜及骨质，可引起疼痛。

2. 辅助检查

（1）眼眶 CT 检查：表现为泪腺区高密度影，扁平或梭形沿眶外壁向眶尖生长，部分肿瘤内可见钙化。

（2）MRI 检查：无特异性，但强化 MRI 可显示病变侵犯的范围。

3. 诊断要点

（1）发病年龄较轻，有自发性疼痛。

（2）眼眶 CT 显示病变形状不规则，向眶尖生长，可有钙化。

4. 鉴别诊断

（1）泪腺多形性腺瘤：为泪腺最常见的良性肿瘤，也可表现为骨凹，但此肿瘤多呈圆形或类圆形，呈膨胀性生长，无疼痛，CT 显示很少有钙化。

（2）泪腺炎性假瘤：也可出现疼痛、眼睑肿胀，但多发生于双侧眼眶，对糖皮质激素敏感，B 超显示病变内回声少可与之鉴别。

5. 治疗

目前公认较好的方法是扩大的局部切除联合放疗，放疗剂量一般不超过 60 Gy。

6. 预后与并发症

此病预后较差，由于病变经常侵犯骨壁，因而很容易复发，常因侵犯颅及（或）转移而死亡，10 年存活率仅 20%。

五、间叶组织肿瘤

（一）横纹肌肉瘤

横纹肌肉瘤是一种由分化程度不同的横纹肌母细胞构成的高度恶性肿瘤。可发生于出生至成人，但多见于 10 岁以下的儿童，平均年龄 7 岁左右，是儿童时期最常见的眶内恶性肿瘤。

1. 病因和发病机制

不明。初步研究结果已表明，癌基因 *ras* 和抑癌基因 p53 在肿瘤形成中起了重要作用。

2. 临床表现

表现为发展迅速的眼球突出，较短时间即可造成眼眶和眼球结构的功能破坏。肿瘤多发生于眼眶鼻上或上方眶内间隙，约 1/3 患者于眶部可触及肿物，肿物边界不清，不活动，质中等硬，病变多为单侧受累，早期眼睑血管扩张、肿胀、上睑下垂，部分因肿瘤快速生长引起缺血、坏死和出血，眼睑及眶周表现为青紫色、发热的炎性反应。肿瘤的侵蚀破坏造成眼球突出移位、活动受限，甚至眼球固定，眼底表现无特异性，可见视盘水肿、视网膜及脉络膜皱褶等肿瘤压迫征。中、晚期因眶压增高，眼球突出及肿瘤的侵袭破坏，结膜水肿常突出睑裂之外，或因睑裂闭合不全，发生暴露性角膜炎、角膜溃疡坏死，致视力下降或失明。肿瘤可引起耳前、颌下、颈部淋巴结受累，多通过血行向全身各脏器转移。

3. 辅助检查

（1）超声检查：B 超显示病变为形状不规则的低回声区或无回声区，探头压迫眼球，病变图像不变形，彩色多普勒检查，在肿瘤内可发现丰富而杂乱的彩色血流。

（2）CT 检查：CT 显示相对边界清楚的均质、等密度的眼眶肿块，强化后明显，骨破坏常见。

（3）MRI 检查：T_1WI 为等信号或稍低信号，T_2WI 为高信号，肿瘤常不规则，有出血、坏死时，T_1WI、T_2WI 表现为增高信号，强化后或脂肪抑制时，肿瘤为高信号。

4. 诊断要点

（1）儿童时期发展迅速的眶部肿物。

（2）超声检查示病变为低回声，无可压缩性，彩色多普勒显示病变内血流丰富，CT 显示眶内病变，常伴骨质破坏。眼眶 MRI T_1WI 为等信号或稍低信号，T_2WI 为高信号。

5. 鉴别诊断

眼眶蜂窝织炎较横纹肌肉瘤更常见，局限于眼眶的不伴鼻窦炎的脓肿与横纹肌肉瘤相似。通常发生于有筛窦或额窦炎的儿童，先驱症状是快速发展的眼球突出，伴随发热和白细胞增多，眼眶 CT 和 MRI 检查通常显示鼻窦炎、弥漫性眼眶炎和近内壁骨膜下脓肿。

6. 治疗

最好的治疗方法是综合治疗，即手术联合外放射和化疗，手术切除的范围应当根据临床与影像发现来确定，在没有破坏眼眶的重要结构时，施行肿瘤广泛的手术切除，外放射 40 Gy 分次进行可使肿瘤得到很好的控制。

7. 预后与并发症

此病发展迅速，如不及时治疗，多在发病 1 年内死亡。随着化疗、放疗及手术的综合治疗，患者生存率明显提高。

（二）骨瘤

1. 病因和发病机制

发病机制不清，有 3 种学说，胚胎残留学说、外伤学说和感染学说，但没有一个学说能解释所有的骨瘤。

2. 临床表现

多发生于单侧眼眶，可发生于任何年龄，但多发生于青少年时期，成年后才被确诊，发病缓慢。其临床症状、体征、并发症与肿瘤部位、大小、生长方向有关，多与其导致的占位效应有关。患者早期多无自觉症状，多因其他疾病行影像学检查时偶然发现。当生长较大时，可出现眼眶占位效应，发生眼球突出、移位、复视，眼球移位多向骨瘤的对侧方向，如果骨瘤压迫眼球时间较长，可以发生视力下降，眼底可出现放射状皱褶，蝶窦骨瘤由于位置较后，可压迫视神经管导致视神经萎缩、视力丧失。

3. 辅助检查

眼眶 CT 对诊断骨瘤有特异性，表现为眶内或眶与鼻窦内相连的高密度影。

4. 诊断要点

（1）多成年发病。

（2）眼眶 CT 显示病变与鼻窦多关系密切，呈高密度影。

5. 鉴别诊断

（1）骨纤维异常增殖症：为一种先天性疾病，与染色体变异有关，多发生于年轻人，是一种自限性疾病，影像学检查时发现，出现临床症状和体征与病变的部位和大小有关，头颈部多表现为面部不对称、眼部症状、头痛、听力丧失等。

（2）骨化纤维瘤：是一种少见的骨性肿瘤，因其多发生于青少年，故又称青少年骨化纤维瘤，CT 表现多为椭圆形肿块，呈膨胀性生长，形态较为规则，瘤体的影像表现因其骨化或钙化的程度不同而异。眼眶 CT 上呈毛玻璃样高密度影，瘤内密度不均匀，可见低密度囊腔或高密度骨样间隔。

6. 治疗

本病保守治疗无效，需要手术摘除，但小的骨瘤可以临床观察，切除时手术切口要大于骨瘤的最小径线，位于上方的肿瘤要注意提上睑肌、上斜肌及硬脑膜，位于鼻侧的要注意保护泪道。

7. 预后与并发症

此病手术摘除完整后预后良好，如病变较大，有可能导致脑脊液瘘。眶内上方的可能操作如提上睑肌、眶上神经、上斜肌而导致上睑下垂、眶部麻木、复视等。位于筛窦的可能导致泪道损伤，出现溢泪。

（三）皮样脂肪瘤

皮样脂肪瘤是儿童期最常见的结膜良性肿瘤之一，为一种先天性疾病。

1. 病因和发病机制

皮样脂肪瘤为迷芽瘤的一种，同皮样囊肿一样，为胚胎发育时外胚层陷落入中胚层所致。

2. 临床表现

皮样脂肪瘤是一种先天性疾病，出生时即出现，但发现时间不同，有的隐匿是由于位置隐蔽，成年人眼部检查时才被发现。病变主要位于颞侧结膜，部分位于颞上或颞下结膜，多位于外直肌起点颞侧，表现为黄白色肿物，质硬、无弹性，与正常结膜分界欠清，裂隙灯下可见变态毛囊和细小毛发。

3. 辅助检查

（1）眼眶 CT 检查：显示颞侧与眼球相贴的半月形低密度影，周围有一层高密度间隔。与后方眶脂肪分界清楚。如有骨性物质，可表现为点状高密度影。

（2）病变内主要为成熟脂肪组织，故眼眶 MRI 检查 T_1WI、T_2WI 均表现为高信号，脂肪抑制时能被抑制。

4. 诊断要点

（1）先天性发病。

（2）查体：病变结膜粗糙，表面可有细小毛囊或毛发。

（3）眼眶 CT、MRI 检查显示病变呈新月形，与后方脂肪有软组织间隔。

5. 鉴别诊断

（1）眶脂肪脱垂：多发生于中老年肥胖患者，结膜正常，后方眶脂肪向前脱出于结膜下，表现为黄白色组织，压迫眼球时病变明显增大，CT 或 MRI 检查显示病变与后方眶脂肪相通。

（2）泪腺导管囊肿：为泪腺导管的囊性病变，表现为颞侧外眦结膜下囊性肿物，与周围分界清楚，CT 检查显示病变呈囊性，而不是新月形。

6. 治疗

（1）临床观察：此病由成熟脂肪组成，大部分发生后即静止，故不需要治疗。

（2）手术治疗：如病变生长快或为美容，可手术切除。手术宜在显微镜下操作，切除含毛囊的表面组织及下方的脂肪组织。

7. 预后与并发症

预后良好，手术时如损伤泪腺，可导致术后无泪，极少数患者术后可能出现上睑下垂。

六、眼眶继发性肿瘤

眼眶继发性肿瘤是指原发于眶周围结构的肿瘤，通过血管、神经周围间隙、骨孔或破坏眶壁蔓延入眶内的肿瘤包括由眼睑、结膜、眼球、鼻旁窦及颅腔蔓延至眼眶的肿瘤。继发于眼睑、结膜的肿瘤包括眼睑基底细胞癌、鳞状细胞癌、睑板腺癌、结膜鳞状细胞癌、恶性黑色素瘤等眶内侵犯。继发于眼球的肿瘤主要包括视网膜母细胞瘤和恶性黑色素瘤眼眶侵犯。肿瘤常通过视神经、巩膜孔隙或直接经巩膜的途径向眶内蔓延。此两类肿瘤主要表现为在原发于恶性肿瘤基础上，影像学上显示眼眶内有侵犯，故诊断较容易。

鼻窦黏液囊肿为最常见的眼眶继发性肿瘤，由于鼻窦的黏液不能排出，逐渐膨胀，压迫相近较薄的眶壁，产生症状和体征。

（一）病因和发病机制

外伤、鼻窦炎症、鼻部手术等多种原因造成鼻窦开口堵塞，分泌物不能排出，积聚于鼻窦，且持续分泌，导致窦壁向邻近眼眶扩张而引起无痛性的眼球突出、移位。

（二）临床表现

多有外伤史或鼻部手术史。表现为无痛性的眼球突出，由于肿物的占位效应，导致眼球向病变的对侧移位。如受外伤破裂或合并脓肿，可出现突然发作的眼睑肿胀、疼痛、发热等。

（三）辅助检查

（1）B 超检查：表现为眶内上方或内侧类圆形或不规则占位病变，边界清楚，内回声少或缺乏，声衰减少，肿物有可压缩性。彩色多普勒在囊肿内部无彩色血流信号。

（2）CT 检查：显示鼻窦腔内不透明的软组织密度，肿物不规则，边界清楚，外形光滑，均质，可见眶壁骨质缺失，眶内和鼻窦内肿物相连，很少强化。

（3）MRI 检查：信号强度取决于脂质及蛋白质的含量，蛋白质含量较少时 T_1WI 呈低信号，蛋白质含量高时 T_1WI 呈高信号，多数囊肿病程长，蛋白质含量高，T_1WI 为等信号或高信号，T_2WI 为高信号，可显示肿物在眶内或颅内的扩展情况。

（四）诊断要点

（1）多有鼻部外伤或手术史。

（2）表现为无痛眼球突出，多向颞下或下方移位。

（3）眼眶 CT 或 MRI 检查显示病变位于鼻窦与眶内。CT 检查显示病变内密度较低，不被强化。MRI 检查显示病变内信号多变。

（五）鉴别诊断

1. 眼眶血肿

多急性发病，表现为突然出现的眼球突出，但影像学检查显示病变与鼻窦无关。

2. 鼻窦恶性肿瘤眼眶侵犯

来源于鼻窦的恶性肿瘤，侵入眼眶，可出现眼球突出，影像学检查显示肿瘤为实体性，可有骨破坏，增强后肿瘤整体可明显增强。

（六）治疗

此病保守治疗无效，需要手术治疗。手术可经皮肤切口或经鼻内镜手术。经皮肤切口多自鼻上皮肤切口，清除囊腔内黏液及黏膜，于病变最低处做一与鼻道相通的引流口，置入一引流管，术后 14 天拔除引流管。

（七）预后与并发症

此病治疗主要是将病变与鼻腔相通，通畅引流后预后良好，如果术后引流口堵塞，可导致病变复发。

七、眼眶转移性肿瘤

眼眶转移性肿瘤是身体其他部位的肿瘤经淋巴道或血液循环转移入眶的肿瘤。眶内缺乏淋巴组织，肿瘤细胞多经血液传播，眼动脉与颈内动脉分支为直角相交接，因此肿瘤栓子经由血流进入眼眶较困难，故转移至眶内少见。眼眶转移性肿瘤与年龄相关，成年人和儿童发生转移性肿瘤的类型也不相同。眼眶转移性腺癌多见于肝、肾、前列腺、乳腺等转移，上皮性来源肿瘤多见于肺癌、胃癌等，神经来源则见于对应神经节和神经系统的恶性肿瘤。

（一）成年人转移肿瘤

成年人多以癌为主，女性多为乳腺癌，男性多为肺癌和消化道癌。

1. 临床表现

患者发现原发病后到出现眼科症状而就诊，通常在 2 周至 1 年半时间。由于转移癌进展快，多数在 2 个月内因眼部症状和体征而就诊。但也有些肿瘤病史较长，如乳腺癌、甲状腺癌平均延迟 3 年以上。大部分转移癌的临床表现具有共同性，多有全身恶性肿瘤病史，常有眼球突出、疼痛、视力下降、复视及眼球运动障碍。眼眶前部病变可扪及肿块，生长较快时可出现眼睑或眶周类似炎症表现，结膜充血、水肿，眼外肌受侵而不规则肿胀。眼眶后部肿瘤压迫视神经导致视盘水肿、视神经萎缩。一般转移癌多发生于眼眶内上方，眼球向外、向下移位，较多乳腺癌和少数消化道癌引起眶内成纤维细胞增生、增殖，眶内纤维组织收缩致眼球内陷，眼球运动受限，由于肿瘤累及三叉神经分支，侵蚀眶骨、骨膜而出现疼痛。原发部位较深的脏器，往往首先在眼部首发症状，如肺癌和肝癌就诊于眼科者并不少见。浅在部位的原发癌，如乳腺癌和甲状腺癌，在眼部出现症状之前常有手术的主诉。

2. 诊断要点

有明确的全身恶性肿瘤病史，加上快速发展的眼部肿瘤，结合眼眶影像资料，诊断比较容易。有些患者就诊时无明确的全身恶性肿瘤病史，诊断较困难，需要对患者进行详细的问诊及全身检查，寻找原发病灶。

3. 治疗

发现眼眶转移癌，提示疾病发展到晚期，其治疗应根据原发肿瘤的情况制订适当的治疗方案，还应结合患者的心理承受能力、身体状况、年龄、眼及全身的并发症等诸多因素综合考虑和个体化治疗。对于眼眶局限性肿瘤可行手术切除或眶内容摘除术，手术前后可联合全身化疗或局部放疗。

（二）儿童转移性肿瘤

与成人相比，发生于儿童的恶性肿瘤多为肉瘤而不是癌，眼眶转移较眼球受累多见，神经母细胞瘤、尤因肉瘤占儿童眼眶转移的绝大多数外，其他少见肿瘤，如肾母细胞瘤和骨髓母细胞瘤、肾透明细胞瘤也可发生。儿童恶性肿瘤有较多共同性，即恶性程度高、病程短、进展快、病死率高，骨转移多见。对儿童转移性肿瘤应特别关注。

1. 临床表现

患儿发病时多有全身症状，如食欲减退、消瘦、衰弱、发热等不适，有的患儿发病前有眼眶外伤史，眼部主要表现为发展迅速的眼球突出及眼球移位，眼眶周围肿胀，常可见眶周皮下淤血，20%～50%的患者可出现双侧眼眶受累。由于眼部静脉回流受阻，眼底检查可发现视盘水肿和静脉扩张。

2. 辅助检查

眼眶CT显示眶部形状不规则、边界欠清的软组织肿块影，病变部骨质可见破坏，可向颅内侵犯。眼眶强化MRI可显示病变侵犯范围。

3. 诊断要点

儿童患者，有上述典型症状、体征，结合眼眶CT、MRI的表现，基本可以确诊。

4. 治疗

应进行放疗、化疗结合手术的综合治疗，眼部病变如仅限于眼眶者，可考虑手术摘除或行眶内容物剜出。

（蔚玉辉）

第三节　眼眶发育异常

正常情况下从出生到成年，眼眶与头颅骨骼按一定比例伴行发育，同时还适应并满足在发育期间成倍增长的眼球体积。影响眼眶发育的因素有多种，有先天性和获得性两种因素，先天性因素主要有颅面骨发育不全和发育异常、先天性小眼球和无眼球畸形、先天性眼眶囊肿、脑膜脑膨出等，部分是由遗传因素决定的。获得性眼眶发育异常多为出生后行眼球摘除或者眼内容物摘除、眼眶放疗后等因素，导致眼眶发育延迟。

一、克鲁宗综合征

先天性发病，男性多见，本病由法国神经病学家 Octave Crouzon（克鲁宗）于 1912 年报道，常合并有眼部、头颅及全身发育异常，故称为克鲁宗综合征。

（一）病因和发病机制

本综合征为常染色体显性遗传病，绝大部分克鲁宗综合征病例的基因定位于染色体 10q25-q26 的成纤维细胞生长因子受体 2 的基因区域。在胚胎发育过程中，由于颅面骨缝愈合过早而出现的颅面骨发育不全，整个眼眶骨性框架在前后方向变短，使眼眶的实际容积极度变小，以致无法容纳正常眼球而使眼球突出于眼眶之外，眼睑无法正常闭合。

（二）临床表现

眼部表现有双眼突出，常有外斜、视神经萎缩、弱视、眼球震颤、视力低下、先天白内障、虹膜缺损、青光眼等。

颅面骨表现为眶腔体积缩小、双外侧眶缘距离增宽、眶腔短浅、额骨前突、颧弓高而窄。面部表现为凹盘状脸、上颌发育不良、下颌前突、鹦鹉鼻、上下齿反咬合、牙齿排列不整齐等。还可合并全身异常，如智力及听力低下、支气管狭窄、先天性心脏病，偶见并指（趾）等。

（三）辅助检查

（1）该病可出现脑脊液压力增高。

（2）X 线检查可见颅骨骨缝骨性连接，颅底、上颌骨及颅骨与下颌骨大小比例失调，垂体窝扩大。

（3）CT 断层扫描和三维 CT 成像可用以判断畸形的严重程度。

（四）诊断要点

（1）先天性发病，常有常染色体显性遗传和典型的颅面部临床表现。

（2）影像学检查，骨缝早期愈合，指压痕增多，眼球突出，眶距增宽，眶腔浅，上颌骨及眼眶、鼻腔、鼻窦、颞骨发育不良等。

（五）鉴别诊断

1. 眼眶脑膜脑膨出

眼眶脑膜脑膨出是一种脑性颅裂畸形，前部脑膜脑膨出表现为鼻背加宽前隆，面部畸形，眶内侧、鼻根部可扪及搏动性肿物，后部脑膨出表现为一侧或两侧眼球突出，常向下方移位，伴有搏动。影像学检查有眶骨缺损。

2. 颅骨纤维结构不良症

颅骨纤维结构不良症是一种由纤维结缔组织替代骨质而引起的颅骨增厚变形的改变，累及眶骨可导致眼球突出。好发于儿童和青少年。

3. 骨纤维异常增生症

骨纤维异常增生症是以骨纤维变性为特征的骨骼系统疾病，异常增生纤维组织中散在正常和不成熟的骨质。病理改变为增生的成纤维细胞和编织状骨小梁代替正常骨结构。眼眶受侵可引起眼球突出和复视。

（六）治疗

通常需要整形外科治疗，在新生儿及婴儿期，应针对颅缝早闭引起的症状和并发症进行对症处理，外科手术治疗是根据患者年龄的不同阶段选择额眶前移、颅缝松解、颅腔重塑等。

二、先天性小眼球合并眼眶囊肿

先天性小眼球合并眼眶囊肿是一种少见的先天发育异常，与胚胎时期眼的胚裂闭合不全有关，眼眶囊肿为继发改变。临床多为个案报道，国外统计发病率为每百万新生儿中有 1.4 ~ 3.5 个发病，多发生于单侧眼眶，双侧发病罕见。

（一）病因和发病机制

目前多认为此类疾病的发生机制是在胚胎发育过程中，胚裂闭合出现异常，神经上皮增殖所致。遗传学研究发现，单纯先天性小眼球以及合并眼眶囊肿的情况都可能与基因突变相关。此外，环境因素对该病的外显率也有一定影响。

（二）临床表现

该病常在出生后不久发现，临床表现为睑裂小，眼球小，无视力下降或视物不清，随着年龄的增长，逐渐出现眼眶囊肿或眼球突出，多数有下睑隆起，少数囊肿位于上睑，皮肤呈青蓝色外观，扪诊有囊性感，或囊肿自结膜囊突出。囊肿的大小因就诊时间或发育程度而有不同，眼球因囊肿的推挤可向前、前上或前下方突出。

（三）辅助检查

影像学检查通常可以看出，由于患者为小眼球，眶内压力较小，常导致眼眶发育不良。CT 检查表现为发育好的眼球同健侧眼球类似，如为小眼球，有时发现钙化斑。囊肿内为中等密度肿物影，圆形或不规则，常位于眶下部，有的可观察到囊肿与眼球玻璃体相沟通，其内密度一致。部分患者超声可以清楚显示囊肿与玻璃体腔沟通。MRI 检查囊肿 T_1WI 呈低信号，T_2WI 呈高信号。

（四）诊断要点

（1）先天发病，自幼便可发现。

（2）睑裂小、小眼球或看不到眼球，囊肿常位于眶下方或下睑内侧。少数为双侧。

（3）影像学表现眼球小，有时发现钙化斑，其下可见囊性肿物，囊肿与典型无功能小眼球相黏附，部分患者可发现眼眶扩大。

（五）鉴别诊断

1. 先天性囊性眼

先天性囊性眼是由于视泡未发生凹陷，胚眼不能进一步分化形成眼部组织结构，导致眼球发育成一个或多个囊肿，无眼内结构，只能形成一结构简单的囊肿所造成，影像学检查眼眶内只有囊肿而无眼球存在即可诊断。

2. 脑膜膨出

眼球结构正常，多为鼻侧隆起的肿物，哭闹或低头时肿物增大，伴搏动性眼球突出，CT 或 X 线检查可见眶中部或后部骨缺失。

3. 皮样囊肿

好发于青少年，表现为逐渐生长的囊性肿物，多位于眶上部及和眶骨缝有关，肿物因含脂性成分，CT 扫描可见囊肿内含负值区。

（六）治疗

如患者囊肿较小，生长缓慢，眼球结构基本完整、且有一定视力，可观察随诊。若后期影响外观，眼球不发育，可于年龄较大后行整形手术。如果患者囊肿较大，压迫眼球，眶腔扩大，影响外观，则可实施手术治疗。

三、骨纤维异常增殖症

骨纤维异常增殖症是一种病因不明、进展缓慢的自限性先天性良性骨纤维组织疾病，是正常骨组织逐渐由增生的纤维组织所代替的一种疾病，可累及全身任何骨骼，以颅面骨、躯干骨发病率高，眼眶少见，临床多分为 3 种类型，即单骨型、多骨不伴内分泌功能紊乱型和多骨伴内分泌功能紊乱型。眼眶多侵犯眶周骨骼，引起眶腔容积缩小等继发改变，多在青春期后停止增长。如果骨骼系统病变同时伴有皮肤色素沉着和（或）内分泌紊乱，则称为 Albright 综合征。

（一）病因和发病机制

本病原因不明，可能与外伤、感染、内分泌功能紊乱等因素导致局部血液循环障碍有关。近来认为是一种遗传学上散在发病的骨病，它是基因突变所致，其突变基因位于 20 号染色体，由于编码信号传导 C 蛋白的 α 亚单元的 GNASI 基因突变，使 CAMP 产量增多，导致其成骨细胞的增生和分化。McCluskey 等认为发病的可能原因之一是外伤或骨内自发性出血产生的巨细胞肉芽肿，造成一系列骨的反应性病变。其病变被认为是一种结构畸形，特点是正常骨组织被吸收，并被纤维组织和发育不良的网状骨小梁代替。

（二）临床表现

单骨型最为常见，但可累及邻近的一块或多块骨，通常侵犯额骨，但与正常骨组织间常无明确界限，表现额骨隆起，边界不清，质地硬，眼球常被挤压向下移位，有的并不是局限在骨骼的一个部位，通常扩展到周围骨组织。

多骨发病常累及头颈部，以蝶额骨最常见，此外还见于筛、颞、颧、上颌骨，可导致面部不对称、眼眶狭窄、眼球突出，严重时视力减退。

累及鼻窦引流口阻塞时，可表现为复发性鼻窦炎、三叉神经痛，严重者可致黏液囊肿或眶周脓肿，侵犯颅内时可发生脑膜炎、脑脊液瘘或神经变化。

（三）辅助检查

X 线检查可显示从骨质带状透明到弥漫骨密度增高、硬化。眼眶 CT 常有不同征象，可表现为均匀或不均匀的磨玻璃样改变中见大小不等的斑片状低密度区，有的表现为规则或不规则的囊状透亮区或丝瓜络样，外围有明显硬化边。MRI 表现为 T_1WI、T_2WI 以低信号为主的混杂信号，增强后呈不均匀强化。

（四）诊断要点

（1）本病为先天性骨病变，主要发生于 30 岁以下年轻人，女性多见。

（2）表现有面部不对称、眼球移位和眼球突出，进行性加重。

（3）CT表现为病变眶骨膨大、骨骼扩张，呈"磨玻璃样"特征。

（五）鉴别诊断

1. 骨化纤维瘤

骨化纤维瘤主要发生于年轻人，病变局限，多为单一骨受累，呈膨胀性生长，病变呈毛玻璃状或多房状囊状阴影，边界清楚，病变外形呈蛋壳征。

2. 畸形性骨炎（Paget病）

畸形性骨炎多发病于40岁以上，通常为双侧，影像学检查呈棉绒样密度影，而纤维异常增生者缺乏这种特征。

3. 肥厚性脑膜瘤

肥厚性脑膜瘤发生于蝶骨大翼区的扁平肥厚性脑膜瘤，发病年龄大，可引起以骨质增生肥厚为主的均一骨质改变，骨皮质肥厚且边缘毛糙，而骨纤维异常增生，皮质薄，皮质边缘欠清楚，受累骨以骨膨大为主。

（六）治疗

由于本病是临床进展缓慢的良性病变，对于病变小、无症状者可暂缓手术。如有视神经受压特征、病变进展快、严重的外观缺陷者可手术。手术的基本原则是尽可能完整地切除病变，同时最大限度地保持器官生理功能和美容效果。普遍认为药物和放射治疗无效，此外尚有人认为放射治疗可导致恶性变。

根据病变位置的不同，手术基本术式有4种：①Caldwell-Luc入路；②Weher-Fergusson入路；③颅—面联合入路；④Fish入路。术中凿除病变时可能出血较多，特别是儿童，应注意补充血液，及时用骨蜡止血，有报道术中使用液氮冷冻方法，既有止血作用，又可预防复发。

（蔚玉辉）

第四节　眼眶淋巴组织增生性病变

眼附属器淋巴组织增生性病变主要包括反应性淋巴细胞增生、非典型淋巴细胞增生和淋巴瘤，是眼眶常见占位性病变之一，占眼眶肿瘤的10%～15%。眼附属器淋巴瘤属于结外淋巴瘤，原发于结外的淋巴瘤多为非霍奇金淋巴瘤，是最常见的眼眶恶性肿瘤之一，占眼眶恶性肿瘤的34%～49%。眼附属器淋巴瘤多发生于成熟的B淋巴细胞，其中以黏膜相关淋巴组织结外边缘B细胞淋巴瘤最为多见，国内报道其占淋巴瘤的81.3%～91.0%，国外报道则占52%～78%。

一、病因和发病机制

眼附属器淋巴瘤的确切病因尚不完全清楚，有证明一些B淋巴细胞的发生与微生物或者自身抗原的长期慢性刺激有关。部分学者认为鹦鹉热衣原体、肺炎衣原体和丙型肝炎病毒可能在眼眶黏膜相关淋巴组织的发生发展过程中扮演重要角色。近年来，分子生物学的发展使人们对淋巴瘤的发生发展机制有了更深刻的认识，人们已在眼附属器淋巴增生性病变中检测到多种遗传性异常。有些最常见的遗传学异常形成的新的基因具有凋亡抑制作用,被认为与黏膜相关组织淋巴瘤的发生密切相关。目前认为,促凋亡基因的失活是细胞逃逸凋亡分子介导的凋亡,从而使细胞永生化,可能是黏膜相关组织淋巴瘤发生的中心环节。在临床工作中,很难发现相应的致病因素以及与之可能有关的情况,故在今后工作中,应加强相应的流行病学调查,以明确可能的致病因素。

二、临床表现

不同类型的眼眶淋巴组织增生性病变临床表现相似,无特异性,根据病变部位不同,表现各有差异。主要为无痛性、隐匿进展的眼眶肿块,少数表现为快速浸润性生长。眶前部病变由于肿瘤压迫,眶组织水肿和炎性浸润,表现有眼睑水肿、眼睑下垂、局部肿块。结膜可见呈弥漫橙红色或粉红色增厚,如"鲑鱼肉样"外观,边界不清,病变常波及穹隆及睑结膜,结膜和巩膜表层血管扩张迂曲,呈螺旋状、束状或丛状,有眼干或异物感,有或无疼痛。眼眶深部的病变,表现为眼球突出,视力障碍,眼球运动障碍。肌锥外肿瘤可使眼球向一侧偏斜,球后病变常包绕眼球,呈铸造形,类似炎型假瘤,呈弥漫性浸润生长方式。病变常沿肌肉或肌锥间隙向眶尖部生长。泪腺部病变可触及泪腺肿大,边界不清,质硬,需与泪腺上皮性肿瘤和泪腺炎性假瘤相鉴别。肌锥内及眶尖部病变挤压或侵蚀视神经,可使视神经水肿、缺血或萎缩,最终导致视力下降或失明。

三、辅助检查

眼眶淋巴组织增生性病变影像学特征同样无特异性,B超示不规则形状占位影,边界不清,球周肿瘤可包绕眼球壁和眼球,呈铸造形特征。彩色多普勒检查多数病变内可见丰富血流信号或仅见少许血流信号。CT检查可显示肿瘤位置、形态、大小、边界及其与周围组织的关系,肿瘤多位于眶周肌锥外间隙,可包绕眼球生长,常沿肌锥外间隙向后生长,肿块后缘呈锐角,一般无骨质破坏,无液化、坏死及钙化等特征。泪腺区肿瘤显示泪腺弥漫性增大,肿瘤常侵犯眼外肌使之增粗。因肿瘤无包膜而呈弥漫浸润性生长方式。少数肿瘤通过眼眶上、下裂向邻近组织扩散。MRI检查显示淋巴瘤常和眼外肌、眶间隙及其他软组织分界不清,多数肿瘤在 T_1WI 和 T_2WI 呈中等信号,且信号均匀,增强后呈中等至明显均匀强化。

非霍奇金淋巴瘤属于低度恶性的肿瘤,多数临床经过缓慢,生存期较长,预后良好。常首发于眼部,呈孤立性病变,偶有伴发全身淋巴瘤。故术前要进行全身检查,除外眶外病变的可能性。肿瘤切除后除行组织病理学检查外,还要进行免疫组化以进一步定性,避免误诊。

目前眼眶淋巴瘤最常采用的分类方法是修正的欧美淋巴瘤分类,分5类:①眼眶黏膜相关淋巴样组织淋巴瘤或淋巴边缘带淋巴瘤;②淋巴浆细胞样淋巴瘤;③滤泡性淋巴瘤;④弥漫性大B细胞淋巴瘤;⑤其他组织类型淋巴瘤。其预后与眶外病变出现的频率有关,恶性程度由低至高依次为黏膜相关淋巴样组织淋巴瘤、淋巴浆细胞样淋巴瘤、滤泡性淋巴瘤、弥漫性大B细胞淋巴瘤、其他组织类型淋巴瘤。2001年WHO在此基础上,提出WHO淋巴瘤分类,即B细胞淋巴瘤、T/NK细胞淋巴瘤、霍奇金淋巴瘤。眼附属器淋巴瘤可发生于眼睑、结膜、泪腺和眼眶组织中,发生于不同部位其临床症状不同。随着平均生存年龄的提高和免疫缺陷、免疫抑制患者的增加,眼附属器淋巴瘤的发病率有逐渐增加趋势,加上本病临床多样化的表现，为本病诊断和治疗带来一定难度。

四、诊断

该病多发生于 40~70 岁人群，多隐匿发病，病程缓慢，少数有全身淋巴瘤病史。单侧或双侧发病，单侧多见，病变可发生于眶内任何部位，无痛性肿块导致眼球突出与移位。肿瘤多呈不规则，无明显边界，与眼球常呈铸造形。B 超表现不规则，彩色多普勒探查多数病变内可见丰富血流信号或仅见少许血流信号。CT 示肿物密度均匀，常包绕眼球，呈铸造样外观，增强后轻至中度强化，眶骨多无破坏。MRI 显示病变 T_1WI 与 T_2WI 均呈等信号，增强后大多肿瘤呈均匀中等度强化。部分病例发展为全身淋巴瘤。需要病理及免疫组化明确诊断。

五、鉴别诊断

眼眶淋巴组织增生性疾病主要应与炎性假瘤、泪腺肿瘤、眼眶转移癌相鉴别。炎性假瘤为多克隆性病变，是慢性炎症刺激结果，病程发展快，伴有眼球突出、眶部疼痛、眼睑红肿、结膜充血、眼球运动障碍等表现，病变以淋巴细胞和浆细胞浸润为主，无未成熟的淋巴细胞存在，病情易反复发作，迁延不愈，激素治疗有效，MRI 上 T_1WI 呈等或略低信号，T_2WI 呈略低、等或略高信号，肌腱常受累。早期泪腺良性肿瘤局限于泪腺窝内，较大的泪腺肿瘤可有骨质压迫症，表现为泪腺窝局限性扩大凹陷，肿瘤呈圆形或椭圆形，边界清楚，和眼球相切，无或少有铸形征。恶性泪腺肿瘤可伴有骨质改变。眼眶转移性肿瘤多有原发病史，常有骨质破坏。

六、治疗

位于眼眶前部的孤立性肿瘤应手术切除。怀疑眼眶淋巴瘤的病例，应行手术切除或活检，尽可能完全手术切除，病理证实后，术后联合局部放疗，防止复发和向高度恶性转化，并需密切随访其变化。肿瘤范围广泛，不能一次性全部切除的或眶内肿瘤包绕视神经、眼外肌等眶内结构的，为避免较多的组织损伤和眼功能破坏，可行前路开眶活检或肿瘤大部摘除手术，并在明确病变性质后，加以放疗和（或）化疗。淋巴瘤对放疗敏感，根据病变大小、范围和部位予以高度个体化治疗，个体化设计放疗计划，以保证放射治疗的疗效和不良反应的最小化。黏膜相关组织淋巴瘤属于低度恶性肿瘤，局限性肿瘤对放射治疗效果好，滤泡性淋巴瘤及淋巴浆细胞样淋巴瘤多局限在眶内，以其低度恶性优先考虑局部放疗，低度恶性肿瘤推荐小于 30 Gy 的放射治疗量。对于高度恶性类型或侵蚀性较强的淋巴瘤（如前驱 B 淋巴母细胞性淋巴瘤、弥漫性大 B 细胞淋巴瘤）或有全身表现的中低度淋巴瘤可应用全身化疗。对于检测鹦鹉热衣原体阳性的患者，可给予相应的抗生素治疗，多西环素对于眼及附属器淋巴瘤是一种起效快而安全的治疗药物。

七、预后与并发症

其预后评估与淋巴细胞的类型密切相关。此外，年龄大者病死率高，双眼比单眼预后差，其发生系统性淋巴瘤的死亡危险性双眼者高；病程长的预示病程进展缓慢，预后好，淋巴瘤常出现眼球突出和眼部肿块，少见复视、瞳孔传入障碍、眼部疼痛等，但这些症状和体征意味着眼外肌、视神经和眼部的感觉神经受累，是预后不良的表现，发生全身淋巴瘤和淋巴瘤相关死亡的危险性大。单纯手术治疗复发率较高，联合放疗和（或）化疗可提高生存率。

（尹瑞梅）

第五节　眼眶软组织损伤

眼眶区受到钝性暴力打击，造成眶内血管、神经、脂肪、肌肉和骨膜损伤，称为眼眶软组织损伤。拳击、交通事故、体育运动、撞击等为常见致伤方式。常表现为眶软组织肿胀、眶内出血和血肿。

一、眼眶软组织挫伤

（一）病因

眼睑和眶内软组织受到机械外力的震荡、冲击和扣压打击，眶区皮肤可有不同程度擦伤，眼睑皮下和眶内组织血管收缩后持续扩张和血管通透性增加，浆液和纤维蛋白渗出，引起眼睑和眼眶软组织肿胀，小血管的多发挫伤则引起皮下和结膜下淤血。眼肌撕裂和肿胀可导致其功能障碍等。

眶内和骨膜血管裂伤可引起眼睑皮下或眶内出血和血肿。

（二）临床表现

1. 眼睑淤血、肿胀

眼睑皮下组织疏松，淤血、肿胀可导致眼睑增厚和肿硬，严重者渗出液和出血可穿过鼻梁皮下，导致对侧眼睑淤血、肿胀。部分患者可有皮肤擦伤。

2. 结膜水肿和出血

结膜水肿取决于结膜挫伤程度和眶内压力。轻者表现为结膜增厚和结膜下积液，重者结膜可脱出和嵌顿于睑裂外，影响眼睑闭合。部分患者可有鲜红色的片状或大面积结膜下出血。

3. 眼球突出

眶内软组织肿胀和渗血，容积增加可导致眼球突出、眶内压力和球后阻力增高。一般在2～3天后随软组织肿胀消退而复位。

4. 眼外肌不全麻痹

眼眶软组织挫伤多表现为眼外肌不全麻痹，这是由于：①眼外肌肌腹和肌腱部分撕裂、肌肉内出血；②动眼神经、滑车神经和展神经的挫伤。

5. 视力变化

仅眼眶软组织挫伤者，视力多正常。同时伴有眼球挫伤，如视网膜脉络膜挫伤、水肿和眼内出血，可有不同程度视力下降。强力冲击导致视神经撕脱伤和视神经管区损伤，表现为外伤后视力丧失，瞳孔直接对光反射消失，间接对光反射存在，眼底可正常。

（三）诊断要点

眼眶软组织挫伤患者，除眼部检查外，应常规进行 CT 扫描，以明确有无眶骨骨折和眶内血肿。软组织挫伤的典型 CT 表现是眶内间隙增宽、软组织密度增高和眼球突出。

（四）治疗

眼眶软组织挫伤，伤后早期应冷敷，减少出血和组织肿胀。应用脱水剂和糖皮质激素，有助于减轻组织肿胀和眶内压力，促进眼睑和眼球运动功能恢复。如眼球突出严重，为防止暴露性角膜炎，应涂眼药膏和包扎患眼。

二、外伤性眶内出血和血肿

（一）病因

外伤导致眶内软组织血管撕裂、眶骨骨折致骨内和骨膜血管撕裂、颅底骨折脑膜和脑组织损伤出血均可进入眶内。出血弥漫性浸入眶软组织和眼睑组织中，导致眶内出血，出血局限于骨膜下间隙、骨膜直肌间隙、肌锥间隙、球筋膜囊间隙和视神经鞘间隙，造成相应间隙的积血和血肿。

出血体质的患者如血友病、血小板数量及功能异常、淋巴管瘤、维生素 C 缺乏症、抗凝治疗、眶内血管畸形以及高血压和动脉硬化患者等，可在经受轻微外伤时出现严重的眶内多发出血和血肿。

（二）临床表现

1. 眼睑淤血、肿胀

眶内出血浸透眶隔或眼睑挫伤，可出现眼睑肿胀和瘀斑。眼睑皮下和骨膜下血肿可导致眼睑青紫、肿胀和上睑下垂，涉及对侧时可出现"熊猫眼征"。应与颅底出血导致的迟发型"熊猫眼征"相鉴别。

2. 结膜下出血

较少的出血呈鲜红色，较多的出血表现为紫红色，严重者涉及全部球结膜。

3. 眼球突出和移位

中等量以上的眶内出血可有眼球突出。弥漫性眶内组织出血表现为眼球轴向突出。血肿则使眼球向对侧移位，常见眶顶部骨膜下血肿使眼球向前下方突出、肌锥内血肿眼球向正前方突出。

4. 疼痛、恶心、呕吐

小量的眶内积血，缺乏或仅有轻微症状。中等量以上的出血和水肿，可导致眶压增高和眶区疼痛，严重者眼眶剧烈疼痛和牵涉痛，眼心反射可致恶心、呕吐和心率减慢。

5. 眼球运动障碍

软组织损伤出血和血肿压迫等原因可阻碍眼球运动。眶压急剧增高，可导致眼球固定。

6. 视力丧失

眶压急剧增高、眶尖部血肿压迫视神经或影响其血液供应、视神经鞘内出血造成视网膜中央动脉阻塞，均可造成部分或全部视功能丧失。出血和血肿导致的视力丧失多发生在外伤15 分钟之后，视力逐渐减退，直至黑蒙。

7. 眶压和球后阻力增高

中等量以上的出血可导致眶压增高。大量出血导致眶压和球后阻力急剧增高，使眼睑触之坚硬如石，同时有眼压急剧升高。

8. 瞳孔变化

出血早期，由于牵张性疼痛，交感神经兴奋，瞳孔可缩小。大量出血可导致眶压急剧增高，眼球和视神经供血障碍，可出现瞳孔散大，直接和间接对光反射消失。

（三）并发症

大量眼眶出血和血肿，导致眶压急剧升高和眼球突出，如不能及时引流和减压，急性期可导致视力丧失，晚期可导致眼球暴露性角膜溃疡和结膜水肿嵌顿。

（四）诊断要点

1. 病史

外伤史和典型的体征。

2. 影像学诊断

CT、超声和 MRI 检查可显示血肿的位置和特征，并可显示其他眶内并发症。

（1）CT 检查：眶血肿呈高密度块影，均质，CT 值约 +60 HU，不被造影剂强化。因血肿多在眶顶区，水平扫描常被眶骨遮蔽，故常使用眼眶轴位扫描 + 冠状重建 + 矢状重建，显示血肿与眶顶的关系。弥漫性出血显示为眶内软组织密度不规则增高。

（2）超声检查：眶内血肿在出血后即刻检查为无回声暗区，当有弱回声光斑出现时，表示已有血块形成，待血块溶解后内回声又消失。眶血肿声衰减甚少，加压可变形。

（3）MRI 检查：新鲜出血 T_1、T_2 加权像均为低信号，72 小时后的陈旧性出血 T_1 和 T_2 加权像均为高信号，此点可与多数眶内肿瘤相鉴别。

3. 穿刺

眶内血肿早期为血凝块，不能穿刺抽出。出血 5～7 天后血凝块液化，超声发现液性占位病变后即可穿刺。穿刺抽出陈旧性血液，既有诊断意义，又有减低眶压力和清除积血的治疗作用。

（五）治疗

眶内少量出血和小血肿，缺乏严重的症状和体征，可自行吸收。出血量较多，较大的血肿形成，眶压明显增高或影响视力者，应积极治疗或紧急手术处理。

1. 冷敷和加压包扎

轻者早期冷敷和加压包扎以减少和制止出血，24～48 小时后热敷，以促进水肿消退和出血吸收。

2. 止血

外伤后即刻给予注射用凝血酶等药物并行加压包扎，可有效防止继续出血。

3. 降低眶压

全身给予高渗脱水剂、糖皮质激素对降低眶压和减轻组织水肿具有积极意义。

4. 血肿切开引流

血肿压迫、眶压过高威胁视力者，应紧急开眶引流积血和降低眶压力，并可放置引流。外眦韧带切断可暂不缝合，待眶压力恢复正常后再对位缝合。

5. 眶压急剧增高、视力丧失者紧急处理

①外眦切开以减轻眶压力，或外侧开眶减压和清除眶内积血，放置引流；②静脉给

20%甘露醇250 mL快速静脉滴注脱水以减轻眶压力，之后持续低剂量脱水；③冲击量甲泼尼龙0.5~1.0 g加500 mL液体静脉滴注以保护视神经。

6. 陈旧性积血穿刺抽吸

根据影像学显示血肿的部位，或直接在超声引导下穿刺抽吸液化的积血。一般采用9号针头，20 mL注射器，以免针头内径太小或阻塞，不能抽吸出黏稠的积血。可沿骨壁多点抽吸，但应避免造成新的出血。抽吸后加压包扎。

7. 并发症处理

高眶压导致的结膜脱出或嵌顿，病程1周以上者，可出现结膜下机化和结膜皱褶，难以自行复位，需待眶压恢复正常后手术切除脱出部分。眼球突出，睑裂不能闭合，应涂眼药膏和包扎患眼，以预防暴露性角膜炎。已经形成暴露性角膜炎者，应减低眶压后行暂时性睑裂缝合术。

8. 多发和反复眶内血肿

应考虑凝血功能障碍，进行血友病等相关凝血因子检查。有学者曾遇到数例患者，最后确定为凝血功能障碍。

三、眼外肌损伤或麻痹

（一）病因

眼眶挫伤、眶穿通伤，以及眼眶或鼻窦手术等，均可损伤眼外肌及其支配神经，造成斜视、复视和眼球运动障碍。

（二）损伤机制

1. 眼外肌损伤

眼眶软组织挫伤或穿通伤，以及眼眶和鼻窦手术，可直接造成眼外肌肌腹和肌腱的全部或部分撕裂或断裂，导致肌肉内出血和肿胀，或眶内出血压迫眼外肌，影响其功能，导致斜视、复视和眼球运动障碍。提上睑肌损伤则导致上睑下垂。

2. 支配神经损伤

颅脑损伤多见双侧或单侧展神经麻痹，是由于第Ⅵ对脑神经在颞骨岩部受到牵张所致。眶尖和眶上裂部的挫伤和挤压伤可导致支配眼外肌的动眼神经、滑车神经和展神经挫伤或麻痹，出现眶上裂综合征的表现。肌锥内占位病变手术可直接损伤相应的眼外肌支配神经。

（三）临床表现

1. 斜视、复视和眼球运动障碍

外伤或手术后出现斜视、复视和眼球运动障碍，应考虑眼肌部分和全部撕裂或损伤，或是支配神经损伤。眼外肌断离或麻痹，表现为眼球向受累肌对侧旋转，向眼外肌作用方向运动受限。

2. 上睑下垂

提上睑肌损伤时，可出现不同程度上睑下垂，而上直肌运动可正常。动眼神经上支麻痹，则同时出现眼球外下斜和向外上方运动受限。

3. 眼球突出或内陷

眼外肌位于眶内深部且有较强的韧性，其损伤可伴有较为严重的眶软组织或眶骨的损伤。由于损伤早期眶内组织肿胀和出血，往往表现为眼球突出。损伤晚期，组织肿胀消退，可有脂肪吸收、瘢痕收缩，导致眼球内陷。

（四）影像学检查

1. B超检查

正常眼外肌在强回声的眶内脂肪呈低回声长条形暗带。眼外肌损伤出血和肿胀，表现为肌肉不规则增粗、边界不清、回声不均匀增强；如眼外肌暗带不连续或不能探查到暗带，提示眼外肌断裂。但B超检查不稳定且需要丰富经验。

2. CT检查

眼眶轴位CT可良好显示内、外直肌，冠状CT可显示四直肌断面及其周围关系，矢状重建可显示上直肌和提上睑肌、下直肌全长情况。CT可见眼外肌移位、嵌顿和肿胀，完全断离可见眼肌条带消失，眼球斜向对侧。

3. MRI检查

可轴位、冠状位和矢状位多层面显示眼外肌损伤情况，尤其是矢状位上、下直肌的显示，优于CT。

（五）诊断要点

1. 病史

外伤史或手术史。

2. 临床表现

斜视、复视和眼球运动障碍，以眼外肌功能障碍和麻痹为特征。

3. 影像学检查

发现眼肌损伤、移位或断离。

（六）鉴别诊断

1. 眼外肌损伤的鉴别诊断

①牵拉试验，眼球表面麻醉下，使用有齿镊夹取受损的眼外肌止点，向肌肉收缩方向或对侧牵拉，判断是限制性或是麻痹性运动障碍；②根据斜视和眼球运动方向鉴别，如下直肌损伤麻痹，眼球处于上转位、外下转受限；下直肌嵌顿，表现为眼球下斜、上转受限；③影像学检查可协助判断眼肌损伤情况。

2. 上睑下垂

单纯提上睑肌损伤表现为不同程度的上睑下垂，动眼神经上支损伤同时伴有上直肌功能障碍，眶顶出血压迫也可出现提上睑肌运动受限。

（七）治疗

1. 眼外肌挫伤治疗

眼外肌的断离或部分断离均应急诊缝合，由于Polly结构的存在，前部眼外肌断离一般容易找到。眼外肌挫伤出血肿胀，给予脱水剂和糖皮质激素，可有效减轻组织水肿和炎症反应，减少瘢痕形成。同时给予B族维生素、能量合剂和神经生长因子，促进神经肌肉功能恢复。眼外肌挫伤一般可在数周内逐渐恢复。

2. 支配神经损伤治疗

早期给予糖皮质激素可减轻水肿和保护神经组织；B族维生素、能量合剂和神经生长因子可有效促进神经肌肉功能恢复。但支配神经麻痹的恢复多需数月或更长时间，且部分为永久性麻痹。

3. 后期治疗

眼外肌修复术后或经药物治疗 6 个月后，斜视、复视和眼球运动障碍仍存在，可行眼肌手术矫正眼位、消除复视。

（尹瑞梅）

第六节 眼眶穿通伤和眶内异物

眼眶穿通伤和眶内异物是由外界物体刺入和进入眶内引起的，两者具有类似的临床表现，诊断上所有眼眶穿通伤均应考虑眶内异物存留的可能，故一并论述。

一、致伤物

眼眶穿通伤多是杆状物或锐器切割或刺伤眶内组织。常见的致伤物为尖刀、锥、剪刀、伞尖、铅笔尖、削尖的木棍、树枝、玻璃片、注射针头和其他尖头工具。

外界物体进入、滞留或刺入、断离在眶内，成为眶内异物。最多见的眶内金属异物为铅弹、铁屑、铜片，植物性异物如树枝、植物杆、筷子、铅笔或各种笔尖以及爆竹纸片，少见为玻璃、石片、沙粒和塑料。

二、损伤形式

（1）致伤物以一定的力量和速度作用于眼睑和眼眶区，刺伤和撕裂眼睑、结膜和眼球组织，达眼眶深部，多为杆状物损伤。

（2）身体以一定的速度撞向致伤物，多见于骑摩托车摔伤、车祸甩出，高处和高空坠落、摔倒跌落等。

（3）高速飞行的子弹弹片和爆炸物碎片，以穿切的形式进入眶内，并伴有一定的震荡损伤。

三、损伤机制

（一）机械性损伤

锐利器械或异物在穿过眼睑、眼球和眶内组织时，造成穿通、切割、撕裂损伤。高速飞行异物进入眶内，造成冲击和震荡损伤，如眶内组织出血和水肿，眼内出血、晶状体脱位、脉络膜裂伤，视网膜震荡、水肿、出血和脱离。高速飞行的子弹强烈冲击、震荡造成的视网膜脉络膜裂伤、出血及坏死，称为弹伤性视网膜脉络膜病变。

（二）细菌感染

致伤物本身可带有致病菌，刺入眶内引起感染。也可将眼表的细菌带入眶内，引起感染。枪弹伤由于异物高速飞行，与空气摩擦产热，自然消毒，很少感染。而植物性异物表面不平，含较多病原菌，常引起眼眶蜂窝织炎和眼眶脓肿。

（三）瘘管形成

眶内植物性异物如不能及时取出，将引起反复发作的眶内化脓性炎症和瘘管形成。常见的皮肤瘘管在上、下眼睑或眶周,少见开口于结膜穹隆部,瘘口经常排出脓性分泌物。田文芳和朱豫报道,存留1个月以上的植物性异物,均有瘘管形成。

(四)化学性损伤

眶内铁质异物周围常有铁锈沉着,但很少影响功能。纯度较高的铜异物,可引起非细菌性化脓性反应。铅是非活泼金属,在软组织内表面很快形成碳酸盐,此物不溶于水,因而不发生化学反应,故铅弹一般不会引起铅中毒。砂、石、玻璃、塑料在人体内只引起机械性损害,不发生化学反应。

(五)异物性反应

眶内异物均可引起组织反应,最终被纤维组织包裹。机化包裹可孤立异物不对周围组织产生损害,但可引起周围组织机化和眼球运动障碍。如异物邻近眼外肌,可影响眼球运动和造成复视;异物邻近视神经,可影响其功能和血液供应,导致视神经萎缩。

(六)迟发性眶内囊肿

外界物体刺入和异物进入眶内时,眼睑皮肤碎片和结膜带入眶内,可形成迟发性眶内囊肿。

四、临床表现

眼眶穿孔伤与眶内异物伤具有类似的临床表现。眶内异物伤必然有眼眶穿通伤,是眼眶穿通伤的一种特殊形式。

(一)穿通伤口

穿通伤口随致伤物的不同而差异较大。小的不易察觉,大的明显可见。伤口可位于眼睑、内外眦部、眉弓内或眶周皮肤;也可位于球结膜或穹隆部结膜,容易被出血和水肿掩盖而漏诊;贯通眼球的伤口,可使视力损害严重。

(二)出血和肿胀

患者多有眼睑或结膜伤口出血、眶内出血和血肿形成。眼睑淤血和红肿肿胀,眼睑触之硬痛。部分患者伤口可见眶脂肪脱出。严重的眶内出血和血肿形成,可使眶压极度增高,结膜水肿、脱出、嵌顿。

(三)眼球突出

眶内组织和结构损伤、出血和组织肿胀,导致不同程度的眶压增高、眼球突出,多同时伴有眼球运动障碍。

(四)视力损害

①视神经损伤,多见于眶尖部损伤,致伤物直接作用于视神经,致视神经挫伤,一般伤后即刻视力丧失,瞳孔传入路障碍,多数视力损害不可逆转。早期眼底可正常,后期视神经萎缩。②眼球损伤,眼眶损伤合并眼球损伤,多为眼球穿通伤。一般视力损害严重。如眼球破裂严重,眼内容大量脱出,视力无光感,最终多导致眼球萎缩。

(五)眶内血管神经损伤

①重要血管损伤,眼动脉、视网膜中央动脉损伤或视神经前段损伤,检眼镜下可见视盘

水肿或出血，视网膜动脉节段状、视网膜水肿、黄斑区樱桃红斑等表现。②运动神经损伤，动眼神经上支损伤表现为上直肌和提上睑肌麻痹；动眼神经下支损伤表现为内直肌、下直肌、下斜肌麻痹；展神经损伤表现为外直肌麻痹；滑车神经损伤表现为上斜肌麻痹。外周运动神经损伤多可逐渐恢复。③感觉神经损伤，眶上神经损伤表现为上睑、前额和半侧头顶区痛觉、触觉和温觉消失；眶下神经损伤表现为下睑、鼻旁、上唇和齿龈麻木等；④眶尖综合征或眶上裂综合征，较粗的致伤物直接损伤眶上裂和视神经，可导致视力丧失及眼部运动神经损伤所致的眼睑下垂及眼球固定、感觉神经损伤所致的眼部知觉障碍，眶内出血或水肿引起眼球突出出、眶压和球后阻力增高，眼上静脉受压回流障碍出现视盘充血、眼底静脉扩张、瞳孔中度散大、直接和间接对光反射消失，称为眶尖综合征；如仅眶上裂内走行的神经和血管损伤，视力存在，称为眶上裂综合征。

（六）眼外肌损伤

可为肌腱或肌腹的全部和部分断裂，表现为斜视、复视和眼球运动障碍。提上睑肌腱膜部分撕裂，表现为不同程度的上睑下垂。

（七）泪器损伤

眼眶外上方的穿通伤可致泪腺碎裂或泪腺导管损伤，出现反射性泪液分泌障碍，晚期可有泪腺囊肿或瘘管形成。眼睑和内眦部撕裂伤可造成泪小管断离、泪囊撕裂以及骨性鼻泪管损伤，如不能及时修复，日后患者常有溢泪或溢脓。

（八）内外眦韧带和眶隔损伤

内、外眦部的眼眶穿通伤，可伴有内外眦韧带的断离、撕裂或撕脱损伤，如不能适当修复以达到解剖复位，可造成眦角畸形和移位。较大的眶隔裂伤，若未能修复和处理，可导致眶内脂肪脱出到皮下。

（九）眶周损伤

动能较大的锐器或异物穿通眼睑和眶周皮肤及眶内组织后，还可穿过眼眶骨质涉及眶周的邻近组织，造成并发损伤。①颅脑损伤；②鼻窦损伤，眶内上角穿通损伤可涉及额窦，眶内壁穿通可损伤筛窦和鼻腔甚至鼻中隔，下壁损伤涉及上颌窦。鼻腔或鼻窦的气体和细菌进入眼眶内，可引起眶内气肿和感染。出血可经鼻腔流出，以后数天内可出现痰中带陈旧血丝或血块。

五、并发症

眼眶穿通伤和眶内异物的并发症多且较为严重，应引起高度重视。

（一）感染

细菌感染可造成眼眶蜂窝织炎和脓肿，炎症可通过穿通伤口向颅内蔓延，引起脑膜炎和脑脓肿，通过眼上静脉蔓延致海绵窦血栓性静脉炎，严重者可危及生命。

（二）脑脊液漏

眼眶穿通伤口涉及颅前窝和颅中窝，可有脑脊液鼻漏。

（三）颈动脉—海绵窦瘘

外伤导致颈动脉和海绵窦沟通，形成颈动脉—海绵窦瘘。严重者可在数天内发生，一般在外伤后 1~3 个月内出现典型表现。

（四）瘘管形成

眼眶穿通伤有眶内异物存留尤其是植物性异物滞留时，可在伤口愈合后，引起反复发作的眶内炎症反应，以及瘘管形成并不断排出脓性分泌物。

（五）眶内肉芽肿形成

眶内异物长时间存留将引起慢性炎症反应，刺激周围组织，形成肉芽肿。眼外肌周围和眼球周围肉芽肿形成将影响眼球运动。

六、影像学检查

（一）CT 检查

CT 检查是眼眶外伤的常规检查项目。一般同时采用轴位和冠状扫描，层厚 3~5 mm，软组织窗和骨窗双窗位显示。CT 可显示眶内软组织肿胀、眼球形态、视神经和眼外肌有无断裂、眶内血肿等软组织损伤情况，显示眶内金属、砂石、玻璃和塑料异物，以及大多数植物性异物。

一般金属异物 CT 值在 +3 000 HU 以上，合金在 +2 000 HU 以上，在 CT 软组织窗图像上有明显的放射状伪影和放大效应，不能显示异物的大小和形状，可利用骨窗或加大窗宽和提高窗位方法消除伪影，显示异物的大小和形态。

砂石和玻璃异物 CT 值一般在 +250 ~ +600 HU，与眶内组织密度差别较大，在软组织窗 CT 上显示为眶内异常高密度影，形成鲜明对比，不难诊断。硬橡胶类异物与砂石有类似的 CT 表现，边界清楚，无放射伪影。

塑料异物可为负值，但多数在 0 ~ +20 HU，在软组织窗 CT 片上与眶脂肪可明确区分，但与眼外肌密度类似，需要根据形态和眼外肌走行方向进行鉴别。

植物性异物存留早期，一般均为低密度的负值区，需与脂肪组织区别。而异物长期存留浸水后可表现为高密度。长期存在的植物性异物，周围有肉芽肿形成，可显示为不规则高密度区。

（二）超声探查

超声对眼眶软组织损伤的显示不如 CT 清晰，故穿通伤和眶内异物较少采用超声探查。但对有经验检查者，眼外肌和视神经断离可发现相应暗区条带不显示；眶内血肿显示为无回声暗区；眶内异物周围有脓肿形成时，超声可见眶暗区内强回声光斑。颈动脉海绵窦瘘形成患者，彩色多普勒血流成像可见眼上静脉扩张增粗、呈红色搏动血流信号。

（三）X 线检查

眼眶 X 线正、侧位摄片，可良好地显示金属或高密度异物的大小和形态，这是其优势。

（四）MRI 检查

MRI 检查对眼眶软组织损伤显示优于 CT。但眶内磁性金属异物存在时，可在磁场下运动造成组织再次损伤，以及形成较大的异物伪影，故列为禁忌。认为 MRI 对眶内植物性异物、塑料和有机玻璃异物的显示优于 CT。植物性异物在 T_1WI 和 T_2WI 均为低信号。

七、诊断要点

（一）外伤史

眼眶穿通伤和眶内异物伤往往有明确的外伤史。详细询问致伤物的大小、力量和速度、受伤的地点和周围环境，分析受伤的性质，对眼眶穿通伤和眶内异物伤的诊断有重要意义。外伤后瘘管形成高度提示植物性异物存留。

（二）穿通伤口

无论眼眶穿通伤或眶内异物伤，一定存在穿通伤口。结膜穹隆部和半月皱襞处伤口不易发现，应予注意检查。陈旧性外伤创口愈合者也不易发现伤口。有报道曾有自行车把上的橡胶套和钢笔帽滞留眶内未能发现伤口者。

（三）影像学检查

CT 常规检查，金属异物的形态和大小在 X 线平片上显示较好，低密度异物影与气体鉴别可使用 MRI。

（四）生命体征检查

所有眼眶穿通伤患者均应检查体温、脉搏、呼吸、血压，瞳孔大小及对光反射情况。观察和询问有无头痛、恶心、呕吐，有无昏迷或意识障碍。

（五）相关科室会诊

如患者有颅脑损伤表现、脑脊液漏或 CT 检查显示颅脑合并损伤，应及时请神经外科会诊。鼻窦损伤严重者，请耳鼻喉科医师会诊协同处理。

（六）瘘管形成

高度提示眶内植物性异物存留，应进行 CT 和 MRI 检查。

八、治疗

（一）急诊处理

首先应清洁伤口周围出血和污染物，详细检查伤口，加压包扎，急诊 CT 检查。怀疑颅脑损伤，应请神经外科会诊。

（二）眼眶穿通的处理

眼眶穿通伤如需手术处理，由于组织肿胀，局部麻醉效果不佳，应尽可能采用全身麻醉。①自行闭合的伤口，伤口较小，自行闭合，且无眼球和眶内重要结构损伤者，可仅给抗感染治疗；②有眶内组织脱出的创口，脱出破碎的脂肪组织可以剪除；血肿应清除或引流；眼外肌或肌腱断裂者应争取一期的修复；泪腺损伤和脱位缝合法复位；内、外眦韧带断离或撕裂应予缝合解剖复位；眼睑或结膜伤口适当缝合。眶压高、肿胀严重应放置橡皮条引流 24~48 小时。

（三）眶内异物的处理

所有眼眶穿通伤均应检查有无异物存留，尤其是注意眉毛、睫毛或皮肤碎片等影像学检查不能发现的异物，术中尽可能予以清除。

（1）植物性异物：所有的植物性异物均应尽早彻底取出。强调术前 CT 和 MRI 检查明确异物位置和深度的重要性，以及手术中不要满足于取出一块，而应仔细探查残留异物及清除所有植物性碎渣。临床经常见到多次手术仍有较大异物残留的情况。

（2）金属异物：小的金属异物，如无功能性障碍，一般可不取出。较大的异物，影响眼球运动应取出。眶深部邻近视神经的较大异物，为预防视神经萎缩，可采用外侧开眶取出。铜异物可引起化脓性炎症，最终需取出。

（3）塑料、砂石、玻璃等异物：为非刺激性异物，如未造成功能障碍，无炎症反应可不取出，否则，应手术取出。

（4）橡胶和橡皮类异物：应尽早取出。

（四）防治感染

应尽早全身应用大剂量广谱抗生素预防和治疗感染，清创缝合时使用过氧化氢溶液和生理盐水彻底清洗创面，并于 24 小时内注射破伤风抗毒素或破伤风免疫球蛋白。一旦发生感染，应考虑异物存留可能，进行细菌培养和药敏试验，选用敏感抗生素。如有脓肿形成，尽早切开引流。

（五）并发症处理

颅脑和鼻窦损伤应请专科医师会诊处理。

（李宇航）

第七节　眼眶挤压伤

眼眶区或头颅长时间受到压迫，出现眶内结构损害和视觉功能丧失，称为眼眶挤压伤或眶挤压综合征，多发生在车祸或地震房屋倒塌被掩埋之后。骨科和颅脑外科长时间俯卧位手术，也可造成压迫性缺血性单眼或双眼视力丧失。

一、发生机制

（一）重物压迫颅面眶骨变形

重物直接压迫或挤压头颅和眼眶，压力传导至眶尖部和眶上裂区，使眶上裂区和视神经管发生形变，挫伤其内走行的神经和血管，造成眶尖综合征或眶上裂综合征。

（二）眶口区长时间受到压迫

较大面积的重物作用于眶口区和头面部，使眼眶内压力长时间增高，导致眼动脉或视网膜中央动脉及其分支供血障碍，眶内各种结构，包括眼球、视神经、运动感觉和自主性神经、眼外肌等完全处于缺血和缺氧状态，超过一定时间，将出现各种结构功能障碍和反应性水肿。压迫时间太长，则功能丧失不能逆转。据蔡用舒等报道，压挤 30 分钟至 4.5 小时后，只有少数患者可恢复部分视力，而眼球运动及眼球突出可全部恢复，说明视神经和视网膜对缺血缺氧耐受性低于其他结构。

（三）面部向下体位手术

骨科或神经外科手术，患者采取面部向下的体位，如额托放置不当，头颅重力等长时间作用于眼眶区，可导致眼球或视神经压迫性缺血；或因有控制性低血压、大量失血等多种因素存在，导致单眼或双眼视力丧失。

二、临床表现

（一）视力丧失

经过长时间的压迫，视力完全丧失或仅保留微弱视力。只有那些压迫时间较短的病例，视神经损伤较轻者，才有可能保留有用视力。多数患者视力丧失不能恢复，少数于伤后2周开始出现光感，视野高度向心性收缩。

（二）瞳孔散大

单侧或双侧瞳孔散大，直接和间接对光反射迟钝或消失。

（三）眼底改变

早期如同视网膜中央动脉栓塞，视盘和视网膜水肿、黄斑樱桃红色。伤后4~8天视盘颜色变淡，晚期呈瓷白色。视网膜动脉纤细，呈白线状，分支隐匿不见。伤后3~4周血管两侧出现白鞘，视网膜萎缩变薄、有污秽点及色素游离。晚期视网膜呈青灰色、椒盐状或大片色素沉着。脉络膜萎缩，血管硬化，暴露白色巩膜。

（四）软组织水肿

压力解除后，会发生软组织水肿，如眼睑肿胀，球结膜水肿、脱出于睑裂之外，眼球突出，暴露性角膜炎。一般1周后水肿消失，眼球复位。长时间随访约1/2患者出现眼球内陷，说明球后脂肪缺血坏死和吸收。

（五）运动和感觉神经障碍

伤后眼球运动神经功能完全丧失，上睑下垂，眼球固定于原始位，瞳孔散大。角膜及额部皮肤知觉丧失，4~6周后逐渐恢复正常。运动神经恢复较慢。

（六）眼眶骨折

部分患者可有眶骨骨折，这是由于突然眶压增高或直接打击头面部引起，或眼眶骨形变超过张力限度。

三、诊断要点

（一）挤压伤史

有明确的挤压伤史，多数患者可以知道压迫时间。

（二）症状

典型的眼底改变。

（三）眼眶影像学检查

（1）CT检查：可显示眼眶软组织肿胀和眼球突出、眶颅骨骨折和颅内并发症。

（2）彩色多普勒血流成像：可显示眼动脉、视网膜中央动脉、睫状后动脉血流速度和阻力，有助于预测治疗效果。

四、治疗

（一）冲击量皮质激素

甲泼尼龙每天 1 g 缓慢静脉滴注，3～5 天，有助于减少视神经的继发损害，改善血流，减轻眶内水肿。

（二）降低眶压

眼眶肿胀较重者，可使用高渗脱水剂甘露醇及利尿脱水剂等，以减轻眶内水肿和降低眶压。

（三）血管扩张剂

罂粟碱肌内注射，复方樟硫碱颞窝封闭，CO_2 吸入或 4% 碳酸氢钠静脉滴注，可使颈内动脉和局部血管扩张，迅速改善眼部微循环。

（四）促进细胞代谢

给予能量合剂促进细胞代谢，维生素 B_1 和维生素 B_{12} 促进神经功能恢复。

（五）神经生长因子

鼠神经生长因子、神经节苷脂等，有利于促进神经功能恢复。

（李宇航）

第八节　眼眶骨折

眼眶骨折多发生在眼眶区和头面部遭受暴力打击时。常见于交通事故、棍棒打击、坠落、拳击和踢伤、严重挤压、体育运动、爆炸和枪弹伤等。临床可分为眼眶气肿、眶缘骨折、爆裂性眶壁骨折、视神经管区骨折和眶颅联合损伤的眶顶骨折等多种类型。

一、眼眶气肿

（一）病因

眼眶遭受较轻的钝性暴力打击，多见于拳击、撞击和球类致伤，眶压突然升高，导致眶内壁和眶下壁薄弱处裂伤或力量经骨传导至眶壁薄弱处致其破裂，患者鼓气或擤鼻时，气体由鼻窦进入眶内和（或）眼睑皮下，形成眶内气肿和眼睑皮下气肿。认为眼眶气肿，多为眶壁裂缝骨折所致，当上呼吸道压力增高时，气体间歇性进入眶内，典型发生在打喷嚏、鼓气、擤鼻、咳嗽、用力憋气时。少数伤口形成单向活瓣，使气体只进不出，眶压不断升高，甚至影响视神经和视网膜血液供应而导致失明。病原菌也可通过损伤处进入眶内造成感染。

（二）临床表现

眼部外伤后出现不同程度的眼球突出，用力鼓气时眼球突出突然加重，触诊眼睑有捻发音，压之有噼啪声，加压眼球可恢复原位，临床即可做出诊断。部分患者伴有眼睑皮下淤血。由于损伤部位和程度差异，眼部气肿有 3 种类型。

1. 眼睑气肿

单纯眼睑气肿较为少见。认为由眶骨膜和眶睑筋膜前的泪骨骨折所致，或泪囊破裂，气体由鼻泪管向上进入眼睑皮下。表现为可压缩性的眼睑隆起，触之捻发音，无眼球突出。

2. 眼眶气肿

眶隔后骨壁破裂但眶隔完整，气体积聚在眶隔后肌锥内外间隙，眼球突出，眶压增高，睑裂增宽和眼睑紧张，压之有捻发音和捏雪感。严重者可有眼球运动受限和复视。

3. 眶睑气肿

眶壁裂伤或同时眶隔损伤，气体同时进入眶内和眼睑皮下或由眶内进入眼睑皮下，兼有眼睑和眼眶气肿的特征。

（三）诊断要点

1. 病史

外伤史和临床特征。

2. 眼眶 CT 检查

眼睑和眶内气体为低密度区，CT 值约为 – 1 000 HU，与周围组织界限清楚。CT 可同时显示鼻窦积血情况，部分患者可见骨折裂缝处。

（四）治疗

1. 避免用力鼓气

嘱患者避免擤鼻、咳嗽、打喷嚏、鼓气或用力憋气动作，防止气体再次进入眶内。

2. 加压包扎

使用绷带或四头带加压包扎，可防止气体继续进入眶内，气体可在数天内吸收。

3. 眼眶穿刺抽气减压

眶压较高，可能或已经影响视力者，可用注射器穿刺抽气减压。对有活瓣形成，眶压不断增高者，可保留软性导管减压，并行加压包扎。

4. 预防感染

由于眶壁存在破裂，应按开放性损伤处理。给予破伤风抗毒素 1 500 U 或破伤风免疫球蛋白 250 U 肌内注射，必要时应用抗生素预防感染。

二、眶缘骨折

（一）病因

车祸、工业事故、高速运行的重物、棍棒等打击眼眶，眶缘直接受力处发生骨折，称为眶缘骨折。多为开放性、凹陷性和粉碎性骨折，也可为闭合性凹陷损伤。眶缘骨折可为局限性，但多涉及周围颅面骨。

（二）临床表现

1. 软组织裂伤口

眼眶受力处或骨折表面皮肤和皮下组织、肌层及骨膜均可有裂伤，创口多不规则、伴有出血，部分伤口可见泥沙及其他异物。内、外眦部骨折移位和韧带撕裂可致眦角畸形，睑裂不对称或内眦距增宽。部分患者局部可无伤口，仅有组织淤血、肿胀。

2. 组织肿胀和局部压痛

眶缘骨折多为凹陷性和粉碎性骨折，部分有骨质移位。损伤早期，由于组织淤血、肿胀，上述表现可不明显，但局部触压痛显著。急诊手术探查可见骨折、多个游离的碎骨片或眶缘凹陷错位。陈旧性损伤可有外观畸形和（或）触及眶缘骨质凹陷或阶梯畸形。

3. 眼位改变和运动受限

损伤早期由于眶内积血、水肿和软组织肿胀，多表现为眼球突出，晚期可为突出和凹陷。较为严重的眶缘骨折可压迫眼球向对侧移位，向骨折所在处转动受限，并可伴有复视。

4. 感觉障碍

眶内上缘处骨折可伴有眶上神经损伤，表现为同侧前额和头顶区麻木。眶下缘骨折涉及眶下神经损伤，则面颊部、上唇及相应牙龈知觉丧失。眼眶外上缘骨折泪腺神经末支损伤，部分患者可感到局部麻木。颧骨骨折和移位涉及颧面神经，出现颧面部麻痹。

5. 视力下降

致伤物同时打击眼球，可导致眼球挫伤、穿孔或破裂，造成不同程度视力损害。外力经眶壁传导到眶尖部，可导致视神经管变形和骨折、损伤视神经，导致瞳孔传入和视力障碍。

6. 眶周组织损伤

车祸伤和坠落伤等，可导致眼眶、头颅、颌面严重合并损伤，甚至危及生命。

（三）临床类型

1. 眶外上缘骨折

最常见和较为单纯，骨折碎片压入眶内，可导致上睑下垂和眼球向外上方运动受限，并可伴有额骨颧突或颧额缝处骨折和移位。

2. 眶外下缘骨折

颧骨骨折可表现为颧骨体骨折，严重者颧额缝和颧颌缝分离以及颧弓骨折，形成典型的颧骨三点骨折。颧骨向外、下移位造成眶腔扩大变形，可同时伴有上颌骨、下颌骨颧突异常，面部畸形和咬合关系异常。

3. 眶内下缘骨折

眶内下缘骨折较为复杂，常涉及上颌骨额突、泪骨、鼻骨和筛骨，导致眶内下角凹陷、内眦增宽、鼻根部扁平畸形，下直肌起点移位导致复视，泪囊和鼻泪管损伤致溢泪和慢性泪囊炎，称为鼻眶筛骨折。

4. 眶中部横向骨折

多发生在额骨和双侧鼻骨、上颌骨、泪骨和筛骨缝处，造成明显的鼻根部凹陷，严重者双侧眶外壁中部骨折，造成颅面骨分离骨折。

5. 眶内上缘骨折

眶上缘中、内1/3处骨折可损伤眶上神经和血管及额窦。

（四）诊断要点

1. 外伤史

较为严重的撞击或硬性物体打击。

2. 临床表现

软组织伤口、局部压痛和可见骨折等。

3. CT检查

三维CT骨算法成像是显示眶缘骨折及眼眶变形的最佳方法，可确定诊断和辅助手术设计。眼眶轴位和冠状扫描可显示眶内和眶周软组织损伤情况、骨折片与眼球的位置关系。CT 是眼眶骨折的常规检查方法。

（五）治疗

1. 创口和骨折的急诊清创处理

眶缘骨折如有创口，应急诊清创处理。①清创，创口有污染征象，使用过氧化氢溶液和生理盐水反复冲洗，清除异物及坏死组织，至创口清洁。②探查，皮肤和皮下组织、眼部轮匝肌、骨膜与眶隔睑板、骨折情况、眶内组织损伤情况，由浅入深逐层检查，且检查和止血同步进行。③修复，首先修复眶内组织损伤，如眼外肌、提上睑肌腱膜；清除眶内游离骨片，将连有骨膜的骨片复位，可用耳脑胶黏合骨片固定修复；眶缘和眶壁缺损较大，可用Medpor 和钛网等材料修补；眶骨移位，剪切力较大时，可用钛板和钛钉坚强内固定；尽可能修复骨膜—眶隔—睑板—内外眦韧带；分层缝合轮匝肌、皮肤和皮下组织。④估计术后眶内肿胀，应缝眼睑，眼眶区常规用四头带加压包扎 3 ~ 5 天。

2. 并发症处理

合并有上颌骨、颧骨骨折，张口困难，咬合关系异常者，应邀颌面外科医师会诊处理。鼻腔和鼻窦损伤应邀请耳鼻喉科医师处理。颅脑损伤请神经外科医师处理。

3. 防治感染

给予破伤风抗毒素 1 500 U 或破伤风免疫球蛋白 250 U 肌内注射，酌情全身应用抗生素预防感染。

4. 减轻眶压

糖皮质激素的使用可减轻眶内组织肿胀；眶压高可使用脱水剂；对眼球突出，睑裂闭合不全，结膜脱出者，应涂眼膏保护角膜，必要时做睑裂缝合或开眶减压，避免角膜溃疡的发生。

5. 陈旧性眶缘骨折的治疗

如有明显的外观畸形和眼球移位，以及眼睑和眼球运动障碍，应予治疗。手术以去除眶内骨片、恢复眶腔和眶缘为原则。外观畸形应根据三维眼眶和面部 CT 设计手术修复方案。医学导航技术的应用可改善手术效果。

三、爆裂性眼眶骨折

爆裂性眼眶骨折是指间接外力造成的眶壁薄弱处破裂，以及眶内软组织脱出嵌顿引起的一组综合征。特征是眶缘尚完整。

（一）发生机制

大于眶口的物体，如拳、肘、膝、网球、机动车等，自前方直接打击和撞击眼眶区，使眶压突然增高，致眶壁薄弱处爆裂，骨折多见于眶下壁和眶内壁筛骨纸板处。儿童易发生颅顶击出性骨折。骨折处可呈裂隙状、洞穴状和阶梯状，也可为大面积眶板粉碎性骨折向下或向内移位，前者以眶内容疝出或嵌顿于骨折处为主要表现，后者以眶腔扩大和眼球凹陷为主。一般很少有眼球同时受伤。常见于打架斗殴、车祸事故和体育运动。

（二）临床表现

外伤后早期表现为眼睑肿胀和淤血、眼球突出、复视等，然后出现典型的临床表现。

1. 眼球凹陷

外伤早期由于眼眶组织水肿和出血，多表现为眼球突出。待水肿消退和淤血吸收后，逐渐显示眼球凹陷。造成眼球内陷的原因：①眶壁向下或向内骨折和裂开，眶腔容积扩大；②眶内软组织如脂肪、眶筋膜和眼肌疝出，使眶内容体积减少；③眶脂肪遭受重大压力后坏死、萎缩和吸收。

2. 斜视、复视和眼球运动障碍

眶壁骨折、眼外肌或筋膜疝出和嵌顿，使受累眼肌麻痹或不能放松，出现斜视、复视和眼球运动障碍。多见为内下斜视，垂直性复视，眼球上转明显受限和下转不足。主要原因：①眼外肌挫伤、出血和水肿，功能不足；②运动神经暂时性麻痹；③下直肌、下斜肌或内直肌嵌顿于骨折处，松弛受限；④骨折处瘢痕粘连形成，粘于骨膜，限制肌肉活动；⑤眼球内陷，眼外肌肌力不平衡。

3. 眼球移位

大面积眶底骨折，眼球可明显下移，或眶下部脂肪、眼球悬韧带、下斜肌及下直肌疝入上颌窦，严重者眼球可陷入上颌窦内。大面积眶内壁骨折，眼球可向内侧移位，严重者眼球可部分陷入筛窦内。

4. 牵拉试验阳性

表面麻醉下，有齿镊夹持下直肌或内直肌肌止点向上或向外侧牵拉眼球，可因下直肌或内直肌嵌顿和粘连出现眼球上转或外转受阻，此为牵拉试验阳性。

5. 眶下神经麻痹

眶下壁骨折和向下方移位涉及眶下神经管，可造成不同程度的眶下神经损伤，出现下睑、面颊部、鼻翼、上唇和相应牙龈麻木。眶下神经损伤多可逐渐恢复。

6. 伴随损伤

强力打击眼眶区，可同时出现眼球破裂。眶内组织受力不均匀，可出现眼外肌撕裂或断离。出血进入筛窦和上颌窦，当时可有鼻出血，数天内痰中带有陈旧性血丝或血块。打喷嚏、擤鼻使鼻腔压力突然增高时，空气溢入眶内，可造成眶内积气和眼球突出。

（三）诊断要点

1. 外伤史

尤其是眼眶钝性外伤。

2. 临床表现

伤后复视可为患者最早主诉，检查可见眼位异常和运动障碍，应及时做眼眶 CT 检查。眼球内陷多在 1～2 周水肿消失后出现。

3. 爆裂性眼眶骨折 CT 表现

①眶壁的连续性中断和移位，多见于眶下壁、眶内下壁、眶内壁，儿童可见眶上壁骨质连续性中断；眶壁爆裂性骨折可为裂隙状、洞穴状、阶梯状、向下或向内成角畸形；②眶壁大面积坍塌导致眶腔扩大、眼球内陷和移位；③眶内软组织疝出和嵌顿，眶内脂肪、眼外肌可疝出和嵌顿于骨折裂隙内；典型的眶下壁骨折脂肪脱出，悬于眶下壁，呈"泪滴状"；④鼻窦压缩和积血；眶壁骨折多伴有骨膜撕裂和出血，CT 显示筛窦和上颌窦积血密度增高；击出性骨折和眶组织向窦腔移位造成窦腔不同程度压缩；⑤眼外肌改变，多可见骨折局部眼外肌肥厚、增粗和边缘模糊；部分患者可见眼外肌陷入或嵌顿在骨折处；⑥其他眶内改变，

眶内积气、眼球移位、眶内软组织密度增高、骨膜下血肿形成等。

爆裂性眼眶骨折，需眼眶轴位、冠状位、矢状位 CT 联合以及软组织窗和骨窗双窗位局部放大显示，如果合并有眶缘骨折，应做三维成像。

4. 眼眶 MRI 检查

轴位和矢状位片可较好地显示眼外肌嵌顿情况，以及动态显示眼外肌活动情况。

（四）治疗

1. 防治感染

爆裂性眶壁骨折通过窦腔与外界相通，属于开放性损伤，应给予破伤风抗毒素预防特异性感染，并酌情给予抗生素预防感染。

2. 抗炎消肿

伤后早期，成人可服用泼尼松每天 60 mg，或给予地塞米松每天 5 ~ 10 mg 静脉注射，5 ~ 7 天，可有效减轻眼眶组织反应性炎症、组织水肿和组织粘连。

3. 眼眶加压包扎

损伤早期，为减轻组织水肿、预防眼眶气肿和血肿导致的眼球突出和暴露性角膜炎，可加压包扎数天。

4. 眼球运动训练

较轻的眶壁骨折，应早期鼓励患者进行眼球转动训练。重者一旦水肿减轻，鼓励患者行眼球转动训练，以减少组织粘连。

5. 手术治疗

（1）适应证：外伤后药物治疗 7 ~ 10 天，存在以下情况时，应考虑手术治疗。①斜视、复视或眼球运动障碍持续存在，无明显改善；②眼球内陷或向下、向内移位大于 3 mm，影响容貌；③大于 2 cm² 的眶壁缺损，较多软组织脱出；④牵拉试验阳性；⑤CT 检查发现眶壁骨折、眼肌和软组织疝出嵌顿。

（2）早期手术治疗：指伤后 2 周内进行的手术。目的是解除眼肌嵌顿、眶内软组织复位和眶壁修复。由于眼外肌与眶壁尚未粘连愈合，尚无瘢痕组织形成，故可起到消除复视和眼球运动障碍的效果。获得功能和外观的良好恢复。一般认为 10 天左右为最佳时期。

（3）晚期手术：受伤 2 ~ 3 周后进行的手术，目的是解除组织嵌顿和眶壁修复。由于眼肌粘连和瘢痕化，术后复视和眼球运动改善较差，多需行二期眼肌手术以消除复视和眼球运动障碍。

（4）手术要点：①彻底暴露骨折裂口，解除眶内脂肪、眼肌和韧带的嵌顿；②眶壁修复，可使用羟基磷灰石复合板、Medpor 眶板、钛网和自体骨，恢复眶腔的大小和形态，并适当固定；③合并眶缘骨折时，使用特制钛网，可同时恢复眶腔和眶缘。

（5）手术径路：①前路切口修复包括下睑睫毛下切口、外眦切开合并下穹隆结膜切口、内侧泪阜结膜切口、内侧皮肤切口；②上唇牙龈切口进路，切开牙龈，开放上颌窦前壁，清除积血，顶压复位眶下壁，7 ~ 10 天后抽出碘仿纱条；③鼻腔鼻窦入路，鼻内镜下眶内壁和眶下壁骨折复位。

（罗云娜）

第五章

斜视与弱视

第一节　内斜视

内斜视是指当一只眼注视目标时，另一只眼的视轴偏离目标，呈隐性或显性的向内偏斜。在儿童斜视的发病中，内斜视是最为常见的一种斜视，约占 50%。

一般认为，内斜视发病的病因分为神经支配和机械性两大因素。两种病因可能同时存在，也可能单独存在。

内斜视的分类根据发病年龄分为先天性内斜视和后天获得性内斜视。根据融合功能正常与否分为隐性内斜视、间歇性内斜视、恒定性内斜视。根据眼球运动有无受限可分为共同性内斜视和麻痹性内斜视。

一、先天性内斜视

先天性内斜视又称婴儿型内斜视，是内斜视中较为常见的一种类型，是指在出生后 6 个月之内发病的内斜视。事实上，这类内斜视很少在出生时就发病，也很少发生于新生儿期，因为出生后数周眼位常不稳定。据文献报道，约有 30% 早期发病的内斜视患者，随着年龄增长眼球运动逐渐协调，眼位恢复正位。该病的患病率各家报告差异较大，为 0.1% ~ 1.0%。

（一）病因和发病机制

先天性内斜视患者往往有家族史，但具体遗传规律尚不清楚。目前关于先天性内斜视的病因主要有两种学说。一是 Chavasse 学说，认为机械性因素是主要病因，患者存在潜在的融合功能，如果在婴儿期及时矫正内斜视，预后较好。二是 Worth 知觉缺陷学说，认为患者融合中枢存在缺陷，即使及时矫正内斜视，患者的双眼视功能也很难恢复。另外，前庭中枢和视觉中枢之间的协调关系发生障碍，也可能是先天性内斜视的病因之一。

（二）临床表现

典型的先天性内斜视多在出生后 6 个月以内发病；斜视角较大，多大于 40 PD，斜视度稳定，多伴有轻、中度远视。由于先天性内斜视常交叉注视，患者的外展功能往往不足，表现为假性展神经麻痹，但是发生弱视的机会较少。如果是单眼注视，非注视眼发生弱视的可能性较大，由于弱视眼经常处于内斜位，其外展功能不足表现尤其明显，容易被误诊为展神经麻痹。假性展神经麻痹与真性展神经麻痹的鉴别方法主要有两种：一是遮盖试验，遮盖注视眼数小时或数天后，未遮盖眼的外转功能可以恢复正常；二是娃娃头试验，将患儿的头突然转向左侧或右侧，眼球的外展功能可以恢复正常。

先天性内斜视常合并多种类型的斜视。据报道，60%以上的患者伴有单眼或双眼下斜肌功能亢进；40%～92%患者合并分离性垂直偏斜（DVD）；10%～50%的患者合并显性和（或）隐性眼球震颤。

（三）诊断

诊断依据主要如下。

（1）发病年龄6个月以内。

（2）斜视角较大，斜视度数稳定。

（3）屈光不正很少超过 +2.00D；常伴有下斜肌亢进、分离性垂直偏斜及眼球震颤等。

（四）鉴别诊断

1. 假性内斜视

假性内斜视多见于内眦赘皮、鼻梁宽和瞳孔间距窄患儿，由于假性内斜视双眼正位，可以通过角膜映光法及遮盖试验加以鉴别。

2. 调节性内斜视

调节性内斜视平均发病年龄约在2.5岁，表现为看近时内斜视要比看远大，多伴有中度远视，给予屈光矫正以后内斜视的度数往往能够消除或减少。

3. 先天性展神经麻痹

先天性展神经麻痹是非共同性斜视，患眼表现为外展不足。第二斜视角大于第一斜视角；正前方注视与麻痹肌作用方向注视时的斜视度不同，后者的斜视度明显大于前者。

4. Duane 眼球后退综合征

在双眼水平运动时患眼外展不足，并伴有患眼内转时眼球后退及睑裂变小。

5. 眼球震颤阻滞综合征

表现为眼球震颤合并内斜视，当眼球在内转位时，眼震消失或不明显，内转眼为主导眼，同时存在代偿头位和假性展神经麻痹。

6. Mobius 综合征

双侧完全性或不完全性面瘫，双眼外转受限，但垂直运动及 Bell 现象正常。可伴有先天畸形与智力低下。

（五）治疗

本病治疗的关键是早期发现、早期诊断、早期治疗。首先应防止弱视的发生，其次是矫正眼位。但是治疗效果较差，多数患者只能获得部分功能治愈或临床治愈。术后眼位不稳定，有些患者需要多次手术。

斜视功能治愈标准：双眼视力正常，正常视网膜对应，融合功能正常，立体视≤60秒，各个诊断眼位均正位，眼球运动正常。临床治愈标准：手术后外观改善，原在位水平斜视 <15$^\triangle$，垂直斜视 <10$^\triangle$。

1. 非手术治疗

（1）弱视治疗：早期防止弱视的发生，采用完全或部分遮盖主导眼，包括按一定的比例全天遮盖或每天遮盖数小时；也可采用阿托品或其他睫状肌麻痹剂滴眼，以压抑主导眼的近视力。一旦双眼可以交替性注视，表明双眼视力已趋平衡，可以停止遮盖，但仍需继续监测双眼视力情况。

（2）屈光矫正：用阿托品散瞳验光，如果远视度数小于2D，无须矫正；大于2D，首次戴镜可全部矫正。有些患者佩戴远视眼镜一段时间以后，原来隐性的远视会逐渐显现出来，表现出更高的远视度数。给予完全矫正后，内斜视的度数可能变小，甚至恢复正位。

先天性内斜视多数需要手术治疗，虽然屈光矫正不能替代手术治疗，但是必要的屈光矫正能够鉴别早发的调节性内斜视和部分调节性内斜视，在手术矫正之前，必须进行必要的光学矫正。

2. 手术治疗

（1）手术时机：多数医生认为2岁之前矫正眼位，有利于双眼视觉的发育。手术之前，患者应该具备4个条件：①除外调节因素；②已经治愈弱视或者双眼能够交替注视；③斜视度稳定且达到手术标准；④已确定垂直偏斜的性质。

（2）手术方法：最常用的手术方式是双眼内直肌后徙术或单眼内直肌后徙联合外直肌缩短术。手术量依斜视度而定，一般常规内直肌后徙3～5 mm，外直肌截短5～7 mm。如果斜视度较大，可以选择双眼内直肌超常量后徙术，一些学者认为内直肌的后徙量可达到8 mm，认为不会影响双眼的集合功能，这种术式效果还需要更多的临床观察。对于大角度的先天性内斜视患者，也可以选择3条水平直肌手术。对于合并下斜肌功能亢进的患者，可同时联合下斜肌减弱术。

二、共同性内斜视

（一）调节性内斜视

调节性内斜视是共同性内斜视的主要类型，是由于远视性屈光不正引起过度的调节，导致过度集合，而分开性融合功能不足以对抗这种过度的集合导致的内斜视。约占共同性内斜视的1/4。此类斜视属于后天发病，多发生在2～5岁。发病初期可表现为间歇性斜视，以后逐渐发展为恒定性内斜视。根据屈光性调节因素在内斜视发病因素中所起的作用大小，可分为完全调节性内斜视和部分调节性内斜视。

1. 完全调节性内斜视

完全调节性内斜视是指内斜视的发生完全由远视性屈光不正所致，占共同性内斜视的13%。远视性屈光不正完全矫正后，内斜视则得到完全矫正，无论看远或看近，双眼都能矫正至正位。

（1）病因和发病机制：正常人调节和集合之间存在相对稳定的比率关系，AC/A正常，一般为3～5。正视眼看远时不使用调节，看近时需3D的调节，产生相应的集合。远视眼若想看清注视目标，需要动用更多的调节，必然产生过度的集合，如果分开性融合功能不足以对抗这种过度的集合，就会引起内斜视。但是并不是所有远视性屈光不正的患者均表现内斜视。轻度远视者稍加调节就会获得清晰的物像，而相应增加的辐辏也很少，若能被外展性融合所克服，则不表现内斜视；高度远视者动用再多的调节也无法在视网膜上获得清晰的物像，患者可能最终放弃使用调节，同时不增加集合，故不形成内斜视。但是，由于高度远视眼在视网膜上不能形成清晰的物像，可能导致视力低下，形成弱视；而中度远视者，通过增加调节会使物像变得清晰，易形成调节性内斜视。另外，发热、惊吓、摔伤或疲劳等可诱发本病。

（2）临床表现：完全调节性内斜视发病年龄多在2.5~3.0岁，因为此阶段对视力的需求越来越高，调节和集合发育也比较快。极少数人发病年龄可早至1岁以内或延长至青春期，甚至成年。

早期，斜视度不稳定，开始往往表现为间歇性内斜视，有时只有在注视精细目标，动用过多调节时，才出现内斜视。患者往往有间歇性复视、视疲劳的表现。

其斜视度多属于中度，看远和看近的斜视度相等，AC/A正常，很少伴有其他类型的斜视。在检查斜视度时，要选用调节视标，否则可能会漏诊。

睫状肌充分麻痹以后检影验光，多为中度远视，佩戴全矫眼镜以后内斜视消失或呈内隐斜，摘掉眼镜以后内斜视仍然存在。也有部分患者佩戴全矫眼镜以后，内斜视逐渐消失，但是观察一段时间，内斜视又表现出来，成为部分调节性内斜视，这种现象称为完全调节性内斜视的眼位回退或失代偿。可能与斜视发病以后没有及时合理矫正或未坚持戴镜有关。多数患者有一定的双眼单视功能。

（3）治疗：此类患者发病较晚，如果在内斜视发生之前双眼视功能已发育完善，发病以后能及时就诊，合理治疗，多数患者双眼视功能预后良好。

1）屈光矫正：0.5%~1.0%阿托品眼膏或滴眼液每天3次，使用3天；或每天2次，使用5天，在充分麻痹睫状肌的情况下检影验光。完全矫正远视性屈光不正，从而使屈光及调节正常化。定期复诊，观察视力及眼位情况，在保证眼位正位的情况下，可逐渐减低远视球镜的度数，为0.50~1.50D，防止长期不用调节引发集合不足。有些患者对初次佩戴远视眼镜不能适应，可在散瞳验光以后直接佩戴全矫眼镜，有利于放松调节，尽快适应眼镜，增加患者的依从性。

2）弱视治疗：因调节性内斜视发病比较晚，初期多为间歇性，所以弱视一般为轻中度。如果发现患者存在弱视，应及时治疗。对于两眼存在屈光参差、视力差距较大的患者，则按一定比例完全遮盖健眼。如果两眼视力差别不大，可在健眼镜片上粘贴压抑膜，使其视力低于弱视眼视力1~2行，这样有利于双眼视觉的发育。

3）手术治疗：戴全矫眼镜以后，经过一段时间的观察，如果出现眼位回退，形成部分调节性内斜视，可考虑手术矫正残留的内斜视，但是术后仍需佩戴眼镜。

2. 部分调节性内斜视

部分调节性内斜视是内斜视中最常见的类型，约占46%。此类内斜视是指完全矫正远视性屈光不正以后，能改善10△以上的内斜视，但仍残留10△以上的内斜视。

（1）病因和发病机制：部分调节性内斜视，一部分内斜视由过度使用调节，引发过度集合所致；另一部分内斜视为非调节因素，如解剖、融合异常等引起。

Von Noorden认为发病因素有以下两种：一是婴儿型内斜视，在成长过程中，随着远视性屈光不正度数的增加，调节越来越强，加入了调节性内斜视的成分，形成部分调节性内斜视；二是调节性内斜视，在矫正了远视性屈光不正以后，增加了非调节因素，如解剖机械因素或集合过强等。此外，完全调节性内斜视失代偿以后，发生眼位回退，也会变为部分调节性内斜视。

（2）临床表现：该病发病年龄多数在1~3岁，比完全调节性内斜视发病要早。屈光度多为中度远视。远视性屈光不正完全矫正以后斜视度明显减小，但仍残留部分内斜视。此类斜视多表现为单眼斜视，常出现弱视及双眼视功能异常。该病常伴有垂直性斜视，如单眼或双眼的下斜肌功能亢进、分离性垂直偏斜等。

（3）治疗：包括矫正屈光不正、手术等方法。

1）矫正屈光不正：可用 1% 阿托品眼膏或滴眼液每天 3 次，滴 3 天；或每天 2 次，滴 5 天，在充分麻痹睫状肌的情况下检影验光。完全矫正远视性屈光不正伴有弱视的患者，应先进行弱视训练，2~3 个月后复查视力及眼位情况。每 6~12 个月散瞳验光 1 次，根据远视度数及眼位变化调整眼镜度数。

2）手术：佩戴全矫眼镜观察眼位 4~6 个月，如果戴镜后仍残余斜视度数，而且双眼视力正常或平衡以后，可选择手术治疗。根据看远和看近斜视度的大小选择手术方式。手术矫正非屈光调节引起的内斜视，多行非主导眼的内直肌后徙及外直肌截除。术后仍应佩戴适合的眼镜，维持眼位的正位，为双眼视觉的恢复创造条件。如果患者同时合并垂直斜视，而且垂直斜视影响外观或双眼视觉的发育，则可同时手术矫正或二期手术矫正。

（二）非调节性内斜视

非调节性内斜视属于后天性内斜视，在幼儿期发病，占内斜视的 1/3。在内斜视的形成因素中无调节因素参与，无明显远视性屈光不正，即使存在屈光不正，其屈光矫正对内斜视也没有明显的影响。

1. 病因和发病机制

本病病因不明。由于基本型内斜视在全身麻醉下消失，甚至出现外斜视，被动牵拉试验阴性，故有学者认为，此类斜视发病原因为神经支配异常，而非机械性因素。另外，高热、摔伤或心理因素也是本病的诱因。对于后天性非调节性内斜视患者，要检查有无中枢神经系统疾病，必要时请神经科会诊。有学者认为，先天性近视患者仅能看清近距离物体，视近时动用过多的集合，导致分开幅度减小，从而导致内直肌的力量较外直肌强，形成内斜视。此为分开不足型内斜视的发病因素。

2. 临床表现

此类斜视，发病年龄在 6 个月以后，斜视度数往往比较大且恒定，与屈光调节因素无关，戴镜不能矫正。发病初期，斜视度数较小，有些呈间歇性内斜视，以后斜视度逐渐增加。根据其临床特点可分为 3 种类型：基本型、集合过强型和分开不足型。基本型，看远与看近斜视度基本相同，AC/A 比率正常；集合过强型，看近斜视度大于看远斜视度 $10^{\triangle}$ 以上，AC/A 比率较高，有些患者看近为内斜视，而看远表现为内隐斜或正位；分开不足型，看远斜视度大于看近斜视度 $10^{\triangle}$ 以上，AC/A 比率较低。

3. 治疗

（1）弱视治疗：如果存在弱视，应及时治疗。如有屈光不正，给予适当矫正，积极治疗弱视。此类斜视属于后天性内斜视，一般双眼视觉恢复好于先天性内斜视。其预后与发病年龄及病程有关，发病年龄越小，病程越长，预后越差。

（2）手术治疗：弱视治愈或双眼能够交替注视以后，应尽早手术矫正斜视。根据斜视分型和斜视度的大小设计手术方案。基本型，可行非主导眼内直肌后徙和外直肌截除术，手术量等同分配于内、外直肌；集合过强型，多选择单眼或双眼内直肌后徙术；分开不足型，手术以加强外直肌力量为主，可选择少量的内直肌后徙术联合外直肌加强术。

（三）急性共同性内斜视

急性共同性内斜视是一种后天性的、特殊类型的内斜视。患者突然发生内斜视，伴有复视，其斜视类型具有共同性斜视的基本特征。多发生于年长儿童与成年人，发病突然，容易与后天性麻痹性斜视相混淆。

1. 病因和发病机制

目前认为，该病病因有 3 种。一是人为破坏融合功能以后，内隐斜失代偿形成的共同性内斜视。Burian 认为此类患者原来存在屈光异常或内隐斜，当融合功能遭到破坏，如外伤后单眼包扎或弱视治疗时单眼遮盖等，导致内隐斜失代偿而成为显性内斜视。二是 Burian-Franceschetti 型，即无任何诱因，自然发病，早期可表现为间歇性，逐渐表现为恒定性内斜，此类患者可能是由于融合范围小，在精神或神经因素的影响下发病。三是由颅内病变引起的急性共同性内斜视。

2. 临床表现

患者突然出现复视，伴有内斜视，眼球各方向运动无受限。复视像检查为水平同侧复视，各方向物像距离相等。双眼分别注视时斜视角相等，即第一斜视角等于第二斜视角。同视机检查具有正常视网膜对应，各方向斜视角相等。

3. 治疗

如果病因明确，针对病因进行治疗。存在远视性屈光不正者，应全部矫正屈光不正。如果斜视度数不大，可以佩戴底向外的三棱镜中和内斜视，消除复视。如果斜视度数比较大，待病情稳定后可行手术矫正。另外，斜视早期行内直肌 A 型肉毒素注射效果确切，也是一种好的治疗方法，有些患者需反复注射。

（四）眼球震颤阻滞综合征

眼球震颤阻滞综合征是内斜视与眼球震颤并存的一种较为特殊的斜视，属于共同性内斜视，占内斜视的 10.2%。该病是利用内转还是辐辏来抑制眼球震颤尚无明确定论。

1. 临床表现

该病眼球震颤同时合并内斜视。眼球震颤：一般为水平冲动型显性眼球震颤。当主导眼处于内转位时，眼球震颤明显减轻或消失，视力提高，但是随着眼球向外运动，眼球震颤强度及幅度将明显加重，视力下降。内斜视：多发生在婴儿期，为非调节性共同性内斜视。眼震强度和幅度与内斜视程度成反比关系，内斜视度数大，眼震减轻或消失，视力提高；反之视力下降，眼震加剧。AC/A 比率正常。

代偿头位：患者双眼视力差距较大时，主导眼表现内转位，面部转向注视眼方向；当双眼视力相同时，双眼可交替注视，则头位可交替转向注视眼侧。有些患者表现为假性展神经麻痹，即双眼水平同向运动时，如果双眼视力接近，患者经常使用内转眼作为注视眼，表现为外转眼外直肌功能不足，但是遮盖一眼时，眼球运动正常。该病单眼者多见，常伴有单眼弱视，可合并垂直性斜视及神经系统疾病。

2. 治疗

有学者认为可采用交替遮盖及眼球运动训练消除眼震，改善代偿头位。但是当内直肌挛缩时，应采用手术治疗。早期有学者认为可选择单眼内直肌后徙联合外直肌截除。后来证实双眼内直肌后徙的手术效果更好一些。也有学者认为双眼内直肌后徙结合后固定缝线术效果更好。但无论哪一种手术方式，手术效果都不确定，术后往往欠矫，再次手术的概率较高。

三、继发性内斜视

继发性内斜视是一类比较特殊的内斜视，包含多种类型，如知觉性内斜视和其他斜视术后相继发生的内斜视，即外斜视术后过矫引起的内斜视、内斜视术后欠矫残留的内斜视及复发性内斜视。下面主要介绍知觉性内斜视和外斜视矫正术后过矫形成的内斜视。

（一）知觉性内斜视

知觉性内斜视是由于一只眼视力低下，造成知觉性融合功能障碍出现的内斜视，称为知觉性内斜视，也称为失用性内斜视。

1. 病因和发病机制

导致单眼视力低下的原因有屈光参差、先天性白内障、角膜斑翳、眼外伤、先天性视神经病变等。传统认为6岁以前单眼视力下降多形成内斜视，6岁以后多形成外斜视。由于低龄儿童为调节和集合发育的旺盛期，特别是婴幼儿视力低下，以看近为主，使用过多的集合，易形成内斜视。随着年龄的增长，紧张性集合逐渐减小，眼眶轴也逐渐分开，易出现分开性斜视，所以年龄越大，越易出现外斜视。

2. 临床表现

患者一般发病年龄较小，常表现为单眼内斜视，单眼视力低下，有导致视力低下的其他眼部疾患。为了保证常用注视野的物像清晰，有些患者会采用头向健侧倾斜的代偿头位。此类斜视一般为共同性，眼球运动无异常，但是如果内斜视持续时间较长，可能出现内直肌挛缩，表现为外转不足。

3. 治疗

首先针对病因进行治疗，存在屈光参差者及时佩戴眼镜，白内障患者及时行白内障摘除术，角膜白斑患者及时行角膜移植手术等，并进行积极的弱视治疗，以提高视力，改善视功能。

双眼视力基本平衡以后，可行斜视矫正术。有些知觉性内斜视患者，随着年龄增长，眼位逐渐正位，甚至出现外斜视，故一般认为手术欠矫 $10^\triangle$ 为宜，以免远期过矫出现外斜视。手术方法可选择斜视眼的内直肌后徙和外直肌截除术。

（二）外斜视术后过矫引起的继发性内斜视

此类继发性内斜视是指外斜视经过斜视矫正手术以后出现过矫形成的一类内斜视。发生率约为6%~20%。也有很少的患者是由原发性内斜视自发转变为外斜视。

1. 病因和发病机制

继发性内斜视常见的原因有几种：一是由于外斜视术后存在眼位回退现象，有学者为了获得比较好的远期效果，在外斜视手术时有意过矫，形成内斜视；二是由于间歇性外斜视患者术前自主性地利用调节和集合控制眼位，或通过集合功能训练控制外斜视，导致调节和集合功能过强，术后不能放松，形成内斜视；三是患者存在远视性屈光不正，术后没有及时佩戴眼镜，造成集合过强所致。另外，如果术者手术设计或手术操作不够合理、规范，造成肌肉滑脱或瘢痕粘连，也会导致术后过矫。也有些患者没有明确原因，在外斜视术后远期逐渐形成内斜视。

2. 临床表现

患者有外斜视的手术史，有些内斜视出现在外斜视矫正术后近期，甚至术毕 2 天内，也有些内斜视在外斜视矫正术后数月至数年之后出现。一般无眼球运动受限，具有共同性斜视的基本特征。也有些患者由于外直肌后徙量过大或肌肉滑脱，出现明显过矫，会伴有眼球运动障碍，出现非共同性斜视的特征。患者常伴有同侧复视，如果病程过长，就会出现单眼抑制，形成弱视或丧失双眼视功能。

3. 治疗

如果患者存在远视性屈光不正，应戴镜矫正。如果术后近期轻度过矫，无眼球运动障碍，可随访观察或交替遮盖单眼，一般可以自行恢复。如果术后 2 周仍有内斜视，伴有复视，可交替遮盖单眼，或给予全矫或过矫的远视眼镜，如果看近的内斜度数较大，也可以佩戴双光镜，或给予压贴三棱镜，矫正内斜视。观察 3 ~ 6 个月以后，如果患者仍有内斜视、复视，斜视度≥15$^\triangle$者，可以再次手术。如果患者近期出现明显过矫，伴有眼球运动障碍，怀疑有肌肉滑脱，应及早手术将滑脱的肌肉复位。

再次手术的肌肉选择，取决于看近和看远的斜视度及眼球运动情况。如果看近斜视度大于看远，以减弱内直肌力量为主；如果看远斜视度大于看近，或外直肌力量不足，出现侧向运动的非共同性，则以外直肌复位为主。

（罗云娜）

第二节　外斜视

外斜视是一种分开性偏斜，是指双眼不能同时注视目标，当一只眼注视目标时，另一只眼向外侧偏斜。有学者认为，外斜视是由于双眼融合功能不良或眼球运动器官失去平衡导致的分开性偏斜。Jampolsky 认为，在外斜视的发展过程中，抑制的出现是外斜视恶化的关键。美国眼科临床指南中指出，外斜视是眼轴异常分离。据统计，外斜视约占斜视的40%。

外斜视普遍的发展规律为：首先出现向外偏斜的倾向，但是能被融合功能控制，即外隐斜，此阶段行单眼遮盖与去遮盖检查时，被遮盖眼去掉遮盖后迅速回归正位，不保持外斜状态。随着融合功能及集合能力的下降，进一步发展形成了间歇性外斜视。融合功能出现失代偿以后，可能发展成恒定性外斜视。但不是所有外斜视都符合以上的发展规律，也可以在某一阶段保持稳定。

外斜视可分为多种类型，根据发病年龄分为先天性外斜视和后天性外斜视，根据外斜视能否被融合功能所控制分为外隐斜、间歇性外斜视和恒定性外斜视，根据外斜视的发病因素是否继发于其他眼部疾病或手术分为原发性外斜视和继发性外斜视，根据是否存在麻痹或限制性因素分为共同性外斜视、麻痹性外斜视和限制性外斜视。

一、先天性外斜视

先天性外斜视又称婴儿性外斜视，一般是指在出生后或 1 岁以内发病的外斜视。临床上比较少见，发病率在0.17% ~ 1.70%。目前国内对先天性外斜视的定义不太统一，有学者把伴有全身异常，如颅面异常、脑瘫、癫痫、发育迟缓等神经系统疾病的 1 岁以内发病的外斜视称为早期发生的外斜视。

（一）病因和发病机制

具体病因不明，多数学者认为先天性外斜视是由于建立固视的时间推迟，减少了双眼注视的机会，引起辐辏与融合功能发育障碍，导致早期恒定性外斜视的发生。也有学者认为先天肌肉、肌鞘发育异常，中胚叶分化不良，神经异常支配及遗传因素等都与先天性外斜视的发病相关。

（二）临床表现

先天性外斜视发生在出生后 1 岁内，多为恒定性。斜视角比较大，一般为 20°～40°，斜视度比较稳定。双眼同向运动和单眼运动均正常，偶可合并头位异常。有些患者可合并分离性垂直偏斜（DVD），斜肌功能异常或 A-V 型外斜视。屈光状态类似同龄正常儿童，多为轻度屈光不正，屈光参差较为少见。多数患者能够交替注视，很少发生弱视。由于外斜视发病时间早，影响双眼视觉功能的正常建立，患者多无正常双眼视觉。

（三）治疗

先天性外斜视首选手术治疗。手术治疗的目的是矫正眼位，建立双眼单视功能，获得功能治愈。关于手术时机，由于其发病早，斜视度大，对双眼视觉的发育影响严重，多数学者认为应在 2 岁以前手术。手术越早，获得双眼单视的机会越大，眼位也越稳定。如果患者同时存在斜肌功能异常或 A-V 斜视，应该在矫正水平斜视的同时联合矫正。

外斜视的手术方式根据外斜视类型及斜视度大小选择术式。一般选择非主导眼的外直肌后徙联合内直肌截除术或双眼外直肌后徙术。对大度数的外斜视可选择 3 条直肌同时手术。一般外直肌后徙量为 5～7 mm，内直肌截除量为 3～6 mm。术后定期复诊，对患者视力、眼位及双眼视觉恢复情况进行相应的治疗。

二、共同性外斜视

共同性外斜视临床上比较多见，多在儿童时期发病。发病初期多为间歇性，能被融合机制所控制，眼球运动正常，发展缓慢。随着病情的发展，当融合功能失代偿以后，就会变为恒定性外斜视。

共同性外斜视根据看远和看近斜视度的大小可分为 4 型。①基本型：看远与看近的斜视角基本相等，AC/A 值正常。②集合不足型：看近的斜视角大于看远的斜视角，差值 ≥15△，AC/A 值偏低。③分开过强型：看远的斜视角大于看近的斜视角，差值 ≥15△，单眼遮盖 40 分钟后，看远视斜视角仍大于看近的斜视角，AC/A 较高。④类似分开过强型：与分开过强型相似，但是单眼遮盖 40 分钟以后，看近的斜视角加大，与看远的斜视角相等或更大。

（一）间歇性外斜视

间歇性外斜视是从外隐斜发展到恒定性外斜视的一种过渡阶段的斜视。外斜视可以被融合功能控制为正位，患者在精神不集中、视物疲劳或遮盖单眼打破融合的时候出现显性外斜视。在临床上最为常见，占所有外斜视的 50%～80%。

1. 病因和发病机制

具体病因不详，目前认为与神经支配因素、解剖和机械因素有关。

Duane 认为，由于集合与分开功能分别受两种不同的神经支配，如果两者保持平衡，眼位可保持正位；如果失去平衡，则可能导致外斜视的发生。到目前为止，尚未能证实在外斜视中存在张力过强的分开性神经支配，而且大脑是否存在集合和分开两个异向运动中枢，尚有争议。多数学者认为只存在集合中枢，临床上也较多用集合中枢解释水平斜视的成因。Bielschowsky 认为，解剖和机械因素的存在是形成外斜视的病因，如眼眶的形状、眶轴方向、瞳孔距离、眼球大小、眼外肌的发育及解剖异常等。

综合上述观点认为，解剖和机械因素导致在休息时眼球处于外斜位。正常情况下，集合与分开相互作用，保持平衡，维持眼球正位。如果神经支配失调，导致外展和集合功能之间的平衡失调，集合功能不足和融合能力低下，首先出现外隐斜，随着病情进一步发展，由外隐斜转变为间歇性外斜视。

另外，屈光不正也可以改变神经支配方式，从而影响眼位。如近视未经矫正，看近较少使用调节，调节性集合减弱，以致发展为外斜视。但是近视对外斜视发病的影响较远视对内斜视的影响要小。高度远视未经矫正，即便使用调节也无法克服屈光不正而获得清晰视力，以至于放弃使用调节，造成集合功能降低，也可能发生外斜视。遗传因素也是斜视形成的一个重要因素。临床上许多外斜视患者有家族史。遗传方式为常染色体显性或隐性遗传。

2. 临床表现

多数患者发病较早，多在 4 岁之前。斜视角变异较大，与患者融合功能和调节性集合有关，健康状况和精神状态对斜视度也有一定影响。患者可以自己控制眼位的偏斜与正位。患者常通过调节性集合控制眼位，从而引发调节痉挛，导致看远时双眼视力下降和视疲劳。由于儿童患者可出现知觉性适应，在正位时可有正常视网膜对应和立体视，在外斜位时出现异常视网膜对应或单眼抑制，故很少出现视疲劳症状，少数人在发病早期会出现复视，多数因单眼抑制，无复视感觉。

畏光或强光下喜欢闭上一只眼常是患者就诊的原因。Manly 猜想，当患者在户外向无限远处注视时，无近距离目标刺激融合，而强光闪烁炫耀视网膜，破坏了融合，引起显斜，出现混淆视和复视，故利用畏光或闭上一只眼克服视觉混乱。

Swan 根据视网膜对应关系，将间歇性外斜视分为正常对应间歇性外斜视和双重对应间歇性外斜视两大类。在同视机检查时，前者不论在正位还是外斜视状态，主观斜视角与客观斜视角始终保持一致；后者在正位状态主观斜视角与客观斜视角保持一致，而在外斜视状态下二者不一致，出现异常视网膜对应。

3. 治疗

（1）非手术治疗。

1）屈光矫正及负镜片治疗：如果患者存在屈光不正，应给予矫正。近视性屈光不正应给予全部矫正，以恢复正常的调节功能，保持主动的调节性集合，有利于外斜视的恢复。远视患者则需要欠矫，通常减小 +2.00 ~ +3.00D，以刺激调节，诱发调节性集合，减小外斜视的度数。另外，也可以利用负镜片刺激调节，增加调节性集合来减轻外斜视的角度。负镜片只能作为临时治疗措施，多数患者耐受性差，可能出现调节性视疲劳，临床上很少应用。

2）三棱镜治疗：对于小度数或年龄较小的外斜视患者，可以利用底向内的三棱镜矫正外斜视。一般矫正外斜视度数的 1/3 ~ 1/2，刺激融合功能，恢复或维持双眼视觉。

3）正位视训练：目前对术前是否进行正位视训练存在争议。一种观点认为，手术前的正位视训练会导致过度的融合性集合，造成手术后短暂性过矫变成恒定性过矫。也有学者认为，由于间歇性外斜视患者存在抑制或异常视网膜对应，经过脱抑制训练，改善视网膜对应关系以后，再进行手术矫正，效果比较好。临床上常用的方法是用简单立体视镜、旋转三棱镜或同视机，脱抑制扩大融合范围。经过训练，少数患者能够得到永久性治愈，有些患者需要重复训练才能维持在外隐斜的状态。

（2）手术治疗。

1）手术目的：矫正眼位，改善患者的外观和心理状态，恢复双眼视觉。

2）适应证：是否手术取决于患者年龄、融合功能控制眼球正位的能力、斜视度大小等因素。对于间歇性外斜视的最佳手术年龄一直存在争议。有学者认为，早期手术有利于正常双眼视功能的建立；也有学者认为，过早手术对视觉发育不成熟儿童容易发生过矫，导致弱视和丧失立体视。多数学者认为，手术在 3 岁以后进行比较合适。一般可以通过斜视出现的频率和时间来评估融合功能控制眼球正位的能力。若患者出现斜视的频率较高，或时间超过清醒时间的一半，或斜视出现的频率增加、时间延长，应考虑尽早手术。斜视度的大小也是决定手术与否的重要因素，一般斜视度 $\geqslant 15^{\triangle}$ 才考虑手术。另外，应进行远、近立体视检查，如看近或看远立体视出现部分或全部丧失，应尽快手术。

3）治愈标准：间歇性外斜视的手术效果应从眼位和双眼视觉功能恢复两方面进行评价。完全功能治愈：在各个注视眼位观察任何距离上的目标，双眼视轴都平行。具有正常的双眼视觉，看远和看近的立体视锐度都能够达到 60 秒或更好。在户外阳光下或明亮的环境中，不再闭上一只眼。集合近点 < 8 cm。临床治愈：斜视度 $\leqslant \pm 8^{\triangle}$。美容治愈：斜视度 $\leqslant \pm 10^{\triangle}$。

4）手术方法：主要根据间歇性外斜视的分型和斜视度的大小选择手术方式。对分开过强型，一般行单眼或双眼外直肌后退术。对基本型和类似分开过强型，选择单眼或双眼的外直肌后退联合内直肌截除术，也可选择单眼或双眼外直肌后退术。对集合不足型，以加强内直肌力量为主，可选择双侧内直肌截除术或单眼外直肌后退联合内直肌截除术，截除量大于后退量。对于大度数外斜视（斜视度 > $60^{\triangle}$），需双侧外直肌后退联合单侧内直肌截除术。

（二）恒定性外斜视

1. 病因和发病机制

恒定性外斜视是指外斜视不能被融合功能所控制，总有一只眼向外偏斜。多发生在大龄儿童或成人，开始可能为间歇性外斜视，随着调节与融合功能的减弱，逐渐失代偿，成为恒定性外斜视。

2. 临床表现

一只眼注视目标，另一只眼向外偏斜，斜视角恒定，两眼注视时斜视角相等，眼球运动无受限。多无不适症状，部分患者畏光，强光下喜闭一眼。极少出现复视。多无正常双眼视觉。可出现单眼抑制或交替抑制，异常视网膜对应。手术矫正后，多可获得双眼单视，预后较好。发生在幼儿期的共同性外斜视，由于发病较早，双眼视觉发育不良，预后较差。

3. 治疗

主要是手术治疗。根据外斜视的分型及斜视度选择手术方式，与间歇性外斜视的手术原则相一致。

三、继发性外斜视

继发性外斜视主要包括知觉性外斜视和内斜视矫正手术后过矫及自发转变形成的外

斜视。

（一）病因和发病机制

知觉性外斜视是由于原发性知觉缺陷，如屈光参差及器质性病变造成长时间的单眼视觉障碍，使双眼融合功能部分或完全缺失导致的外斜视。

内斜视矫正手术后形成的外斜的视常见原因：①由于双眼视功能异常，眼位不稳定，导致术后早期或远期发生外斜视；②为获得功能性治愈有意过矫，一般出现在术后早期；③因内直肌后退过量或滑脱出现的外斜视。

内斜视自发转变形成的外斜视，好发于伴有高度远视的调节性内斜视患者，在儿童时期或成年时期，由于长期佩戴全矫眼镜，没有及时调整远视眼镜的度数，导致调节与集合功能减弱，融合功能不足，无法保持稳定的正位视，发生自发性外斜视。其他因素还有顽固性弱视，双眼视功能很差，融合功能无法维持稳定的正位视，从而发生自发性外斜视。

（二）临床表现

知觉性外斜视：存在诱发知觉障碍的病因，如单眼弱视、白内障、早产儿视网膜病变、小角膜、角膜白斑、视网膜脱离、外伤等。斜视眼的视力低下。斜视度大，表现为单侧性斜视，眼球运动无受限，可伴发分离性垂直斜视。

内斜视矫正手术后形成的外斜视：有内斜视手术史。有些外斜视在斜视术后近期出现，有些可能发生于内斜视矫正术后数年之后；一般开始斜视角比较小，以后随着年龄增长，逐渐增大。多无正常双眼视觉。如果是由于内直肌后徙过量或滑脱导致的外斜视，可出现眼球运动障碍，眼球内转功能不足，两只眼注视时斜视角不同、复视等。

自发转变的外斜视：有高度远视且长期戴矫正眼镜，一般双眼视功能很差。

（三）治疗

1. 非手术治疗

（1）积极治疗原发病。

（2）屈光矫正：近视性屈光不正应给予足矫甚至轻度过矫。继发性外斜视合并高度远视患者，一般减少 +2.00 ~ +4.00D，通过刺激调节，诱发集合，以减轻外斜视。

（3）三棱镜治疗：佩戴底向内的三棱镜，给予斜视度的 1/3 ~ 1/2，激发患者融合功能控制残余的外斜视。

（4）正位视训练：通过增强融合性集合功能控制外斜视。

2. 手术治疗

对于保守治疗 3 个月以上，仍存在 ≥15$^\triangle$ 的外斜视患者，应考虑手术治疗。

知觉性外斜视：手术矫正斜视主要是改善外观，手术方式主要选择偏斜眼的外直肌后徙联合内直肌缩短。如果偏斜度较大，可选择偏斜眼内、外直肌的超长量手术，或联合健眼的外直肌退后手术。但很多患者不愿意在健眼上手术，术前一定要与患者及其家属积极沟通，取得患者及家属的理解及同意。

内斜视矫正手术后形成的外斜视：根据看远、看近斜视角的大小、眼球运动情况综合考虑。如果存在眼球内转受限，看近的斜视角较大，应行内直肌复位或联合外直肌后徙术；如果看远的斜视度较大，无眼球运动受限，可选择单眼或双眼外直肌后徙术；对于术后早期过矫量大，且伴有眼球运动障碍的外斜视患者，需即刻手术探查，如果内直肌滑脱，及时复位。自发转变的外斜视：通过降低远视眼镜的度数，增强融合性集合功能训练，一般可以控制外斜视。如果确实需要手术，可根据外斜视的常规手术设计思路选择手术方式。

（王　曦）

第三节　弱视

弱视是较常见的一种儿童眼病，仅发生在视觉尚未发育成熟的幼儿期，8 岁以上儿童视觉发育已近成熟，不会发生弱视。通常为单眼发病，也可双眼，双眼发病一般病情较轻，较容易治疗。根据 Nelson（1984 年）的统计，儿童患病率一般为 1.3% ~ 3.0%。Von Noorden（1988 年）的统计显示，人群中患病率为 2.0% ~ 2.5%。中华眼科学会儿童弱视斜视防治组（1985 年）的统计显示，普查 37 745 名受检儿童，弱视约占 2.8%。近年来，中国流行病学调查资料显示我国弱视的检出率明显高于预期，有报道称我国的弱视检出率甚至高达 11.8%。弱视检出率高导致了诊断扩大化和过度治疗现象，并造成巨额卫生资源浪费。此外，中华医学会眼科学分会斜视与小儿眼科学组在 1996 年修订的《弱视定义、分类和诊疗指南》中，强调了诊断弱视时应注意年龄因素。①弱视的定义：视觉发育期由于单眼斜视、未矫正的屈光参差、高度屈光不正及形觉剥夺引起的单眼或双眼最佳矫正视力低于相应年龄的视力为弱视；或双眼视力相差 2 行及以上，视力较低眼为弱视。②不同年龄儿童视力的正常值下限：3 ~ 5 岁儿童视力的正常值下限为 0.5，6 岁及以上儿童视力的正常值下限为 0.7。③弱视的轻重分级：按照最佳矫正视力的高低，把弱视划分为轻、中、重 3 度。轻度弱视：最佳矫正视力为 0.8 ~ 0.6。中度弱视：最佳矫正视力为 0.5 ~ 0.2。重度弱视：最佳矫正视力≤0.1。

一、病因和发病机制

西医认为，关于弱视的分类各不相同。参考国内外弱视的分类方法，按照弱视发病的不同原因，把弱视分为屈光不正性弱视、斜视性弱视、屈光参差性弱视、剥夺性弱视 4 类。

（1）屈光不正性弱视：多发生于未及时矫正的高度屈光不正患者。屈光不正主要为双眼高度远视或散光，且双眼最佳矫正视力相等或接近，因调节所限，患者看远、看近均不能形成清晰物像而形成弱视。远视性屈光度数≥5.00DS，散光度数≥2.00DC，弱视的危险性增加。

（2）斜视性弱视：斜视患者由于眼位偏斜、视轴偏斜，影响黄斑中心注视，使双眼单视功能丧失，导致斜视眼矫正视力下降，形成弱视。斜视性弱视多单眼发病，双眼交替性斜视一般不形成斜视性弱视。

（3）屈光参差性弱视：在视觉发育期内，双眼的屈光参差达到一定程度，双眼远视性球镜屈光度数相差 1.50DS 或柱镜屈光度数相差 1.00DC，造成屈光度较高的眼在视网膜上的物像模糊，导致该眼弱视。

（4）剥夺性弱视：在视觉发育关键期内，完全性上睑下垂、瞳孔被遮挡、先天性或发病比较早的后天性屈光间质混浊引起的视觉发育异常，被称为剥夺性弱视，可为单眼或双眼，单眼剥夺性弱视较双眼弱视后果更为严重。

中医认为，本病多属虚证。先天禀赋不足，肝血不足，肾精亏虚，目失所养；或后天摄养失宜，脾胃虚弱，气血生化乏源，目失濡养。

二、临床表现

（一）视力异常

弱视诊断的视力标准：排除眼部器质性改变，最佳矫正视力≤0.8，或两只眼的视力相差两行以上。诊断儿童弱视时，不能仅凭视力1个指标，还应注意年龄因素。

不同年龄组正常视力参考值：3 岁，≥0.5；4~5 岁，≥0.6；6~7 岁，≥0.7；7 岁以上，≥0.8。美国眼科学会儿童眼病学组也指出年龄与最佳矫正视力的关系，学龄前儿童正常视力范围是：3~4 岁 >0.4，5 岁 >0.6，6 岁 >0.7。

不同年龄儿童应使用不同的视力表。年龄小于 3 岁的儿童，可用选择观看法（PL）、眼球震颤法（OKN）、视觉诱发电位法（VEP）或使用儿童视力表检查视力；年龄在 3 岁及以上的儿童，可使用目前我国通用的国际标准视力表检查视力。

（二）拥挤现象

弱视眼分辨排列成行的视标的能力弱于分辨单个视标的能力，这种现象称为拥挤现象。每一行只有一个字母者，称为单字母视力表；每一行有多个字母者，如 6 个字母，这种视力表称为行视力表。

（三）屈光不正

屈光不正是弱视发病的重要因素，它对弱视的程度有一定影响。中华眼科学会在弱视诊断标准中指出，患者两只眼屈光不正必须达到一定度数，远视超过 + 3.00D，近视超过 – 6.00D，散光超过 2.00D，才能诊断为屈光不正性弱视。同时指出，远视性屈光参差≥1.50D，就能诱发轻度弱视；美国基础与临床教程中指出，轻度远视性屈光参差或散光参差达到 1.00~2.00D，就可能引起轻度弱视。轻度近视性屈光不正 < – 3.00D 者，常不引起弱视；单眼高度近视（≥ – 6.00D）常存在重度弱视。一般散光的度数越大，两只眼的参差度数越大，弱视的程度也越深。因此，在诊断屈光不正性弱视和屈光参差性弱视时，一定要有屈光不正的指标。

（四）斜视

交替注视的斜视患者，两只眼的视力多相同或相近。如果总是单眼注视，另一只眼处于斜视状态，则斜视眼可能存在弱视。恒定性内斜视患者偏斜眼经常会产生弱视，外斜视发育早期多为间歇性，故引起弱视概率较低。

（五）注视行为和注视性质改变

弱视眼不仅视力降低，注视性质也随之改变。注视性质有中心注视和非中心注视，重度弱视患者多为旁中心注视，由于视力显著降低，黄斑中央凹失去注视能力，形成非中心注视。非中心注视又分为旁中心注视、黄斑注视、周边注视。

（六）立体视觉降低或丧失

立体视觉是建立在双眼视功能的基础上，任何一只眼的视力降低，立体视觉都会受到不同程度的影响。斜视性弱视患者的一只眼出现抑制，立体视觉发育会受到严重影响。

（七）其他检查或视觉特征

弱视患者的对比敏感度、色觉、双眼视觉、调节功能以及各项电生理检查指标都可能存在异常。对比敏感度检查法是检测视觉系统对不同亮度、不同对比度、不同空间频率情况下的分辨能力，这种检查方法更容易显示弱视眼的知觉缺陷。弱视眼的对比敏感度下降，特别是高空间频率一端，表现得更为突出。

三、治疗

弱视的治疗效果与年龄密切相关，年龄越大，治疗难度也越大。最佳的治疗年龄段应为12岁以下，但12岁以上的弱视患者经积极治疗也能收到一定的疗效。弱视眼的治疗主要与病因、严重程度、弱视治疗的持续时间及治疗的依从性有关。在治疗弱视时，主要是根据病因进行相应治疗。

（一）西医治疗

1. 矫正屈光不正

弱视儿童往往伴有不同程度的屈光不正，因此矫正弱视眼的屈光不正，通过光学手段使视网膜获得一个清晰的影像和正常的视觉刺激是治疗弱视的前提。

如果是远视性屈光不正，为了维持必要的调节紧张力，重度弱视患者尽量给予全部矫正；轻、中度弱视患者可以适当欠矫。近视性屈光不正，为防止调节紧张应适当欠矫；一般散光应全部给予矫正，如果患者轻度散光，视力正常，也没有视觉疲劳和不适，也可以不予矫正；高度散光矫正之后，如果患者感觉物像变形和倾斜，也可以适当降低散光的度数。

关于先天性白内障手术后无晶状体的屈光矫正问题，这类患者的给镜原则是：0～12月龄的婴儿，过矫 +3.00D；12～24月龄的幼儿，过矫 +2.00D；24月龄之后，过矫 +1.00D。对于学龄儿童的远视，可按照检影得到的度数进行矫正。为了阅读方便，还可以戴双光镜，下加适当度数的远视镜，借以弥补调节功能的缺陷。

矫正屈光不正有多种方式，其中最常用的是框架眼镜。这种方式既安全又方便，是有效的治疗方法。

2. 遮盖疗法

遮盖治疗是通过遮盖健眼或降低健眼视力，迫使弱视眼黄斑中央凹接受外来物像的刺激，激发其功能提高，恢复正常固视，提高弱视眼的视力，并达到双眼视力平衡；消除来自健眼对弱视眼的抑制，阻断双眼视网膜对应异常，重新调整和建立双眼正常的视网膜对应，为恢复双眼视功能奠定基础。

对旁中心注视性弱视患者，可以通过遮盖弱视眼的方法，废弃使用旁中心注视点，并联合其他训练方法，促使注视性质由非中心注视向中心注视转移。这种方法已很少应用。

（1）完全遮盖法：用医用眼罩或眼贴将被遮盖眼全天完全遮盖，使光线完全不能进入被遮盖眼内。此方法分为直接遮盖和间接遮盖。

1）直接遮盖：采用遮盖健眼的方法，促进弱视眼建立正常注视反射，阻断抑制和异常视网膜对应。对优视眼遮盖的方式应根据双眼视力差别与患者年龄情况综合考虑。一般遮盖时间：0～1岁婴儿，遮盖时间为1∶1；1～3岁儿童，为3∶1；4～6岁，为5∶1。患儿2个月应该复诊1次，以免出现遮盖性弱视。

遮盖法弱视治疗过程中注意事项如下。①遮盖性弱视：由于过度遮盖使优势眼发生弱视，造成视力下降甚至低于弱视眼的现象。如果发生遮盖性弱视，应即刻通过去遮盖或反转遮盖即遮盖原来的弱视眼，视力就会很快恢复。②斜视：原来没有显斜，或仅有间歇性内斜视，在遮盖治疗期间出现恒定性内斜视，多见于远视屈光不正性弱视。这说明患者融合能力差或只有周边融合力，在遮盖一眼打破融合以后，发生眼位偏斜。③复视：一是双眼复视，见于斜视性弱视患者，由于弱视眼视力提高，视网膜脱抑制所致，只要优势眼视力不下降，可继续遮盖治疗；二是单眼复视，见于偏心注视的弱视患者，这是由于视网膜新注视点与原注视点竞争的结果。在常规遮盖治疗中应避免遮盖性弱视的发生。

2）间接遮盖：又称反转遮盖，通常使用于非中心注视，先遮盖弱视眼，通过放弃使用旁中心注视，并同时进行弱视眼的固视训练，使非中心固视逐渐向中心固视转移，从而达到解除抑制和异常视网膜对应的效果，待弱视眼恢复中心固视后遮盖健眼。

（2）不完全遮盖法：待弱视眼视力接近正常或双眼视力相近时，应逐渐减弱对优势眼的遮盖强度。可以采用如下几种方案。

1）部分遮盖：将全天遮盖改为每天遮盖数小时。对很小的婴幼儿，为避免发生遮盖性弱视，开始治疗时可采用每天遮盖健眼 2 小时的方法。

2）雾视法：包括半透明法和模糊疗法。①半透明法（弥散法）：用不同透明度的薄膜贴在眼镜的后面，使被遮盖眼（优势眼）视力不同程度下降，低于弱视眼。②模糊疗法：通过佩戴无色滤光镜片限制进入眼内光线的量，使视网膜产生一个模糊的像，从而降低健眼视力。

3. 压抑疗法

通过睫状肌麻痹和增加一定屈光度的眼镜或在镜片上贴压抑膜，产生离焦视网膜影像，从而降低健眼视力。这种方法多用于中心注视性弱视、厌倦遮盖治疗的大龄患者、不配合遮盖治疗的婴幼儿。

（1）近距离压抑健眼，每天滴 1% 阿托品滴眼液或眼膏，戴全矫镜片，看近不清楚；弱视眼戴过矫 +2.00 ～ +3.00D 球镜，有利于看近。

（2）远距离压抑健眼，每天滴 1% 阿托品滴眼液或眼膏，戴过矫 +3.00D 球镜，看远不清楚；弱视眼戴全矫镜片，有利于看远。

（3）全部压抑健眼，每天滴 1% 阿托品滴眼液或眼膏，戴欠矫 +4.00 ～ +5.00D 球镜；看远近均不清楚；弱视眼戴全矫镜片。

4. 辅助治疗方法

（1）红色滤光片法：适用于旁中心注视性弱视，应用范围较窄，只适用于比较重的弱视和少数中、轻度弱视患者。设计原理：根据视网膜的解剖生理特点，黄斑中央凹只有视锥细胞，视锥细胞对光谱中的红色光很敏感。选用的红色滤光片过滤掉波长小于 640 nm 的光线，只保留波长 640～660 nm 的红光，由于弱视眼的中央凹对红色注视目标敏感，可以起到治疗作用。治疗前，先检查患者注视性质，记录患者旁中心注视的具体情况。给弱视眼的矫正镜片贴上红色滤光片，遮盖优势眼。

（2）海丁格刷疗法：适用于旁中心注视性弱视患者。设计原理：用旋转的偏振光带刺激黄斑中央凹，让视网膜产生内视现象。根据这个原理制成光刷治疗仪，用一片极化玻璃，通过蓝色光源，当此玻璃缓缓转动时，患者将看到一个小刷状影在旋转，其中心相当于黄斑中央凹。非中心注视的患者很难看到此现象，或虽然看见光刷，但移至视野周边。当视力提高或转为黄斑中央凹注视后，可逐渐看到此现象。患者用弱视眼注视治疗仪镜筒内旋转的毛刷，并努力将光刷移至中心，使光刷成像中黄斑中央凹，从而消除弱视眼的非中心注视，建立中心注视。每天1~2次，每次约15分钟。巩固期适当减少治疗次数。

（3）后像疗法：适用于非中心注视性弱视患者。设计原理：用强光照射弱视眼的周边部视网膜，包括旁中心注视区，使之产生抑制；同时用黑色圆盘遮挡保护黄斑，使之不受强光照射，同时训练中央凹的功能，称为后像疗法。治疗时遮盖优势眼，平时遮盖弱视眼，以防止巩固偏心注视。嘱患者优势眼注视远方一目标，用后像镜的强光照射弱视眼眼底20~30秒，后像镜中的黑点遮盖中央凹部位。

（4）光栅刺激疗法：适用于中心注视性弱视患者。设计原理：用反差强、空间频率不同的方格条栅作为刺激源刺激弱视眼，以提高视力。

治疗方法：治疗时遮盖优势眼，患者用弱视眼注视治疗仪上转动的黑白条栅上的图案描画，每次5分钟。每天1~3次。巩固期适当减少治疗次数。

（5）精细目力训练：适用于中心注视性弱视患者，训练时有意识地强迫弱视眼专注于某一细小目标，使弱视眼中被抑制的感光细胞受到刺激，解除抑制，从而提高视力。

这种训练属于形觉刺激，刺激图案包含不同方向的线条，条纹的空间频率高低也各不相同。根据弱视的严重深度和患儿的年龄大小，选择不同的刺激图案。其他精细目力训练的方法，如穿珠子、飞穿针、描绘儿童简笔画、刺绣、剪纸、计算机游戏、阅读和拼图等。根据儿童的年龄、兴趣和弱视程度选择不同的训练方式。

（6）药物治疗：自20世纪90年代开始，研究者发现，左旋多巴和胞磷胆碱能够提高弱视眼的视力，并且发现左旋多巴能减少弱视者的"拥挤"现象和减小两眼间抑制暗点的大小，但这种作用是暂时的。

1）左旋多巴用法用量：5~6岁患儿，每次50 mg，每天2次，连用3天，3天后改为每次125mg，每天2次；7~12岁患儿，每次125mg，每天2次，连用3天，3天后改为每次250 mg，每天2次。一般4周为1个疗程，用1~3个月。

2）胞磷胆碱用法用量：肌内注射，每天0.1~0.2 g，分1~2次注射，5~10天为1个疗程。

（二）中医中药治疗

1. 辨证要点和治疗

（1）肾精亏虚证：①视物模糊；②神疲乏力，面色无华，失眠多梦，小儿夜惊，畏寒肢冷，小便清长，遗尿；③舌淡，苔薄白，脉沉细。治法：补益肾精。方药：四物五子丸（《济生方》）合定志丸加减。熟地6 g，白芍9 g，川芎6 g，枸杞子6 g，覆盆子6 g，五味子6 g，车前子6 g（包煎），菟丝子6 g，当归6 g，远志3 g，石菖蒲3 g，党参6 g，茯苓6 g。

（2）脾胃虚弱证：①视物不清，或伴上胞下垂；②食欲不振，精神疲倦，面黄消瘦，腹胀，便溏；③舌质淡，苔薄白，脉缓弱。治法：益气健脾。方药：参苓白术散（《太平惠民和剂局方》）。人参6 g，茯苓6 g，白术6 g，山药6 g，白扁豆6 g，莲子肉6 g，薏苡仁6 g，砂仁6 g，桔梗6 g，陈皮6 g，炙甘草3 g。

2. 针灸疗法

球后、睛明、风池、太阳、攒竹穴，平补平泻手法，每天1次，14次为1个疗程。

耳穴选穴：眼、目1、目2、肝、肾、脾，按摩每天3次，每次15分钟，配合遮盖治疗。

3. 中成药

明目地黄丸或杞菊地黄丸每次6 g，每天3次口服。视康颗粒（院内制剂）每次10 g，每天3次口服。参苓白术散（丸）每次6 g，每天2~3次口服。

（三）疗效评价标准

中华医学会斜视与小儿眼科学组制定了弱视治疗效果评价标准。

（1）无效：弱视眼的视力不变、退步或仅提高1行。

（2）进步：视力提高2行或2行以上。

（3）基本痊愈：视力提高到0.9或相应年龄正常视力参考值以上。

（4）治愈：经过3年随访，视力一直保持正常。

弱视的功能治愈还应该包括恢复正常的立体视觉。

（王　曦）

第六章

巩膜疾病

第一节　巩膜先天异常

一、蓝色巩膜

蓝色巩膜是巩膜发育停顿在胚胎状态所致，其巩膜纤维减少，纤维间糖胺聚糖基质增多，致巩膜透明度增加，比较罕见。通常透见葡萄膜色素，使除邻接角巩膜部 1~2 mm 区外的全部巩膜外观呈均匀亮蓝色或蓝灰色。在新生儿特别是早产儿，易见到半透明的巩膜下可隐约显露葡萄膜色调，呈均匀的蓝色，但只有在出生后 3 年巩膜仍持续为蓝色时，才被视为病理状态。多为双眼发病，但也有单眼者。

此病虽可单独出现，但多与其他全身发育异常、全身的支持组织发育异常相伴发，如骨脆症、关节脱臼和耳聋等。Van der Hoeve 等进行了比较全面的描述，以后即称其为 Van der Hoeve 综合征。本征患者大多数有蓝巩膜，其次可出现骨脆症及耳聋。骨脆症可分为 3 型：①成骨不全，在出生前及出生后即有自然骨折倾向或多处骨折；②骨脆症，常见婴儿早期出现骨折；③缓慢型，又称 Spurway 病。骨脆症发生于 2~3 岁，青春期后可发生耳硬化症。上述多种类型可出现于同一家庭的同一代人。

耳聋的症状多发生于 20 岁以后，为耳硬化所致，也有因迷路病变导致耳聋者，有耳硬化者其巩膜蓝色常较重。

蓝色巩膜—脆骨综合征，常并发颅骨变形、关节脱位、牙齿畸形、胸廓异常、指（趾）附着、韧带弛缓、下肢不全麻痹等。在眼部可并发角膜幼年环、绕核性或皮质性白内障、大角膜、小角膜、锥形角膜、小眼球、眼球震颤、青光眼、上睑下垂、眼睑畸形和部分性色盲等。

陈耀真报道了 1 例 18 岁女性蓝巩膜伴鼻腔巨细胞瘤患者。10 岁时右肘部骨折，15 岁时膝部骨折，右眼球前突，视神经明显萎缩。裂隙灯下角膜较正常薄 1/4。眼球病理检查：巩膜后极部厚 0.5 mm，赤道部厚 0.15 mm，直肌下 0.2 mm，前部 0.4 mm，故巩膜厚度仅为正常的 1/3~2/3。目前无特殊治疗。

二、巩膜黑变病

巩膜黑变病是在巩膜前部约距角膜缘 3.5 mm 处，有紫灰色或蓝灰色边界鲜明的着色斑块，斑块不隆起，形状呈不规则花斑状，特别多见于睫状血管穿过处。病侧眼虹膜呈深褐色，眼底也可见色素增多。多数为单眼，仅10%为双眼。同时伴有同侧颜面，特别是眼睑皮肤范围较广的色素斑，视功能一般不受影响。

（一）病因

有些病例有遗传倾向，遗传方式多为常染色体显性遗传。

（二）病理

巩膜棕黑层一般正常，中层色素减少，色素主要集聚于表层和上巩膜层胶原纤维之间。可见典型的着色细胞，其长突在巩膜纤维束之间缠绕。

（三）治疗

本病一般无特殊疗法，但应注意观察眼压及眼底改变，如发现异常，对症处理。

三、先天性巩膜扩张

先天性视神经乳头周围巩膜扩张，使眼球后极部向深部凹陷。凹陷区的边缘清楚，并有一萎缩的脉络膜晕环，有时在环内暴露出白色巩膜。这种先天异常并非眼组织缺损，主要是由于中胚叶形成眼球后极致密巩膜的发育延误。这种异常有时还见于某些小眼球。也有的影响到黄斑区或偏颞侧而不累及视盘者。

四、巩膜软骨组织变形

在一些有明显畸形眼的巩膜内，曾发现透明的软骨斑块。在低等动物为正常状态，在人类则为返祖现象。

（吕颂谊）

第二节　巩膜炎

巩膜因血管和细胞少，又没有淋巴管，绝大部分由胶原组成，其表面为球结膜及筋膜所覆盖，不与外界环境直接接触，因此巩膜自身的疾病很少见。绝大部分巩膜炎是由相邻的组织或全身性疾病所引起。据统计，其发病率仅占眼病总数的0.5%左右。巩膜炎具有以下临床特征：①病程较长，易复发；②与眼部邻近组织或自身免疫性疾病相关；③对特异性及综合性治疗个体反应的差异较大。

巩膜炎的发病率女性多于男性，女性约占70%，双侧巩膜炎占50%左右，而后巩膜炎占10%左右。发病年龄常见于中年，35岁以上者多见。

一、病因

巩膜炎的病因多不明，尤其与全身性疾病有关的巩膜炎，原因更难确定，甚至连炎症的原发部位是在巩膜、上巩膜、球筋膜或是在眶内其他部位也不清楚。

（一）外源性感染

临床不多见，可为细菌、真菌和病毒等通过结膜、眼内感染灶、外伤口、手术创面等引起感染。

（二）内源性感染

临床上很少见，如全身的脓性转移灶、非化脓性肉芽肿（结核、麻风、梅毒等）。

（三）自身免疫性疾病

特别是血管炎性免疫病，是最常见的引发巩膜炎的病因。

此型巩膜炎的发生、发展与病变程度与自身免疫性疾病的性质、持续状态和严重程度有关。如常见的原发性中、小血管炎性病变，并伴结缔组织炎的疾病，如类风湿关节、系统性红斑狼疮、复发性多软骨炎。另一类为血管炎症伴肉芽肿性疾病，如结节性多动脉炎、白塞综合征、韦格纳肉芽肿病等。另外还有与皮肤或代谢有关的疾病，如酒渣鼻、痛风等。所以临床上医师要诊断巩膜炎时，需要对患者眼及全身做全面的检查，找出可能的全身病因，以便对眼病和全身性疾病同时治疗，以达到良好的疗效。

二、病理

巩膜炎的组织病理学研究不多，目前的结果多见于摘除眼球和术中切下病变组织的观察结果。巩膜炎时出现的浸润、肥厚及结节是一种慢性肉芽肿改变，具有炎性纤维蛋白坏死及胶原纤维破坏的特征。常在血管进出部位见局限性炎症。

肉芽肿性炎症表现为被侵犯的巩膜为慢性炎症，有大量的多核白细胞、巨噬细胞和淋巴细胞浸润，这些细胞与炎症组织形成结节状及弥漫性肥厚的病灶。肉芽肿被多核的上皮样巨细胞和血管包绕，有的血管有血栓形成。类风湿结节性巩膜炎除表现为有巩膜肉芽肿样改变外，血管周围炎表现突出；而非风湿结节性巩膜炎，则表现为巩膜明显增厚，结缔组织反应性增生，但很少坏死，血管周围炎表现不明显，而以淋巴细胞浸润为主。

浅层巩膜炎表现为浅层巩膜血管充血，淋巴管扩张，炎症控制后多不留痕迹。前巩膜炎常会累及角膜，而近角膜缘的角膜基质炎也常累及前段巩膜。

坏死性巩膜炎时，病灶中央区出现纤维蛋白坏死，严重时见炎症细胞浸润中心有片状无血管区，造成组织变性坏死，继而可出现脂肪变性或玻璃样变性、钙化等。坏死组织逐渐吸收，此局部巩膜变薄而扩张。眼内色素膜组织膨出，形成巩膜葡萄肿样改变。有的则形成纤维增生，形成"肥厚性巩膜炎"。

三、临床类型及临床表现

巩膜炎的临床类型，按侵犯巩膜的部位分为前部和后部及全巩膜炎3大类。按病变性质又分为单纯性、弥漫性、结节性、坏死穿孔性4大类，而临床上的诊断是把病变部位和病变性质这两种分型结合起来进行分类，如以弥漫性前部巩膜炎最为常见，约占50%，其次为结节性前部巩膜炎，前部坏死穿孔性巩膜炎相对较少，后巩膜炎约占10%。由于后部巩膜炎易被临床医师忽视，实际发病率可能高于10%。

（一）表层巩膜炎

1. 单纯性表层巩膜炎

常见于睑裂区靠近角巩膜缘至直肌附着之间的区域，表现为表层巩膜及其上方球结膜发生弥漫性充血，充血为暗红色，巩膜表浅血管怒张、迂曲，无深层血管充血的紫色调，也无局限性结节。

常有眼胀痛、刺痛感，早期不影响视力。本病可周期性发作，一般发作时间较短，有的女患者与月经周期有关。也有持续发作的病例。

2. 结节性表层巩膜炎

较常见，以局限性巩膜充血、结节为特征的一种表层巩膜炎，结节可为1个或数个，直径一般为2~3 mm，结节位于巩膜表层组织内，可被推动，慢性巩膜血管丛在结节下部为充盈状态，同时病灶处的球结膜充血、水肿。

病程约2周，结节由红色变为粉红色，形态也由圆形或椭圆形隆起逐渐变小和变平，最后可完全吸收。一般不影响视力。结节在反复发作时可出现于不同部位，最后可形成环绕角膜周围巩膜的环形色素环。

有些患者可引起周边部角膜基质炎或虹膜睫状体炎。

（二）巩膜炎

巩膜炎比表浅巩膜炎严重，也少见，是巩膜本身的炎症。常发病急，伴发角膜和葡萄膜的炎症。巩膜炎反复发作，常导致巩膜变薄及相邻组织的炎症而引起并发症，故预后不佳。

巩膜炎主要与全身血管性自身免疫性疾病、胶原和代谢性疾病关系密切。免疫反应的类型以Ⅲ、Ⅳ型抗原抗体复合物或迟发型超敏反应为主，如原发坏死性前巩膜炎患者对巩膜可溶性抗原是迟发型超敏反应。但多数患者很难找出原因。

（三）前巩膜炎

病变位于赤道前，可分为结节性、弥漫性和坏死穿孔性前巩膜炎3种。

1. 弥漫性前巩膜炎

本病是巩膜炎中最良性的一种，只有约20%合并有全身性疾病。临床上也可见病变处巩膜弥漫性充血，上方球结膜常轻度充血，但水肿较明显，在结膜充血、水肿看不清下方巩膜时，可滴1∶100肾上腺素收缩球结膜血管后，便易发现下方巩膜血管的充盈情况和巩膜的病变范围。病变范围可局限于一个象限，严重者也可占据全眼前段。

2. 结节性前巩膜炎

临床上起病缓慢，但逐渐发展。眼胀痛、头痛、眼球压痛为最常见症状。炎性结节呈深或暗色，完全不能活动，但与上方浅层巩膜组织分界清楚。结节可单发，也可多发，有的可以形成环形结节。病程较长，有的可达数年。常合并有角膜基质炎或前葡萄膜炎而影响视力。

3. 坏死性前巩膜炎

又称坏死穿孔性前巩膜炎，是最具破坏性的一种，也常是全身严重血管性疾病或自身免疫相关性疾病的先兆，病程迁延，常累及双眼。临床上早期表现为巩膜某象限局灶性炎症浸润，可见病变区充血、血管怒张迁曲，典型表现为局限性片状无血管区，在此无血管区的下方或附近巩膜表现为水肿。病变的区域开始很小，随着病程进展，可见大面积坏死或从原发病处向周围扩展，也可见几个不同象限同时有病灶存在，最后可侵及全巩膜。炎症控制后，巩膜仍继续变厚，可见到下方的葡萄膜色素。当眼压升高时，易出现巩膜葡萄肿。Foster观察的172例巩膜炎患者中，有34%为坏死性前巩膜炎，其中4例为成人类风湿患者。巩膜炎的加重与类风湿的活动有密切关系，从弥漫性或结节性巩膜炎向坏死性巩膜炎进展时，也通常意味着身体其他部位有类风湿血管炎。坏死性巩膜炎还可见于巩膜外伤后出现。

系统性红斑狼疮患者中有 1% 出现巩膜炎，其出现是系统性红斑狼疮全身活动期的体征。全身性疾病恶化时，巩膜炎同步加重并有复发性，有时可见到弥漫性或结节性前巩膜炎转化成坏死性前巩膜炎。

（四）后巩膜炎

后巩膜炎指发生于赤道后部及视神经周围巩膜的炎症。Watsor 认为，后巩膜炎是眼科中最易误诊而又具可治性的疾病之一。由于临床表现变化多样，常导致临床上误诊或漏诊。本病在未合并前巩膜炎，外眼又无明显体征时，最易造成漏诊。在检查一些被摘除的眼球后，发现患过原发性后巩膜炎或前巩膜炎向后扩散的眼球并不少见，表明后巩膜炎在临床上的隐蔽性。

1. 症状

后巩膜炎最常见的症状有眼胀痛、视力下降、眼部充血等，疼痛程度与前部巩膜受累程度成正比。有些患者除主诉眼球痛以外，还放射到眉部、颧部等。也有一些患者没有症状或仅有这些症状中的一种。严重患者可伴有眼睑水肿，巩膜表面血管怒张、迂曲，球结膜水肿，眼球突出或出现复视。有时症状和体征与眼眶蜂窝织炎难以区别。其鉴别为巩膜炎的球结膜水肿较蜂窝织炎明显，而眼球突出又较蜂窝织炎轻。

视力下降是最常见的症状，其原因是巩膜的炎症引起相应视网膜的炎症，有时可造成渗出性视网膜脱离，黄斑部的后巩膜炎性渗出，可致黄斑囊样水肿，还可直接导致视神经炎发生。后巩膜弥漫性增厚，可导致眼轴缩短。有些患者主诉近视度数减轻或远视明显增加，而引起视疲劳。

临床和病理方面的研究结果显示，后巩膜炎患者常有前部巩膜受累，表现有高隆部浅层巩膜血管扩张，弥漫或结节性前巩膜炎。重症后巩膜炎的患者可同时伴有巩膜周围炎。这些炎症常扩散到眼外肌或眼眶，导致眼球突出，上睑下垂和眼睑水肿等表现。由于眼外肌炎症，也可见有眼球转动痛或复视。

2. 体征

除部分有前巩膜炎的表现外，大部分为眼底的改变，如视盘水肿、黄斑囊样水肿、浆液性视网膜脱离、视神经炎或球后视神经炎的表现。概括起来有以下 5 个方面。①局限性眼底肿胀。常见于结节性后巩膜炎引起的脉络膜隆起，有些患者并无明显症状，只是在检查时才被发现，有些患者有眼眶周围痛。隆起处视网膜色泽一般与正常眼底视网膜无差异，但常见为周边的脉络膜皱褶或视网膜条纹。②脉络膜皱裂、视网膜条纹和视盘水肿。这是后巩膜炎的主要眼底表现。③环形脉络膜脱离。在邻近巩膜炎病灶处可见略显球形的脉络膜脱离，但环形睫状体脉络膜脱离更常见，易导致虹膜隔前移，致房角前移，造成眼压升高。④渗出性黄斑脱离。常见于年轻女性患者。⑤后巩膜炎可致后极部血—视网膜屏障破坏而出现渗出性视网膜脱离，这种脱离只限于后极部。眼底荧光血管和脉络膜血管造影可见多处小的荧光渗漏区，超声波检查、眼光学相干断层扫描（OCT）检查可助于诊断。另外，近年利用超声活体显微镜检查（UBM）对前段巩膜炎的诊断具有较高的临床价值。

因此，对原因不明的闭角型青光眼、脉络膜皱褶、视盘水肿、局限性眼底肿物、渗出性视网膜炎等患者，均应想到此病的可能。

四、巩膜炎的眼部并发症

巩膜炎的眼部并发症较多，常见于坏死或穿孔性巩膜炎，在炎症或继发眼内炎症时，合并有周边角膜炎、白内障、葡萄膜炎、青光眼、巩膜变薄等。

前节巩膜炎症扩散引起前节葡萄膜炎，后巩膜炎则常造成后葡萄膜炎。虽然约 1/3 的巩膜炎患者有巩膜变薄、巩膜玻璃体变等，但只有严重坏死型和巩膜软化症时才可见到巩膜穿孔的发生。

（一）硬化性角膜炎

发病者常为女性，年龄较大，多累及双眼，可反复发作，累及全角膜及虹膜、睫状体，造成闭角型青光眼的发作。

临床表现为病变的边缘角膜出现白色纤维化样混浊，脂质沉着，相应的巩膜血管怒张，巩膜与发病角膜之间边界不清。角膜纤维化混浊区可见较强的反光和似有棉花颗粒的聚积。随着病情的进展，角膜混浊区逐渐扩大，并向角膜中央延伸，病变的角膜区常为新生血管化。结节性巩膜炎表现为较局限的角膜炎症，也常伴有角膜的带状疱疹感染。

还有的表现为角膜中央的表面或浅中基质层混浊，与巩膜部位无关系，角膜混浊区开始呈灰白色或灰黄色，以后变为白色，典型的呈舌状或三角形，尖端指向角膜中央。炎症控制后，在角膜基质板层内常残留线状混浊，外观如陶瓷状。这些混浊一般不消失，严重患者的角膜混浊可以逐渐发展成环状，仅角膜中央留有透明区，也可发展成全角膜混浊。

（二）前葡萄膜炎

巩膜炎可造成葡萄膜炎，其炎症几乎都是由巩膜的炎症扩散或延伸而造成的。Foster 报道了 32 例类风湿巩膜炎患者中，14 例有前葡萄膜炎。并发前葡萄膜炎的患者中，7 例为坏死性巩膜炎，5 例为弥漫性巩膜炎，2 例为结节性前巩膜炎。还有些患者可同时伴有后葡萄膜炎。

（三）青光眼巩膜炎

尤其前巩膜炎的各阶段，易发生眼压升高，类风湿巩膜炎青光眼的发生率为 19%，而摘除眼球的组织学研究发现其发生率可增加到 40% 以上，其原因为：①睫状体脉络膜渗出导致虹膜—晶状体隔前移，致房角关闭；②房水中炎症细胞浸润阻塞小梁网及房角；③表层巩膜血管周围炎症浸润后组织增厚，致巩膜静脉压上升；④Schlemm 管周围淋巴管增生，影响房水流出速度。

（四）视网膜和视神经炎

后巩膜炎时常伴发后极部视网膜水肿、渗出性脱离、视盘水肿和黄斑部水肿，还可见眼底视网膜上有絮状渗出。还有报道双侧坏死性巩膜炎与双侧缺血性视神经病变和边缘性角膜溃疡同时发生。

（五）眼球运动障碍

约 10% 的巩膜炎患者有眼球运动障碍，主要为后巩膜炎症累及眼外肌所致，主要症状和体征为疼痛、视力下降、复视，检查时常见眼睑水肿和球结膜水肿，为炎症累及眼肌致运动受限性眼位的表现。

五、检查

由于巩膜炎常与自身免疫性疾病有关，在诊断时除全身与局部的特征外，进行全身和实验室检查是十分必要的。

（一）全身检查

胸、脊柱、骨骼关节 X 线或磁共振成像（MRI）等。

（二）实验室检查

1. 血常规检查

如类风湿关节炎，有贫血、血小板增多，嗜酸性粒细胞增多等。红细胞沉降率加快是巩膜炎的共同表现，还可表现为补体水平下降，肝肾功能、血清肌酐和尿素氮检查也有助于鉴别诊断。

2. 免疫学指标

（1）类风湿相关的自身抗体。

（2）循环免疫复合物及细胞免疫相关的因子等。

（3）抗核抗体，约40%的类风湿关节炎患者的血清抗核抗体为阴性，在巩膜炎患者中约有10%表现为此抗体阳性。

（4）其他与自身免疫相关的因子等。

（三）特殊检查

1. 荧光血管造影和脉络膜血管造影

①典型的弥漫型或结节型巩膜炎，荧光血管造影显示血管床的荧光增强与通过时间减低，血管充盈形态异常，异常吻合支开放，血管短路，深部巩膜组织中早期荧光素渗漏；②荧光眼底血管造影，早期可见脉络膜背景荧光斑，继而出现多个针尖大小的强荧光区，晚期这些病灶的荧光素渗漏。但这些表现并不是后巩膜炎的特异性表现。

2. 超声检查

主要用于后巩膜炎的诊断，巩膜壁一般认为厚度在 2 mm 以上考虑异常增厚。另外可见球后组织水肿、视盘水肿、视神经鞘增宽和视网膜脱离等。对于后巩膜炎，眼前节无任何炎症体征者，B 超检查尤为重要，是诊断的重要手段。

3. CT 检查

CT 检查的特异性不如超声检查，但 CT 除可显示巩膜厚度外，还可显示视神经前段和相邻眼外肌的变化。

4. MRI 扫描

在诊断后巩膜炎时，可帮助排除眼底的某些肿瘤。

5. 眼底 OCT 检查

有助于检查到后极部巩膜和视网膜之间的关系。

六、诊断和鉴别诊断

根据病史、眼部及全身表现、实验室和特殊检查，一般诊断并不困难，但应与以下疾病进行鉴别。

1. 眼眶炎性假瘤

尤其眼眶急性炎性假瘤，有许多症状和体征与后巩膜炎相似，B 超检查均显示巩膜增厚和结膜囊水肿。CT 显示眼眶炎性假瘤时眶内多可见到炎性肿块，还可从 B 超检查和 CT 检查结果判断是巩膜增厚还是眼球壁周围炎症引起的水肿。

2. 脉络膜黑色素瘤

除较典型的眼底表现外，超声检查显示肿块呈低反射，无球后水肿等。有后巩膜炎误诊为脉络膜黑色素瘤摘除眼球的报道。

七、治疗

巩膜炎的治疗原则，首先应明确病因，对因治疗的同时进行眼部对症治疗。

（一）表层巩膜炎

表层巩膜炎是一种良性复发性眼病，有自限性，如不行治疗，1～2 周可自愈。局部应用肾上腺皮质激素或非甾体抗炎药可迅速缓解症状，减轻炎症，对易出现复发的患者，可加用 1% 环孢素 A 或 FK-506 滴眼。巩膜炎合并虹膜睫状体炎时，按虹膜睫状体炎进行治疗。

（二）巩膜炎

局部和全身应用肾上腺皮质激素或非甾体抗炎药常可使炎症迅速减轻和控制。但对深层巩膜炎，结膜下注射肾上腺皮质激素类药物后可造成巩膜穿孔，应视为禁忌。目前眼用制剂工艺已有很大改善，药物对眼球的穿透性较好，故完全可用滴滴眼液的方法来取代结膜下注射。

局部应用肾上腺皮质激素滴眼液。首次应用时，需较高浓度的肾上腺皮质激素滴眼液并频繁滴眼，15～30 分钟 1 次，共 4～6 次。结膜囊内药物达到一定浓度后，改为 2 小时 1 次，1～3 天如症状明显控制后，改为每天 4 次。为巩固疗效和防止发生肾上腺皮质激素性青光眼，用低浓度的滴眼液如 0.02% 氟米龙等以维持和巩固疗效。当局部用药效果不佳或巩膜炎较严重时，则应联合全身应用肾上腺皮质激素，如泼尼松 1.0～1.5mg/kg，视病情变化，1～2 周后开始逐渐减量。在口服肾上腺皮质激素时，均应采用生理疗法，即在早上 8 点钟左右一次性口服，并且适当补钾及钙，以减少全身不良反应。

严重病例，如坏死性巩膜炎，为单眼发病时，进展较缓慢，可每周 2 次加用环磷酰胺联合肾上腺皮质激素治疗。而当坏死性巩膜炎为双眼发病且病情进展快时，应在严格检测肾功能后，加大环磷酰胺的药量，每天 2 mg/kg。用药期间，一定要注意血象的变化。

环孢素 A 作为一种强效免疫抑制剂，开始主要用于组织和器官移植术后的抗免疫排斥，并已用于治疗自身免疫性疾病，包括眼葡萄膜炎、视网膜血管炎等眼部疾病，近年有很多应用环孢素 A 治疗巩膜炎成功的报道。

其作用机制为选择性作用于 CD_4^+ 细胞、抑制抗原诱导下的 T 细胞激活过程，因此能中断 T 细胞的早期激活反应，而对已激活的 T 杀伤性细胞影响较小，且无骨髓毒性。眼科应用有 1% 环孢素滴眼液、2% 环孢素眼膏，严重患者可口服环孢素胶囊每天 2～3 mg/kg。还有报道认为肾上腺皮质激素联合环孢素 A 治疗重度巩膜炎比联合环磷酰胺疗效好，不良反应少。

手术治疗：只适用于坏死穿孔性巩膜炎时，切除坏死组织行同种异体巩膜修补术。术后还需行全身和局部的药物治疗。

（吕颂谊）

第七章

结膜疾病

第一节　细菌性结膜炎

一、急性卡他性结膜炎

急性卡他性结膜炎是由细菌感染引起的常见的急性流行性眼病，其主要特征为结膜明显充血，有脓性或黏液脓性分泌物，通常为自限性疾病。

（一）病因

最常见的致病菌有表皮葡萄球菌和金黄色葡萄球菌，其他常见的革兰阳性球菌还有肺炎球菌、链球菌和革兰阴性球菌、流感嗜血杆菌和莫拉菌。流感嗜血杆菌是儿童急性结膜炎中最常见的致病菌，正常情况下可存在于成年人的上呼吸道。细菌可通过多种媒介造成接触传染，如手、毛巾、水等，在公共场所，集体单位如学校、幼儿园及家庭中迅速蔓延，导致流行，尤以春季为甚。在各种呼吸道疾病流行时，致病菌也可通过呼吸道分泌物飞沫传播。

（二）临床表现

起病急，自觉异物感、灼热感、疼痛，严重时有眼睑沉重，畏光流泪。有时因分泌物附着在角膜表面，造成暂时性视物不清，去除分泌物后即可恢复视力。由于炎症刺激产生大量黏液脓性分泌物，患者晨起时上下睑可被分泌物粘在一起，难以睁开，当病变侵及角膜时，畏光、疼痛等症状明显加重，依角膜病变的情况可出现轻度的视力减退，有些细菌感染者可伴发上呼吸道炎症。

眼部检查可见眼睑肿胀、结膜充血，以睑部及穹隆部结膜最为显著。同时可伴乳头增生，结膜表面有脓性或黏液脓性分泌物，严重时可形成伪膜，所以又称假膜性结膜炎。球结膜充血、水肿，有时甚至可突出于睑裂外。病情严重者可累及角膜，出现点状角膜上皮病变或周边部角膜浸润或溃疡。

本病常双眼同时或相隔 1~2 天发病，一般来说，发病 3~4 天，病情达到高峰，随后逐渐减轻，10~14 天即可痊愈。

（三）诊断

根据典型的临床表现即可明确诊断，发病早期可取结膜囊分泌物涂片或睑结膜刮片检查及细菌培养，可确定致病菌和敏感药物，指导治疗，对于一般的细菌性结膜炎，细菌学检查并非常规。

（四）治疗

根据不同的病原菌选用敏感的抗菌药物滴眼，在未做细菌培养的情况下，原则上应选用广谱抗菌药物，选择兼顾革兰阳性菌和阴性菌的两种抗菌药物联合用药，效果更佳。对分泌物多的患者，给药前应清除分泌物，可用 4% 硼酸溶液或生理盐水冲洗结膜囊或蘸取上述溶液的消毒棉棒清洁眼部。有假膜者，可用生理盐水棉棒将其除去，然后滴滴眼液。早期治疗应频繁滴眼，每 15 分钟 1 次，连续 2 小时，然后改为每小时 1 次，连续 24～48 小时，随后酌情减量。睡前涂抗菌药物眼膏，直至分泌物消失。对并发角膜炎者，应按角膜炎处理。目前临床较常用的抗菌药物如下。

1. 喹诺酮类药物

根据发明时间先后及其抗菌性能的不同，分为第一、第二、第三、第四代。第一、第二代喹诺酮药物现已较少应用。第三代喹诺酮药物的主要特点是在母核 6 位碳上引入氟原子，称为氟喹诺酮类药物，包括诺氟沙星、氧氟沙星、环丙沙星、洛美沙星及左氧氟沙星等，是广谱抗菌药，对绝大多数革兰阴性菌包括铜绿假单胞菌有很强的抗菌作用，对革兰阳性菌也有效。第四代喹诺酮药物如加替沙星和莫西沙星既保留了前 3 代抗革兰阴性菌活性的作用，又明显增强了抗革兰阳性菌活性的作用，特别是增强了抗厌氧菌活性的作用。

2. 氨基糖苷类抗菌药物

目前最常用的是 0.3% 妥布霉素，其抗菌谱广，抗菌活性强，对各种需氧的革兰阴性杆菌的抗菌作用突出，对革兰阳性菌也有良好的抗菌作用。由于耐药菌株的增加，庆大霉素已不作为首选用药。大量用药时应注意药物不良反应。

3. 多肽类抗菌药物

包括糖肽类和多黏菌素类。糖肽类主要有万古霉素、去甲万古霉素，仅对革兰阳性菌，特别是革兰阳性球菌有强大杀菌作用。多黏菌素类常用药物为杆菌肽和多黏菌素 B，杆菌肽主要用于革兰阳性菌及耐药金黄色葡萄球菌引起的炎症，滴眼浓度为 100～500 U/mL。多黏菌素 B 主要用于治疗铜绿假单胞菌感染，滴眼浓度为 1.0～2.5 mg/mL。

4. 夫西地酸

主要对革兰阳性菌如金黄色葡萄球菌、表皮葡萄球菌有高度抗菌作用，对耐药金黄色葡萄球菌也敏感。

5. 抗菌药物混合制剂

由两种或多种抗菌药物混合，兼顾革兰阳性菌和阴性菌，如 Meospotin（新霉素 + 短杆菌肽 + 杆菌肽）、Polyfax（多黏菌素 + 杆菌肽）、Polytrim（多黏菌素 + 三甲氧苄氨嘧啶）。

6. 抗菌药物眼膏

与滴眼液相比，眼膏中的药物浓度高，作用时间长，涂抹后可能引起视物模糊，因而白天应用受到限制。睡前应用眼膏，可使药物在结膜囊内保留较长时间，以提供较长的药物作用时间。常用的眼膏有 0.5% 四环素、0.5% 红霉素、0.3% 妥布霉素和 0.3% 氧氟沙星。

（五）预防

本病虽然预后良好，但传染性很强，易造成广泛流行，所以预防工作十分重要，一旦发现患者，应严加消毒隔离，切断各种可能的传播途径。医务人员为患者检查及治疗后，应注意防止交叉感染。

二、慢性卡他性结膜炎

慢性卡他性结膜炎是多种原因引起的结膜慢性炎症，病程长而顽固，是常见的眼病，多双侧发病。

（一）病因

1. 感染因素

最常见的细菌是金黄色葡萄球菌和莫拉菌（Moraxella），由于这两种细菌均有引起眼睑炎症的潜能，故其引起的急性结膜炎也可迁延不愈而转为慢性炎症；另外，表皮葡萄球菌、大肠埃希菌、肺炎克雷伯菌、沙雷菌也是较为常见的致病菌；肺炎球菌、链球菌也可能引起慢性结膜炎，尤其是合并慢性泪囊炎者。

2. 非感染因素

不良环境因素对眼部的长期刺激，如风沙、烟尘、有害气体；长期应用某些刺激性药物或化妆品等均可引起结膜的慢性炎症。

（二）发病机制

金黄色葡萄球菌所致的炎症可缘于细菌的直接感染或菌体释放的毒素，外毒素可产生非特异性结膜炎或表层点状角膜炎；皮肤坏死素是产生外眦皮肤、睑缘溃疡的原因。莫拉菌可产生蛋白水解酶，造成眼睑和眦部皮肤的病变。

（三）临床表现

因病因不同，自觉症状和眼部表现各不相同。患者自觉异物感、干涩感、痒、刺痛及视力疲劳等。眼部检查时，轻者仅表现为睑结膜轻度充血，表面光滑，结膜囊内可有少许黏性分泌物；而慢性炎症长期刺激者，则表现为睑结膜充血、肥厚、乳头增生，呈天鹅绒样，有黏液或黏液脓性分泌物。如果患眼睑缘同时受累，出现睫毛脱落、倒睫、眼睑皮肤红斑、毛细血管扩张、眼睑炎症等表现，则提示金黄色葡萄球菌感染。金黄色葡萄球菌的外毒素可产生非特异性结膜炎或表层点状角膜炎，其特点是角膜上皮病变通常发生在下方，患者晨起时症状加重，异物感，有黏脓性分泌物，这是因为睡眠时眼睑闭合不但为细菌提供了一个良好的环境，也使细菌的毒素不被泪液稀释和冲走而充分作用于角膜和结膜表面，而白天由于毒素受到泪液的稀释和冲洗作用，症状自然减轻。莫拉菌引起的慢性结膜炎常有明显的结膜滤泡，可伴耳前淋巴结肿大，因此可被误诊为流行性角结膜炎或单疱病毒性角膜炎。莫拉菌产生的蛋白水解酶可造成眼睑和眦部皮肤的炎性损害，甚至可以成为该病的主要临床表现。对于一些非感染因素引起的慢性结膜炎，其临床表现往往缺乏特异性。

角膜并发症：慢性结膜炎一般不发生角膜并发症，但金黄色葡萄球菌引起的角膜并发症也并非少见，细菌的外毒素常引起下方角膜上皮的点状角膜炎，严重者点状上皮病变可遍布全角膜。边缘性角膜炎也时有发生，通常在 4 点和 8 点钟位的角膜缘出现浸润和溃疡，相应角膜缘充血；边缘性角膜炎的发生是由金黄色葡萄球菌细胞壁的代谢产物和细菌外毒素引起超敏反应；对细胞壁抗原的超敏反应，偶可引起泡性角膜炎。莫拉菌感染也可并发点状角膜炎，上皮下浸润，邻近外眦部的结节性巩膜炎。

（四）诊断

主要依靠病史和临床表现，对于顽固不愈的患者，应做睑缘和结膜细菌培养。

（五）治疗

治疗原则和急性结膜炎相同，金黄色葡萄球菌的感染常合并眼睑的炎症，所以单纯的短期局部治疗常无效，需长期治疗，治疗应同时包括眼睑的清洁，可用稀释的、比较温和的浴液清洗睑缘，晚上用杆菌肽等抗革兰阳性菌的眼膏；对病情顽固不愈或伴有酒渣鼻的患者，辅以全身用药，可口服多西环素 100 mg，每天 1~2 次，需持续用药数月之久，由于患者治疗依从性欠佳，常导致治疗失败。常用的局部抗菌药物包括多黏菌素 B、妥布霉素、环丙沙星、氧氟沙星，对于耐药金黄色葡萄球菌的感染可用 1% 甲氧西林滴眼液。对于非感染因素引起慢性结膜炎，首先要去除病因，改善工作和生活环境，谨慎应用抗菌药物，以免造成局部菌群失调，加重病情。

三、淋球菌性结膜炎

淋球菌性结膜炎是一种极为剧烈的急性化脓性结膜炎，传染性强，可严重危害视力。临床特点是眼睑和结膜高度充血水肿，分泌大量脓性分泌物，如不及时治疗，可在短时间内发生角膜溃疡及穿孔。随着性病的控制，此病在我国已很少见，但是近年来，淋菌性泌尿生殖系感染有逐渐增多的趋势，眼部感染相对少见，但淋球菌性结膜炎也时有发生。

（一）病因

淋球菌革兰染色阴性。成人淋球菌性结膜炎多因接触自身或他人的淋球菌性尿道炎分泌物或淋菌性结膜炎患者的眼部分泌物而被传染；偶有经血行感染者，即内因性淋菌性结膜炎。常双眼发病，良性经过，可伴体温升高。新生儿淋球菌性结膜炎则多因出生时为母体淋菌性阴道炎分泌物或被其污染的物品感染。

（二）发病机制

淋球菌主要侵犯泌尿生殖道黏膜和结膜，并可由结膜扩展至角膜。细菌可寄生于感染的细胞内，菌体表面的纤毛或包膜可将细菌有力地黏附于宿主细胞，有利于淋球菌侵入结膜上皮细胞并能抵抗细胞的吞噬作用。淋球菌可产生氧化酶和自溶酶等多种酶，破坏细胞组织，细菌释放的内毒素可导致黏膜出血。淋球菌的感染也可引起结膜杯状细胞分泌增多和多形核白细胞的反应。

（三）临床表现

临床上将本病分为成人淋球菌性结膜炎和新生儿淋球菌性结膜炎。

成人淋球菌性结膜炎潜伏期短，为数小时至 3 天，通常从一侧开始，但大多累及双眼。起病急骤，病情呈进行性发展，眼痛、畏光、流泪等症状明显，眼睑高度肿胀、疼痛，伴睑结膜高度充血，以及小出血点及假膜形成。球结膜水肿，重者突出于睑裂外。耳前淋巴结肿痛，重症患者甚至可出现耳前淋巴结的化脓。本病特点是有大量的分泌物，早期分泌物为浆液性或血性，结膜刮片上皮细胞胞质内可见双球菌存在；3~5 天后，眼睑肿胀有所减轻，并出现大量脓性分泌物，不断从结膜囊流出，形成典型的脓漏现象，此时分泌物中有大量淋球菌；经过 2~3 周，脓性分泌物逐渐减少，结膜水肿消退，睑结膜高度肥厚，乳头增生，可持续数月之久，最终炎症消退，睑结膜上可留有较深的瘢痕。多数患者有角膜并发症，细菌在角膜上皮细胞内繁殖，并可穿透角膜上皮浸润到角膜基质。轻者角膜出现点状上皮病变，周边角膜实质浅层发生部分或环形浸润，浸润数天后可吸收并留有云翳。重者可发生角膜周边的环形溃疡或中央部溃疡，角膜弥漫混浊，局部变薄，可迅速穿孔，甚至可在发病后24小时内穿孔，形成粘连性角膜白斑、角膜葡萄肿、继发青光眼或眼内炎。

新生儿淋球菌性结膜炎是新生儿眼炎的主要原因，大多经母亲产道感染，发病率约为0.04%，潜伏期2~4天，双眼多同时受累。临床表现与成人相似，为严重的急性化脓性结膜炎，但临床过程较成人稍缓和，角膜并发症较成人少且发生晚而轻，但如果治疗不及时，也会发生角膜溃疡和穿孔，且多因发生在角膜中央而严重影响视力。

（四）诊断

根据淋病病史、典型的临床表现及结膜囊分泌物涂片或睑结膜刮片的细菌学检查即可确诊。

（五）治疗

淋球菌性结膜炎病情凶险，发展迅速，后果严重，应采取积极有效的治疗方法，在一般结膜炎局部抗菌药物治疗的同时，强调全身用药，以更加快速、有效地抑制病原菌。

1. 全身治疗

（1）青霉素：淋球菌原本对青霉素G敏感，但近年来耐药菌明显增多，有研究对新生儿淋球菌性结膜炎药敏结果表明，对青霉素敏感性仅为13%，因此，需根据敏感试验结果决定是否应用青霉素G。成人应用水剂青霉素G 600万~1 000万U静脉滴注，每天1次，连续5天；新生儿的用量为每天5万U/kg体重，分2次静脉滴注，连续7天。

（2）头孢曲松：对淋球菌敏感性可达90%以上，每天1 g，静脉滴注，是目前较为推崇的抗淋球菌药物。

（3）头孢噻肟：500 mg静脉滴注，每天4次。

（4）大观霉素：2 g肌内注射，有耐药性，适用于敏感菌株的淋球菌感染。

（5）诺氟沙星：对淋球菌也有一定效果，200 mg，每天2~3次，儿童不宜应用。

2. 局部治疗

（1）清洁结膜囊：用生理盐水冲洗结膜囊非常重要，以清除结膜囊内的致病菌。开始每5~10分钟1次，逐渐减为15分钟、30分钟1次，1天后每小时1次，数天后每2小时1次，持续2周，直至分泌物消失。冲洗时，头偏向鼻侧，以免流入对侧眼。

（2）抗菌药物滴眼：水剂青霉素G滴眼，10万~30万U/mL，或0.3%诺氟沙星滴眼液，开始时每分钟滴眼1次，半小时后每5分钟滴眼1次，1小时后每30分钟滴眼1次，病情缓解后，可适当延长滴药间隔时间，每1~2小时滴药1次，直至炎症消退为止，不可间断。也可应用氧氟沙星、环丙沙星滴眼液、左氧氟沙星及妥布霉素或红霉素或杆菌肽眼膏。

（3）如果发生角膜并发症，应按角膜溃疡治疗。

（六）预防

本病为接触传染。对于患淋球菌性尿道炎的患者，应使其了解该病的传染性及后果，注意清洁，便后一定要洗手并消毒，严禁到游泳池游泳和公共浴池洗澡，积极治疗尿道炎。眼部患病后，应立即进行隔离治疗，如果一眼患病，睡觉时向患侧卧，医务人员检查和处理患者后应认真消毒，被患眼污染的敷料应妥善处理，患者的毛巾、脸盆等生活用品均应消毒。对于新生儿淋球菌结膜炎的预防，首先要做好产前检查，对患有淋病的孕妇，必须给予治疗。婴儿出生后，必须严格执行 Grede 滴眼预防法，即清洁眼睑上的污物后，立即在结膜囊内滴 0.5%～1.0% 硝酸银滴眼液或 0.3% 氧氟沙星滴眼液。

四、膜性（白喉性）及假膜性结膜炎

（一）白喉性结膜炎

白喉性结膜炎即膜性结膜炎，为白喉杆菌引起的急性化脓性结膜炎，多见于儿童和青少年。特点是睑结膜表面有一层不易剥脱的灰白色膜样渗出物，多同时伴有鼻咽部白喉、发热及其他全身中毒症状。由于白喉疫苗的广泛接种，目前本病在中国已极为少见。

1. 病因和发病机制

白喉杆菌为革兰阳性细菌，因细菌侵袭力弱，一般不侵入深部组织和引起菌血症。白喉杆菌的致病物质主要是白喉外毒素，毒性强烈，可破坏细胞的蛋白合成，使局部黏膜上皮细胞发生坏死、血管扩张，引起大量纤维蛋白渗出，并与坏死细胞、白细胞、细菌等凝固成纤维蛋白膜。外毒素同时引起全身中毒症状。

2. 临床表现

多双眼发病，起病急骤，眼睑肿胀，结膜高度充血，有大量脓性分泌物，同时伴有鼻咽部白喉、发热及其他全身中毒症状。

根据白喉杆菌的毒力和局部炎症反应的程度，结膜炎的严重程度轻重不一。轻者病变仅侵及浅层黏膜组织，睑结膜表面附有灰白色膜，除去此膜，其下结膜组织无明显损伤及出血，炎症消退后可不留瘢痕，很少引起角膜的严重并发症；重者病变侵及深层组织，坏死反应严重，表面形成一层较厚的膜性渗出物，强行剥离时，其下结膜出现溃疡、出血，眼睑高度肿胀、坚硬，不易翻转，由于粗糙的睑结膜的机械性损伤、坚硬的眼睑组织压迫以及细菌和毒素对角膜的直接损伤，可出现角膜并发症，形成角膜溃疡乃至穿孔。最终溃疡面愈合，形成瘢痕，导致睑球粘连、眼睑缩短、睑裂闭合不全、内翻倒睫、结膜干燥等并发症，并可引起进一步的角膜损害。

3. 诊断

有咽白喉、喉白喉或鼻白喉病史及全身症状，典型的膜性结膜炎表现，结膜分泌物涂片及膜边缘区域结膜刮片或培养有助诊断。

4. 治疗

首先要采取严格的消毒隔离措施，若单眼发病，应戴透明眼罩，以避免感染健眼。

（1）全身治疗：主要包括抗毒素治疗和抗生素治疗。白喉抗毒素可以中和局部病灶和血液中的游离毒素，因不能中和已和组织细胞结合的毒素，故应及早应用，根据病情的严重程度选择适当的剂量。青霉素 G 可抑制白喉杆菌生长，与抗毒素合用，可缩短病程，剂量为 40 万～80 万 U，每天 2 次，对青霉素过敏者，可用红霉素和阿奇霉素，同时对症治疗各种全身中毒症状。

（2）局部治疗：冲洗结膜囊，除去分泌物，局部频繁滴用 10 万 U/mL 青霉素，青霉素过敏者可选用其他广谱抗菌药物滴眼液，同时给予大量抗生素眼膏，以保护角膜，预防睑球粘连，并发角膜溃疡时应按角膜溃疡治疗。

（二）假膜性结膜炎

有些病原体导致的严重的急性结膜炎，在结膜表面可形成一层膜性渗出，是由从血管中渗出的蛋白和纤维素在结膜表面凝结而成，故称假膜性结膜炎，实际上，假膜的形成是炎症反应的表现，并不具特异性。

1. 病因

多种结膜炎均可出现假膜，主要有β-溶血性链球菌性结膜炎、淋球菌性结膜炎、腺病毒性角结膜炎、原发性单疱病毒性结膜炎、包涵体性结膜炎、念珠菌性结膜炎、严重的春季卡他性结膜炎、史—约综合征等。

2. 临床表现

除急性结膜炎的一般症状外，结膜囊分泌物明显增多，睑结膜及穹隆结膜表面出现灰白色膜性渗出，渗出膜一般易于剥离，剥离后其下方结膜可有少许出血，无明显溃疡，随即可再形成新的假膜，个别严重病例渗出膜不易剥离，剥离后创面呈溃疡状，出血较多；一般经1～3周，假膜可逐渐消失。

3. 诊断

由于多种炎症的急性结膜炎均可伴有假膜，故还应根据其他的临床特点、全身情况及病原学检查做出病因学诊断。

4. 治疗

完成病因学诊断，进行相应治疗。

五、结膜结核病

结膜结核是由结核杆菌感染所致的结膜炎症，临床上比较少见。

（一）病因

结核杆菌革兰染色一般不易着色，抗酸染色呈红色。结膜结核有两种类型：原发感染和继发感染。原发感染是指结核杆菌从外界直接进入无结核病者的结膜囊引起结核性损害，好发于上睑板下沟，并多伴有耳前和颌下淋巴结的干酪样坏死。继发感染是结核病患者，经手或用具将结核杆菌带至结膜，或邻近组织的结核蔓延至结膜，也可经血行播散至眼，而导致结膜感染。

（二）临床表现

本病常为单眼发病，多见于年轻人，病情发展缓慢。患眼可有眼睑肿胀、脓性分泌物，常无疼痛，因此患者经常不能及时就诊。

根据患者对结核杆菌的免疫力不同，病变可表现为以下几种类型。

（1）溃疡型：多发生于睑结膜，也有时发生在球结膜，表现为单个或几个散在的粟粒形溃疡，溃疡表面为增生的肉芽组织，溃疡为慢性过程，经久不愈，可逐渐向四周扩展，严重者可累及角膜、巩膜，甚至侵犯眼睑全层。从溃疡底部的刮片中可找到结核杆菌。

（2）结节型：结膜下出现灰黄色小结节，逐渐增大，呈颗粒状隆起，表面无破溃，周围有滤泡或肉芽组织环绕，病程进展缓慢，最终发展成为菜花状，其中心有坏死区。

（3）乳头增生型：多发生于穹隆部结膜，也可见于睑结膜，病变为增生的肉芽组织，发生在穹隆部者呈胶样增生隆起，类似鸡冠花样赘生物，表面有浅溃疡。

（4）息肉型：多发生于睑结膜，形如带蒂的纤维瘤。

（5）结核瘤型：可能为转移型结核，在球结膜下有单个、质硬、黄色或黄红色、黄豆大小的无痛性结节，表面上皮完整，不形成溃疡，基底部常与巩膜黏着，不能移动。

（6）结膜结核疹：组织病变与粟粒性结核相同，在球结膜上出现疹状小结节，约 1 mm，周围不充血，有自发消失趋势。

（三）诊断

根据典型结膜病变，结合病史，取结膜刮片或活组织切片检查，结合结核杆菌的特殊染色及病理学检查即可确诊。

（四）治疗

（1）全身抗结核治疗可给予异烟肼、乙胺丁醇、吡嗪酰胺等。

（2）局部治疗可用 50～100 mg 链霉素结膜下注射，局部滴用 1% 链霉素、0.1% 利福平及 0.3% 氧氟沙星滴眼液。

（王艳丽）

第二节　衣原体性结膜炎

衣原体是介于细菌与病毒之间的微生物，归于立克次纲、衣原体目。具有细胞壁和细胞膜，以二分裂方式繁殖，可寄生于细胞内形成包涵体。衣原体目分为二属：属Ⅰ为沙眼衣原体，可引起沙眼、包涵体性结膜炎和性病淋巴肉芽肿性结膜炎；属Ⅱ为鹦鹉热衣原体，可引起鹦鹉热性结膜炎。衣原体对四环素或红霉素最敏感，其次是磺胺嘧啶、利福平等。

一、沙眼

沙眼是由沙眼衣原体感染所致的一种慢性传染性结膜角膜炎，是致盲的主要疾病之一。全世界有 3 亿～6 亿人感染沙眼，感染率和严重程度同当地居住条件以及个人卫生习惯密切相关。20 世纪 50 年代以前，该病曾在我国广泛流行，是当时致盲的首要病因，20 世纪 70 年代后随着生活水平的提高、卫生常识的普及和医疗条件的改善，其发病率极大地降低，但仍然是常见的结膜病之一。

（一）病因

沙眼衣原体由汤飞凡、张晓楼等于 1956 年用鸡胚培养的方法分离出来。从抗株性上可分为 A、B、Ba、C、D、E、F、J、H、I、K 等 12 个免疫型，地方性流行性沙眼多由 A、B、C 或 Ba 抗原性所致，D～K 型主要引起生殖泌尿系统感染以及包涵体性结膜炎。张力、张小楼等对中国华北地区沙眼衣原体免疫型进行检测，结果表明，华北地区沙眼以 B 型为主，C 型次之，我国其他地区的发病情况缺乏流行病学资料。沙眼为双眼发病，通过直接接触或污染物间接传播，节肢昆虫也是传播媒介。易感危险因素包括不良的卫生条件、营养不良、酷热或沙尘气候。热带、亚热带区或干旱季节容易传播。

（二）临床表现

急性沙眼感染主要发生在学龄前和低年学龄儿童，但在 20 岁左右时，早期的瘢痕并发症才开始变得明显。成年后的各个时期均可以出现严重的眼睑和角膜并发症。男女的急性沙眼发生率和严重程度相似，但女性沙眼的严重瘢痕比男性高出 2~3 倍，推测这种差别与母亲和急性感染的儿童密切接触有关。

沙眼一般起病缓慢，多为双眼发病，但轻重程度可有不等。沙眼衣原体感染后潜伏期为 5~14 天。幼儿患沙眼后，症状隐匿，可自行缓解，不留后遗症。成人沙眼为亚急性或急性发病过程，早期即出现并发症。沙眼初期表现为滤泡性慢性结膜炎，以后逐渐进展到结膜瘢痕形成。

急性期症状包括畏光、流泪、异物感，较多黏液或黏液脓性分泌物。可出现眼睑红肿、结膜明显充血、乳头增生、上下穹隆部结膜满布滤泡，可合并弥漫性角膜上皮炎及耳前淋巴结肿大。

慢性期无明显不适，仅眼痒、异物感、干燥和烧灼感。结膜充血减轻，结膜污秽肥厚，同时有乳头及滤泡增生，病变以上穹隆及睑板上缘结膜显著，并可出现垂帘状的角膜血管翳。病变过程中，结膜的病变逐渐为结缔组织所取代，形成瘢痕。最早在上睑结膜的睑板下沟处，称为 Arlt 线，渐成网状，以后全部变成白色平滑的瘢痕。角膜缘滤泡发生瘢痕化改变，临床上称为 Herbert 小凹。沙眼性角膜血管翳及睑结膜瘢痕为沙眼的特有体征。

重复感染及并发细菌感染时，刺激症状可更重，且可出现视力减退。晚期发生睑内翻与倒睫、上睑下垂、睑球粘连、角膜混浊、实质性结膜干燥症、慢性泪囊炎等并发症，从而使症状更明显，可严重影响视力，甚至导致失明。

（三）诊断

多数沙眼根据乳头、滤泡、上皮及上皮下角膜炎、角膜血管翳（起自角膜缘的纤维血管膜进入透明角膜形成）、角膜缘滤泡、Herbert 小凹等特异性体征可以做出诊断。由于睑结膜的乳头增生和滤泡形成并非为沙眼所特有，因此早期沙眼的诊断在临床病变尚不完全具备时较困难，有时只能诊断"疑似沙眼"，要确诊须辅以实验室检查。WHO 要求诊断沙眼时至少符合下述标准中的 2 条。

（1）上睑结膜 5 个以上滤泡。

（2）典型的睑结膜瘢痕。

（3）角膜缘滤泡或 Herbert 小凹。

（4）广泛的角膜血管翳。

除了临床表现，实验室检查可以确定诊断。沙眼细胞学的典型特点是可检出淋巴细胞、浆细胞和多形核白细胞，但细胞学检查的假阳性率高。结膜刮片后行吉姆萨染色可显示位于核周围的蓝色或红色细胞质内的包涵体。改良的迪夫快速染色法将检测包涵体的时间缩短为几分钟。荧光标记的单克隆抗体试剂盒检测细胞刮片衣原体抗原、酶联免疫测定、聚合酶链反应都有高度敏感和高特异性，但要求操作者操作技术较熟练，费用也较昂贵。沙眼衣原体培养需要放射线照射或细胞稳定剂（如放线菌酮）预处理，通常在生长 48~72 小时后用碘染色单层细胞，或通过特殊的抗衣原体单克隆抗体检测，是重要的实验室检查，但技术要求高，不能广泛应用。

为了统一进行流行病学调查和指导治疗，国际上对沙眼的表征进行了分期。常用 Mac Callan 分期法。

Ⅰ期：早期沙眼。上睑结膜出现未成熟滤泡，轻微上皮下角膜混浊、弥漫点状角膜炎和上方细小角膜血管翳。

Ⅱ期：明确的沙眼。

Ⅱa期：滤泡增生。角膜混浊、上皮下浸润和明显的上方浅层角膜血管翳。

Ⅱb期：乳头增生。滤泡模糊，可以见到滤泡坏死和出现上方表浅角膜血管翳和上皮下浸润。瘢痕不明显。

Ⅲ期：瘢痕形成。同我国Ⅱ期。

Ⅳ期：非活动性沙眼。同我国Ⅲ期。

我国在 1979 年也制定了适合我国国情的分期方法。

Ⅰ期（进行活动期）：上睑结膜乳头与滤泡并存，上穹隆结膜模糊不清，有角膜血管翳。

Ⅱ期（退行期）：上睑结膜自瘢痕开始出现至大部分变为瘢痕。仅留少许活动病变。

Ⅲ期（完全瘢痕期）：上睑结膜活动性病变完全消失，代之以瘢痕，无传染性。

1987 年世界卫生组织（WHO）介绍了一种新的简单分期法来评价沙眼的严重程度。标准如下。

TF：上睑结膜 5 个以上滤泡。

TI：弥漫性浸润、乳头增生、血管模糊区 >50%。

TS：典型的睑结膜瘢痕。

TT：倒睫或睑内翻。

CO：角膜混浊。

其中 TF、TI 是活动期沙眼，要给予治疗，TS 是患过沙眼的依据，TT 有潜在致盲危险，需行眼睑矫正手术。CO 是终末期沙眼。

（四）鉴别诊断

需和其他滤泡性结膜炎相鉴别。

1. 慢性滤泡性结膜炎

原因不明。常见于儿童及青少年，皆为双侧。下穹隆及下睑结膜见大小均匀、排列整齐的滤泡，无融合倾向。结膜充血并有分泌物，但不肥厚，数年后不留痕迹而自愈，无角膜血管翳。无分泌物和结膜充血等炎症症状者称为结膜滤泡症。一般无须治疗，只在有自觉症状时才按慢性结膜炎治疗。

2. 春季结膜炎

本病睑结膜增生的乳头大而扁平，上穹隆部无病变，也无角膜血管翳。结膜分泌物涂片中可见大量嗜酸性细胞。

3. 包涵体性结膜炎

本病与沙眼的主要不同之处在于，滤泡以下穹隆部和下睑结膜显著，没有角膜血管翳。实验室可通过针对不同衣原体抗原的单克隆抗体进行免疫荧光检测来鉴别其抗原血清型，从而与之鉴别。

4. 巨乳头性结膜炎

本病所致的结膜乳头可与沙眼性滤泡相混淆，但有明确的角膜接触镜佩戴史。

（五）治疗

包括全身和眼局部药物治疗及对并发症的治疗。

局部用 0.1% 利福平滴眼液、0.1% 酞丁胺滴眼液或 0.5% 新霉素滴眼液等滴眼，每天 4 次。夜间使用红霉素类、四环素类眼膏，疗程最少 10 周，经过一段时间治疗后，在上睑结膜仍可能存在滤泡，但这并不是治疗失败的依据。

急性期或严重的沙眼应全身应用抗生素治疗，一般疗程为 3 ~ 4 周。可口服多西环素 100 mg，每天 2 次；或红霉素每天 1 g，分 4 次口服。

手术矫正倒睫及睑内翻，是防止晚期沙眼瘢痕形成致盲的关键措施。

（六）预防及预后

沙眼是一种持续时间长的慢性疾病，可致盲。相应治疗和改善卫生环境后，沙眼症状可缓解或减轻，避免严重并发症。在流行地区，再度感染常见，需要重复治疗。预防措施和重复治疗应结合进行。应培养良好的卫生习惯，避免接触传染，改善环境，加强对旅店业及理发业等服务行业的卫生管理。

二、包涵体性结膜炎

包涵体性结膜炎是 D ~ K 型沙眼衣原体引起的一种通过性接触或产道传播的急性或亚急性滤泡性结膜炎。包涵体结膜炎好发于性生活混乱的年轻人，多为双侧。衣原体感染男性尿道和女性子宫颈后，通过性接触或手—眼接触传播到结膜，此外，游泳池也可间接传播疾病，新生儿经产道分娩也可能感染。

由于表现有所不同，临床上又分为新生儿和成人包涵体性结膜炎。

（一）临床表现

1. 成人包涵体性结膜炎

接触病原体后 1 ~ 2 周，单眼或双眼发病。表现为轻、中度眼红、刺激和黏脓性分泌物。部分患者可无症状。眼睑肿胀，结膜充血显著，睑结膜和穹隆部结膜滤泡形成，并伴有不同程度的乳头增生反应，多位于下方。耳前淋巴结肿大。3 ~ 4 个月后急性炎症逐渐减轻、消退，但结膜肥厚和滤泡持续存在 3 ~ 6 个月之后方可恢复正常。有时可见周边部角膜上皮或上皮下浸润，或细小表浅的血管翳（<2 mm），无前房炎症反应。成人包涵体性结膜炎可有结膜瘢痕，但无角膜瘢痕。从不引起虹膜睫状体炎。可能同时存在其他部位如生殖器、咽部的衣原体感染征象。

2. 新生儿包涵体性结膜炎

潜伏期为出生后 5 ~ 14 天，有胎膜早破时，可于生后第 1 天即出现体征。感染多为双侧，新生儿开始有水样或少许黏液样分泌物，随着病程进展，分泌物明显增多并呈脓性。结膜炎持续 2 ~ 3 个月后，出现乳白色光泽滤泡，较病毒性结膜炎的滤泡更大。严重病例假膜形成、结膜瘢痕化。大多数新生儿衣原体结膜炎是轻微自限的，但可能有角膜瘢痕和新生血管出现。衣原体还可引起新生儿其他部位的感染而威胁其生命，如衣原体性中耳炎、呼吸道感染、肺炎等。

（二）诊断

根据临床表现诊断不难。实验室检测手段同沙眼。新生儿包涵体性结膜炎上皮细胞的胞质内容易检出嗜碱性包涵体。血清学的检测对眼部感染的诊断无多大价值，但是检测 IgM 抗体水平对于诊断婴幼儿衣原体肺炎有很大帮助。新生儿包涵体性结膜炎需要与沙眼衣原体、淋球菌引起的感染鉴别。

（三）治疗

衣原体感染可波及呼吸道、胃肠道，因此口服药物很有必要。婴幼儿可口服红霉素每天 40 mg/kg，分 4 次服下，至少用药 14 天。如果有复发，需要再次全程给药。成人口服四环素（每天 1.0 ~ 1.5 g）或多西环素（100 mg，每天 2 次）或红霉素（每天 1 g），治疗 3 周。局部使用抗生素滴眼液及眼膏，如 15% 磺胺醋酸钠、0.1% 利福平等。

（四）预后及预防

未治疗的包涵体结膜炎持续 3 ~ 9 个月，平均 5 个月。采用标准方案治疗后病程缩短，复发率较低。

应加强对年轻人的卫生知识特别是性知识的教育。高质量的产前护理包括生殖道衣原体感染的检测和治疗，这是成功预防新生儿感染的关键。有效的预防药物包括 1% 硝酸银、0.5% 红霉素和 2.5% 聚维酮碘。其中 2.5% 聚维酮碘滴眼效果最好、毒性最小。

三、性病淋巴肉芽肿性结膜炎

性病淋巴肉芽肿性结膜炎是一种由衣原体 L1、L2、L3 免疫型性传播的结膜炎症。常由实验等意外感染所致，也见于生殖器或淋巴腺炎急性感染期经手传播。

起病前多有发热等全身症状。局部淋巴结（耳前淋巴结、颌下淋巴结等）肿大、触痛。眼部典型症状为急性滤泡性结膜炎以及结膜肉芽肿性炎症，睑结膜充血水肿，滤泡形成，伴有上方浅层角膜上皮炎症，偶见基质性角膜炎，晚期累及全角膜，形成致密角膜血管翳。重症者伴有巩膜炎、葡萄膜炎、视神经炎。淋巴管闭塞时，发生眼睑象皮病。

实验室诊断可用 Frei 实验，皮内注射抗原 0.1 mL，48 小时后局部出现丘疹、浸润、水疱甚至坏死。结膜刮片可见细胞内包涵体，并可做衣原体分离。治疗方案参见包涵体性结膜炎。

四、鹦鹉热性结膜炎

鹦鹉热性结膜炎非常少见，鸟类是鹦鹉热衣原体的传染源，人类偶然感染。最常见的感染人群是鸟类爱好者、宠物店店主和店员、家禽行业的工人。感染者最早出现肺部症状，表现为干咳和放射线影像肺部呈斑片状阴影，患者还有严重的头痛、咽炎、肌肉痛和脾大。眼部表现为上睑结膜慢性乳头增生浸润伴上皮角膜炎。结膜上皮细胞内未见包涵体，衣原体组织培养阳性，治疗同包涵体性结膜炎。

（王艳丽）

第三节 病毒性结膜炎

一、流行性出血性结膜炎

流行性出血性结膜炎又称急性出血性结膜炎，是一种高度传染性疾病，曾在世界许多国家和地区引起暴发流行，本病多发生于夏、秋季；其临床特点是起病急剧，刺激症状重，可伴有结膜下出血、角膜上皮损害及耳前淋巴结肿大。

（一）病因

最常见的是微小 RNA 病毒中的肠道病毒 70 型和柯萨奇病毒 A24 的变异株，也有腺病毒 11 型的报道。本病为接触传染，以手—眼接触为最主要的传播途径。

（二）临床表现

本病潜伏期短，起病急，常双眼同时或先后发病，潜伏期最短 2 ~ 3 小时，一般为 12 ~ 24 小时。自觉症状重，眼部疼痛、异物感、畏光及水样分泌物，最典型的体征是球结膜下点、片状出血，同时结膜高度充血水肿，部分患者可并发角膜病变，表现为浅层点状角膜病变或上皮下浸润，多位于下方角膜；个别严重者可出现轻度前色素膜炎。此外，患者耳前淋巴结肿大，可伴有发热、周身不适及上呼吸道感染症状。本病的自然病程为 7 ~ 10 天。极个别患者可发生神经性并发症，如 Bell 面瘫、脊神经根炎等。

（三）诊断

根据流行性发病、临床上起病急、症状重、结膜下出血等特点可诊断本病。病毒分离或 PCR 检测、血清学检查可协助病原学诊断。

（四）治疗

目前无特异性治疗药物，局部可用广谱抗病毒药，如 4% 吗啉胍、0.5% 利巴韦林或羟苄唑滴眼，每 1 ~ 2 小时 1 次，或使用干扰素滴眼剂。有报道阿昔洛韦和更昔洛韦滴眼液对某些病例也有一定疗效。

（五）预防

本病为高度传染性疾病，一经发现，应立即采取严格的消毒隔离措施，切断传播途径。

二、流行性角结膜炎

流行性角结膜炎是一种传染性很强的眼病，曾在世界各地引起流行，但小范围流行更加常见，经常可在眼科诊所、学校和家庭中引起流行，散发病例也很常见，成人发病较儿童多见，其临床特点为急性滤泡性结膜炎，可同时伴有角膜上皮下圆形浸润。

（一）病因

由腺病毒 8、19 和 37 血清型感染所致，其他血清型也可引起。本病为接触传染，夏季更易流行。

（二）临床表现

本病潜伏期为 5 ~ 12 天，常为双眼先后发病，患眼疼痛、异物感、流泪等症状明显。典型体征是结膜大量滤泡，并以下睑结膜最为显著，结膜高度充血、水肿，结膜下可有小出血点，严重者睑结膜尤其是下睑结膜可有假膜形成，极少数严重者可形成睑球粘连；患者耳前淋巴结肿大，通常合并角膜炎，发病数天后，可出现浅层点状角膜病变，此后点状病变可进一步加重，形成中央局灶性上皮病变；发病 2 周后，急性结膜炎症状逐渐减退，角膜出现典型的上皮下浸润，呈圆形斑点状，散在分布，直径 0.4 ~ 0.7 mm，此系炎症细胞，主要是淋巴细胞在前弹力层和前基质层的浸润，是机体对病毒抗原的免疫反应。这种上皮下浸润可持续数月甚至数年之久，逐渐吸收，极个别情况下，浸润最终形成瘢痕，造成永久性视力损害。

（三）诊断

急性滤泡性结膜炎和炎症晚期出现的角膜上皮下浸润是本病的典型特征，病毒分离或 PCR 检测、血清学检查可协助病原学诊断。

（四）治疗

目前无特异性治疗药物，局部可用广谱抗病毒药，如干扰素滴眼剂、4% 吗啉胍、0.5% 利巴韦林滴眼，每 1~2 小时 1 次；有报道阿昔洛韦和更昔洛韦滴眼液对某些病例也有一定疗效。局部应用低浓度肾上腺皮质激素对于上皮下浸润的吸收非常有效，如为 0.1% 的可的松，应用中要注意逐渐减药，不要突然停药，以免复发；另外还要注意肾上腺皮质激素的不良反应。

（五）预防

本病传染性很强，一经发现，应立即采取严格的消毒隔离措施，切断传播途径。

三、咽结膜热

咽结膜热是由腺病毒引起的急性感染性结膜炎，儿童发病较成人多见。

（一）病因

由腺病毒 3 和 7 血清型感染所致，为接触传染或呼吸道飞沫传染。

（二）临床表现

患者出现急性滤泡性结膜炎、咽炎和发热等综合表现，眼部表现与流行性角结膜炎相似，但一般较轻，结膜充血，大量滤泡，结膜下可有小出血点；耳前淋巴结肿大，也可并发浅层点状角膜病变，但角膜上皮下浸润少见。

（三）治疗

目前无特异性治疗药物，局部可用广谱抗病毒药，如干扰素滴眼剂、4% 吗啉胍、0.5% 利巴韦林或羟苄唑滴眼，每 1~2 小时 1 次。

四、牛痘苗性结膜炎

牛痘苗性结膜炎是因牛痘疫苗进入眼内引起的结膜炎症。20 世纪 80 年代以来，全世界已消灭了天花，故目前已不再接种牛痘疫苗。

（一）病因

牛痘菌性结膜炎为减毒牛痘疫苗引起。在接种牛痘疫苗过程中，不慎使痘苗直接接触眼部或经污染痘苗的手带入眼部而发病，接种过牛痘疫苗者对本病无明显保护力。

（二）临床表现

本病潜伏期大约 3 天，眼睑红肿且逐渐加重，以至不能睁开。眼睑、睑缘部可伴有牛痘疱疹；结膜高度充血，睑结膜表面多发溃疡，也可波及球结膜。溃疡表面有一层灰白色的假膜，边缘有增生性肉芽组织包围，经 7~10 天，溃疡愈合，一般预后很好，仅少数患者出现睑球粘连、瘢痕性睑内翻等。部分患者可合并角膜损害，轻者出现浅层点状角膜病变，少数进展呈地图样、树枝状或盘状角膜炎，重者出现坏死性角膜基质炎，甚至发生穿孔，预后不良。此病多伴有耳前和耳后淋巴结肿大并有压痛。

（三）诊断

有种痘史或痘苗接种史，睑结膜、球结膜多个溃疡，有假膜，同时存在牛痘性睑缘炎等典型临床表现即可诊断。

（四）预防

医务人员在接种操作时应严格防止痘苗进入眼内，事后仔细洗手，防止儿童接种痘苗后用手搔抓接种部位再揉眼。

（五）治疗

接种时痘苗进入眼内，应立即用大量生理盐水冲洗，局部滴用抗病毒药物及牛痘免疫血清。抗病毒药可选用0.1%碘苷和4%吗啉胍等，并配合抗菌药物滴眼以防止继发感染。此外，局部和全身应尽早给予高效价牛痘免疫血清。其他免疫制剂如干扰素、丙种球蛋白也有一定疗效。出现角膜并发症者应进行相关治疗。

五、几种病毒性热性传染病引起的结膜炎

（一）麻疹

麻疹是由麻疹病毒引起的急性呼吸道传染病，患者多为小儿，除发热、咳嗽、皮疹等全身症状外，出疹前期即可出现眼部症状，表现为畏光、流泪、眼睑痉挛、结膜充血，泪阜处偶见麻疹斑；结膜炎多合并细菌感染，所以分泌物最初为浆液性水样，后呈黏液或黏液脓性，严重者还可形成假膜；角膜损害轻者可出现浅层点状角膜炎，合并细菌感染者可形成角膜溃疡，严重者可发生角膜穿孔，最后形成角膜葡萄肿或眼球萎缩。另外，营养不良的患儿常伴发维生素A缺乏症，可出现角结膜干燥，甚至角膜软化等一系列眼部症状。除全身治疗外，眼局部可滴用抗病毒滴眼剂，如干扰素等，同时使用抗菌药物滴眼剂以预防继发细菌感染。

（二）流行性腮腺炎

流行性腮腺炎是由腮腺炎病毒引起的急性呼吸道传染病，部分患者可合并单纯性结膜炎，特点是结膜和浅层巩膜充血、球结膜水肿和结膜下出血，分泌物不多，极少数患者可发生急性滤泡性结膜炎。角膜并发症少见，典型表现为基质性角膜炎，多为单侧发病，全角膜迅速发生浓密而广泛的实质层混浊，呈灰白色，上皮通常完整或偶有点状损害或溃疡，病变在3周左右可完全吸收而不留瘢痕，视力恢复，其发生机制是免疫反应所为，而非病毒的直接侵犯。除原发病的全身治疗外，局部可滴用干扰素和肾上腺皮质激素。

（三）单纯疱疹

单纯疱疹多为单纯疱疹病毒Ⅰ型所致，新生儿可由Ⅱ型病毒引起，大多为单纯疱疹病毒的原发感染，患者多为小儿。眼睑皮肤、睑缘出现疱疹，结膜充血，发生急性滤泡性结膜炎，严重者可有伪膜形成，伴耳前淋巴结肿大。病程一般为2~3周。部分患者合并角膜病变，可出现上皮点状浸润、树枝状角膜炎甚至盘状角膜炎。以局部治疗为主，可应用阿昔洛韦、安西他滨和干扰素等抗病毒药，同时可口服阿昔洛韦治疗。

（四）流行性感冒

流行性感冒是流感病毒引起的急性呼吸道传染病，常合并急性卡他性结膜炎，结膜充血、水肿，有水样分泌物；有时出现急性滤泡性结膜炎、浅层点状角膜炎及浅层巩膜炎等。也可继发细菌感染；对于发生树枝状角膜炎、盘状角膜炎者应考虑伴发潜在的疱疹病毒感染。治疗可局部应用抗病毒药物，如干扰素、吗啉胍和抗菌药物预防继发感染，对于合并单纯疱疹病毒感染者，按单纯疱疹引起的结膜炎治疗。

（王丽美）

第八章

视网膜疾病

第一节　视网膜血管性病变

一、视网膜中央动脉阻塞

视网膜中央动脉阻塞（CRAO）可由栓子、栓塞、血管痉挛或以上因素同时存在而引起，是视力骤然下降或丧失最明显的原因。视网膜动脉为终末支，分支间没有交通或吻合支，因此视网膜内层对血液循环障碍极为敏感。几分钟的循环障碍即可造成不可逆的组织损伤。CRAO 多是单眼发病，也可双眼发病。本病可发生于任何年龄，但以中老年多见。动脉硬化是最常见的原因。

（一）病因和发病机制

1. 栓子栓塞

栓子栓塞造成视网膜动脉阻塞可能不是常见的原因。但早在 1859 年即有组织检查报道证实，栓子栓塞多发生在巩膜筛板处，因此处动脉较细，且周围有筛板组织限制的缘故。栓子可来自动脉粥样硬化斑块的脱落物、心脏瓣膜的赘生物、血管壁炎症的赘生物等。另外，如注射混悬液药物或空气误入动脉也可造成栓子形成。

2. 栓塞动脉粥样硬化或小动脉硬化

这是动脉栓塞最常见的原因。这些病变造成管壁僵硬、管腔狭小。随着时间进展及病变的加剧，直到突然产生完全的阻塞。这种情况是脑部、眼底或肢体发生血管栓塞最常见的原因。发病常在患者睡眠或静坐时，此时血流及血压均有降低。除动脉硬化外，动脉的炎症如结节性动脉周围炎、胶原病引起的动脉炎、巨细胞性颞动脉炎等均可造成动脉壁粗糙、增厚，而易发生栓塞性血流受阻。其他引起栓塞的原因还有血液病（如红细胞增多症）、外伤或手术引起的血小板增加、败血症等。

3. 血管痉挛

在正常情况下，动脉或小动脉的张力是由交感神经控制的。但有时由于很多因素，使血管张力变得不稳定，如寒冷、情绪波动、吸烟、乙醇或某些毒素刺激交感神经。这种现象在开始时为暂时性，短时可以恢复，不造成永久性损害。若时间较长，则不能完全恢复。可造成永久性损害。这种情况可以发生在没有血管器质性病变或年龄较轻的人；更常见的则是年龄较大或有高血压、动脉硬化等器质性病变的人。当血管痉挛发生时，产生一过性视力障碍，且往往是进展性的，多次发作则会造成永久性阻塞。

（二）组织病理

1. 早期

视网膜内层组织水肿发生在阻塞后几小时内。细胞及细胞间的肿胀是视网膜变灰白色的原因。视网膜内层呈一种凝固性坏死。若这种凝固性坏死发生在一个很小的区域内，即是眼底检查所看到的棉絮样斑。若这种凝固性坏死广泛发生，眼底检查视网膜呈灰色，是脉络膜血流被遮所致，而中央凹处由于没有视网膜内层，血运由脉络膜毛细血管供应，没有水肿或坏死，眼底检查为樱桃红斑点。

2. 晚期

视网膜外层正常。内层变为弥漫、均匀一致的无细胞组织。由于胶质细胞与其他组织一样萎缩坏死，因此没有胶质增生发生。在其他原因造成的视网膜萎缩，如青光眼、视神经横断或下行性视神经变性等，视网膜虽有萎缩发生，但仍可分清层次；视网膜中央动脉阻塞造成的视网膜内层萎缩则均匀一致，不能分清层次。

（三）临床表现

1. 完全性的视网膜中央动脉阻塞

表现为视力即刻或几分钟内完全丧失。瞳孔散大，对光反射消失。除非这种阻塞很快解除，否则这种失明是永久性的。如患者有视网膜睫状动脉存在，此血管供应的视网膜功能正常，因而会有小片区域的视力残留。

2. 非完全性的视网膜中央动脉阻塞

根据阻塞的程度及时间，会有不同程度的视力残留。偶尔会有视网膜睫状动脉阻塞，该血管分布区视网膜缺血，造成中心或旁中心暗点。较常见的是分支动脉阻塞，特别是颞上支动脉多见。根据分支大小，即供应视网膜血运区域的大小而造成不同的扇形视野缺损。如果病变累及黄斑部，则中心视力受影响。不少患者在发生视网膜中央动脉阻塞以前，有一过性黑矇发作的历史。应考虑是由视网膜动脉痉挛造成的视网膜一过性缺血所引起。多次发作后往往会造成永久的动脉阻塞。

眼底检查时可见完全性视网膜中央动脉阻塞，早期即表现为视网膜、视盘色苍白，动脉变得很细。压迫眼球不出现静脉或动脉搏动，周围的血管小分支不易看到。有时血流中断，呈节段性，静脉变细，有时血流也呈节段性。发病后不久，整个视网膜肿胀、混浊，呈乳白色。黄斑部却显樱桃红色。如果阻塞不能很快解除，晚期视网膜水肿自然消失，视网膜恢复正常颜色，但视网膜内层完全萎缩。晚期视网膜血管仍很细，有血管鞘发生，血管鞘呈白色，均匀一致。视盘晚期萎缩，边界清楚，色苍白。

如为非完全性阻塞，视网膜出现水肿，循环重建后，水肿逐渐消退，视力可有不同程度的恢复。视网膜分支动脉阻塞或视网膜睫状动脉阻塞，分布区有同样的视网膜水肿、混浊、血管变细、血流中断等体征。有的病例在循环重建后，视网膜有小出血发生，这可能是由视网膜毛细血管缺氧、血管壁受损、渗透性增强所致。若有较多出血，也可能是由于血液循环障碍造成静脉栓塞所致。视网膜动脉阻塞会引起虹膜红变、新生血管性青光眼，但较少见。

（四）治疗

尽快应用血管扩张药，缓解血管痉挛是治疗的原则。

1. 手术治疗

常用的手术方法有前房穿刺，一般在门诊即可施行。手术时，在裂隙灯显微镜下用细的空针针头由角膜缘刺入前房吸出房水 0.1 mL，由于眼压降低，血管立即扩张。或者在手术台按一般前房穿刺方法行前房穿刺。如果操作及时，往往即刻就有血流改善现象，视力有所改善。

2. 药物治疗

（1）亚硝酸异戊酯吸入：将安瓿包在一层手帕或纱布内，折断，置于患者鼻部令其吸入，可用 2~3 个。

（2）三硝基甘油酯片：舌下含化，每次 1~2 片（每片 0.3 mg），可连含数次。有心脏病者慎用。

（3）萘甲唑啉：口服、肌内注射或球后注射，每次 12.5~25.0mg。

（4）亚硝酸钠：口服，每次 100 mg，每天 3 次；或 5% 注射液 2 mL 静脉推注。

（5）阿托品：1 mg 球后注射或肌内注射。可反复用，最高用量不超过 5mg。

（6）烟酸：肌内注射每次 100 mg，或口服。

（7）其他：低分子右旋糖酐静脉滴注；曲克芦丁静脉滴注每次 400 mg，或 200 mg 肌内注射，或 300 mg 口服。

3. 眼球按摩

以示、中两指中等度用力压迫眼球 5 秒，而后放松 5 秒，反复间断操作 5~10 次。观察眼底，见效后可酌情增加次数。

4. 其他

高压氧舱或氧气吸入也有一定疗效。热敷、热水浴、蒸汽浴，均可酌情应用。

二、视网膜静脉阻塞

视网膜静脉阻塞（RVO）为一种常见的眼底病，是成年人视力突然下降的最常见原因。根据阻塞的部位分为视网膜中央静脉阻塞（CRVO）及视网膜静脉分枝阻塞（BRVO）。BRVO 没有例外地均发生在动静脉交叉处，多位于颞上或颞下距视盘几个瞳距处。阻塞不是绝对的，在患者就诊做 FFA 时，阻塞静脉都已恢复血流，但循环时间明显延长。由于 RVO 造成的严重视力障碍主要是由黄斑部水肿引起的，黄斑中央凹虽无血管，但可因周围组织出血、水肿等而被损伤。在 RVO 晚期，即便出血已被吸收，有的病例在受累区也不能恢复其正常的组织结构。常见的有毛细血管充盈不全、微血管瘤形成、动静脉交通支形成等。RVO 多发生在老年人，动脉硬化是常见的原因，但年轻人也不少见，可能与炎症、血液黏稠度、血小板功能异常，以及烟、乙醇、毒素等有关。RVO 多发生在单眼，双眼也有报道。有时一侧眼可发生不止一支的静脉阻塞，动静脉同时发生阻塞的也有报道。

（一）视网膜中央静脉阻塞

1. 病因和发病机制

CRVO 多发生在筛板处，此为发病的解剖因素。另外，如高血压、动脉硬化等也是常见的病因。据张惠蓉等报道的 407 例 CRVO 中，动脉硬化占 70.9%；高血压占 59.8%。血液本身情况也与发病有重要关系，如高血脂、血小板功能异常、血液黏稠度增高等均易造成阻塞的发生。血液流变学与发病率有直接关系。

另外，据病理证实，脉管炎症可造成管腔阻塞；但轻度单核细胞浸润也有可能是血栓形成后继发的改变。

总之，CRVO 的发病原因是复杂的。高眼压也是发病的危险因素之一。据报道，正常人视网膜静脉阻塞发病率为 0.93% ~ 5.36%；而青光眼患者的发病率为 10.3% ~ 21.2%。但迄今仍有部分的 CRVO 病因不明，可能不是由一个因素造成的。

2. 临床表现

CRVO 是常见的视力突然下降的眼底病。1877 年 Leber 及 1878 年 Michel 描述 CRVO 及 BRVO。近 1 个多世纪以来，许多学者对本病的发病机制、临床表现、预后等进行了大量研究，但仍存在不少分歧。Hayreb 通过动物实验及临床观察于 1976 发表文章将 CRVO 分为两型：一为出血型（又称缺血型），本型与视网膜动脉受阻有关，此型视盘周围出血严重，预后较差；另一型为静脉淤滞型（又称非缺血型），这一型没有动脉缺血，眼底出血多为散在周围型，预后较好。这种分类法已被广泛采纳。本症发病年龄一般较大，但年轻人也不少见。据统计，< 50 岁者占 11% ~ 21%；> 50 岁者占 79% ~ 89%。静脉淤滞型年龄小者较多。发病性别上男性多于女性，约为 3 : 2；右眼发病多于左眼，常突然出现视力障碍。出血型者视力障碍严重；静脉淤滞型者则障碍程度不等。出血型者周边视野多不正常，多有大的中心暗点或旁中心暗点；静脉淤滞型者周边视野正常或有小的相对或绝对的中心暗点。

（1）眼底镜检查。

1）出血型：早期静脉明显迂曲，严重扩张，视盘边界不清、充血，常被大量出血遮盖。出血多在视盘周围，呈火焰状，常有白色棉絮样斑同时存在。黄斑部有大量出血及水肿。动脉常变细，并有硬化表现。发病后 6 ~ 9 个月，静脉则呈轻度扩张，常有血管鞘。出血及棉絮样斑多吸收，视盘色淡、苍白。黄斑部常有变性及色素改变，有时还可有胶质增生。视网膜可有新生血管发生而造成视网膜前或玻璃体积血。

2）静脉淤滞型：早期静脉有中度的迂曲、扩张。视盘周围有较少的火焰状出血及点状出血，周边部常有较多的散在出血点，用间接眼底镜检查更明显，很少有棉絮样斑。视盘有充血、水肿，黄斑部可以正常或有水肿，也可有不同量的出血，动脉常正常或有硬化。晚期静脉多正常或轻度扩张，出血多吸收，视盘多恢复正常。黄斑部正常或有轻度囊样变性及轻度黄斑前胶质增生。视网膜没有新生血管发生。

（2）荧光眼底造影检查。

1）出血型：静脉荧光出现时间延长，有时动脉时间也延长。毛细血管明显扩张。大量出血常遮挡毛细血管充盈不全区。视盘高荧光有明显渗漏。晚期静脉染色，毛细血管有渗漏，黄斑部及其他部位的视网膜水肿。此期静脉仍有轻度或中度淤滞，常有多处毛细血管充盈不全，可见有动静脉侧支循环及新生血管形成，黄斑可有囊样变性。

2）静脉淤滞型：早期视网膜静脉有淤滞现象，出现静脉扩张、迂曲。静脉主干可有染色。黄斑及视盘均有较轻的水肿现象。晚期可有轻度静脉淤滞征。没有新生血管发生及毛细血管充盈不全。黄斑可能有囊样变性及周围毛细血管拱环的破坏。

虽然目前一般将 CRVO 分为出血型及静脉淤滞型，但仍有约占 10% 的患者在早期介于两者之间不能完全鉴别，但在 3 ~ 6 个月根据其眼底典型的图像，即可确定类型。另外，临床上常遇到的半侧视网膜中央静脉阻塞（hemi CRVO）实为 CRVO。因大约有 20% 的正常人视网膜中央静脉不是一个主干而是两个主干，这是一种先天发育异常。因此，半侧 CRVO

可发生在视网膜上半或下半，性质与 CRVO 相同。

有学者将 CRVO 分为静脉淤滞型、出血型、视盘血管炎型。视盘血管炎型多发生在年轻人，视网膜静脉阻塞由静脉炎症引起。临床表现为 CRVO，视力正常，预后良好。

3. 诊断和鉴别诊断

根据视盘水肿、充血，静脉迂曲、扩张，大量视网膜出血及荧光造影循环时间显著延长等表现，诊断多无困难。但需与下列疾病相鉴别。

（1）视盘水肿：有颅内压增高等其他症状，双侧发病。

（2）急性视盘炎：视力障碍明显，视盘水肿。但较 CRVO 出血量少，静脉迂曲、扩张也较 CRVO 为轻。

（3）恶性高血压：全身有急进高血压症状，视盘水肿往往较 CRVO 轻，有典型高血压视网膜症状。

4. 并发症

（1）出血型：视力不能完全恢复。黄斑部均有变性。新生血管可发生在虹膜、前房角、视盘及视网膜。有学者统计，发生在虹膜的新生血管，在发病后 5 个月为 53%；1 年为 63%；2 年为 68%。发生在视盘的新生血管 5 个月为 6%；1 年为 8%；2 年为 9%。发生在视网膜的新生血管 5 个月为 6%；1 年为 7%；2 年为 13%。因此，出血性 CRVO 并发新生血管性青光眼是很常见的。

（2）静脉淤滞型：预后较好，有 93% 可自愈（据统计有 7% 可转为出血型）。也可能由黄斑水肿造成囊样黄斑变性及黄斑前胶质增生。没有新生血管发生。

5. 治疗

虽然 CRVO 的治疗方法较多，但效果不肯定。故目前尚无特殊有效的疗法。

（1）抗凝治疗：有报道有效，但也有报道无效，甚至有报道发现用药后可导致玻璃体发生积血。因此，其确切疗效尚待更多的病例加以证实。

（2）等容血液稀释治疗：取患者血液分离并去除红细胞，将血浆回输静脉内。据报道有一定疗效。

（3）低分子右旋糖酐：由于其具有抗血栓及抗红细胞凝聚作用，有学者用于治疗 CRVO，但效果尚不肯定。

（4）激素治疗：当炎症引起 CRVO 时，可考虑全身或眼球周围用激素治疗。

（5）光凝治疗：全视网膜光凝可用于预防虹膜红变及新生血管性青光眼的发生。也有学者建议用全视网膜冷冻代替光凝。格子状的光凝可用于治疗黄斑水肿。

（6）中医中药治疗：一般以活血化瘀为主。

（7）其他：全身病因治疗，如降血压，降血脂，治疗糖尿病等。

（二）视网膜静脉分枝阻塞

视网膜静脉分枝阻塞（RBVO）是较常见的视网膜血管病。发病率仅次于糖尿病视网膜病变，比 CRVO 多见，多在 50 岁以上发病，且常见于高血压、动脉硬化患者。虽然严重的视力障碍并不太常见，但也会发生。常由黄斑水肿及视网膜新生血管造成玻璃体积血而引起。

1. 病因和发病机制

RBVO 发生在动静脉交叉处，且动脉硬化常同时存在，因此，在动静脉交叉处动静脉在一共同外膜的情况下，静脉易被硬化的动脉壁压迫而阻塞。一般来说，RBVO 患者60%以上有高血压；10%以上有糖尿病。

2. 临床表现

本症发病年龄多在 50～70 岁，无性别差异，可突然出现视力障碍。根据病变的部位可有不同程度的区别。视野检查，病变部位可有相应的暗点。发病部位多见于颞上支，占55%～75%；颞下支约占30%；鼻侧占9%左右。颞上支病变较高可能与动静脉交叉较多有关。

（1）眼底镜检查。

1）急性期 RBVO 多发生在动静脉交叉处。受累区有大量视网膜浅层出血，视网膜出现水肿、棉絮样斑。静脉阻塞处远端静脉明显迂曲、扩张。阻塞发生处越接近视盘，受累的面积越大。典型的病变都局限在水平缝的一侧。出血多在神经纤维层，呈火焰状。出血可累及黄斑区。

2）慢性期 RBVO 受累区透明度减低，表现为水肿及高起样。大支静脉阻塞则会见侧支血液循环，可越过水平缝围绕受阻区；也可出现视网膜内微血管异常及微血管瘤。黄斑囊样水肿也可能出现，但不多见。晚期视盘或视网膜可出现新生血管。

（2）荧光眼底造影：对本病的诊断、治疗均很有帮助。造影显示病变局限在水平缝一侧。早期显示受阻静脉充盈迟缓，迂曲扩张；晚期显示静脉壁染色，由于血管壁内皮细胞的完整性受损，造成血—视网膜屏障的破坏。如黄斑部未受累，中心视力往往很好；如黄斑受累，会有弥漫性水肿或囊样水肿。慢性期可出现侧支循环，如有明显毛细血管充盈不全，以后发生新生血管的可能性很大。新生血管造影表现为高荧光，造影晚期有渗漏。毛细血管充盈不全及新生血管均为光凝的适应证。

3. 诊断及并发症

根据眼底检查及造影表现一般即可做出诊断。病变发生在阻塞静脉分布区，以视网膜出血、水肿为特点。造影时，阻塞静脉充盈迟缓、远侧端迂曲扩张为其特点。RBVO 与 RCVO 不同，新生血管多发生在视盘或视网膜，造成玻璃体积血等严重并发症，而 CRVO 则多发生虹膜新生血管，形成新生血管性青光眼。玻璃体积血可行玻璃体切割术及光凝破坏新生血管治疗。

4. 治疗

如 CRVO 一样，有学者用抗凝药物或低分子右旋糖酐及中药等治疗，但效果多不肯定。很多 RBVO 可以自愈。目前较为有效的疗法主要是光凝。当有明显的视网膜缺氧时，造影时出现大片毛细血管充盈不全，应用光凝破坏缺氧的视网膜，消除新生血管生长因子的产生，减少以后发生新生血管的可能性，从而改善预后。黄斑区水肿长期不消退也是光凝治疗的适应证。大多数学者主张观察，待黄斑水肿自然消退，如果发病 3 个月以上黄斑水肿仍不消退，可考虑用格子状的排列、小能量、小光点进行光凝，促进黄斑水肿消退，以得到较好的视力恢复。

三、视网膜静脉周围炎

Eales 于 1882 年描述此病，其特点为视网膜和玻璃体发生间歇性出血，多累及 20～30 岁男性青年人。常为双眼同时或先后发病。后来相继出现了一些不同的名称，如视网膜血管炎、视盘静脉炎、视网膜及视盘血管炎、良性视网膜血管炎、视盘血管炎等。这些名称多而杂，均为一种类似视网膜中央静脉阻塞的同义词，实质上为视盘巩膜筛板前、后区的睫状血管及视网膜中央静脉的炎症。在中国习惯用视网膜静脉周围炎。

（一）病因和发病机制

1. 结核

本病病因尚不明确。经病理学研究，其主要病变位于视网膜血管壁内，多为静脉，有细胞浸润、微血栓形成和出血，说明本病应归属于脉管炎。Axenfeld 等学者认为是由结核所致。可在患眼其他部位同时有活动性结核，如巩膜或葡萄膜结核。患者有全身非活动性或活动性结核，如肺结核，或在眼病后 1 ~ 3 年内患者发生活动性肺结核。但结核杆菌只是偶尔在眼组织中被发现，临床上可见到伴有结核病的脉管炎，但为数甚少。对结核杆菌如何到达视网膜血管周围间隙和血管，有血源播散及局部蔓延学说。由结核杆菌直接侵犯视网膜血管而发病者为数甚少，多数患者身体其他部位并无活动性结核，或仅查见陈旧性结核病变，如肺门或肺部钙化点。临床和组织学证据均说明，视网膜脉管炎是对结核菌蛋白选择性过敏的结果，有些实验研究也早已证实此观点。视网膜或其血管如已为结核菌蛋白致敏，当再接触结核菌蛋白时会引起变态反应。对多数视网膜脉管炎无结核病依据的患者，应称为 Eales 病，而少数确有结核病依据者，则称为结核性视网膜静脉周围炎，以示区别。

2. 中枢神经系统疾病

据文献资料统计，约17%的患者有中枢神经系统症状，如偏瘫、多发性硬化、肿瘤或癫痫。可能在这些患者中有相应的中枢神经系统血管性改变。

3. 血栓闭塞性脉管炎

个别学者认为，视网膜静脉周围炎和玻璃体积血是血栓闭塞性脉管炎的眼部改变。一般认为，血栓闭塞性脉管炎有可能侵犯视网膜血管，发生视网膜和玻璃体积血。血栓闭塞性脉管炎是本病偶见的致病原因。

4. 病灶感染

眼周围组织感染病灶，如牙齿感染、扁桃体炎及皮肤脓肿等，均可为本病致病原因。

5. 其他

有些全身病，如糖尿病、内分泌失调、梅毒、结节病、白塞综合征、镰刀型细胞贫血、麻风、蛔虫病，血凝时间延长和维生素 C 缺乏等，均可发生视网膜脉管炎。

（二）组织病理

本病的病理改变主要在视网膜及其血管，属原发性视网膜脉管炎。另有少数病例累及虹膜睫状体和脉络膜，发生葡萄膜炎，属于继发性视网膜脉管炎。炎症改变一般为非特异性，肉芽肿性病变少见。主要表现为视网膜静脉壁及其周围组织有细胞浸润，非特异性炎症者为淋巴细胞，肉芽肿性者除淋巴细胞外，尚有上皮样细胞和巨细胞。两者静脉内皮细胞有增生，阻塞管腔。在动静脉交叉处或静脉附近，偶见动脉有同样改变。视网膜各层、内界膜下和玻璃体内有出血。

（三）临床表现

患者均有间歇性、突发性、严重视力减退，在短时间内视力可由正常降低至数指，甚或无光感。有些患者发病前数天常有视力轻度模糊或飞蚊幻视症状，而后视力突然急剧减退。

发病时常有用力、憋气、低头工作等导致眼底血管持续扩张因素，但也常见于安静状态下，如睡眠初醒或走路时发作。有些患者发作时可以感觉到眼内有血液流动，呈黑色喷泉样，旋即失明，此情况可见于反复发作者。

检眼镜下玻璃体呈现程度不同的混浊，是血管破裂出血所致，尤其是周边部视网膜血管最易受累。混浊严重者不能窥见眼底，较轻者可见眼底周边部小静脉有白色血管鞘、视网膜出血、新生血管形成，也常见有毛细血管瘤，后者常发生出血。渗出物一般位于静脉周围，形成血管鞘膜，有时也有较大渗出物位于血管表面，遮盖血管。如只有血管鞘和视网膜出血，则很像静脉阻塞。当渗出物发生在视盘或附近大静脉分支时，视网膜水肿则较明显；在黄斑区渗出物常呈星芒状排列；视网膜或视网膜前出血也发生在黄斑部，此时视力损害更加严重。第一次发病往往出血较多，但一般均可逐渐吸收，视力可完全恢复，但容易复发，有些患者可反复发作持续多年。最顺利的病例，只出血一次即不再犯，但多数病例并不顺利。玻璃体反复出血后，即不易被吸收而形成凝血块，发生机化，形成增殖性视网膜病变，甚至形成继发性（牵拉性）视网膜脱离的不良结局。并发性白内障常见，有些患者最终发生继发性青光眼，视力丧失。疼痛严重者甚至需行眼球摘除手术。

眼底荧光血管造影多数表现为血管变细，也可见动脉瘤、血管迂曲及新生血管形成。无荧光素渗漏至视网膜出血区。

由于本病病程无规律性，复发频率和严重程度无法预测，发作次数少者预后尚好，有些病例则反复发作，持续长达几年或十几年，最终因并发症而失明，但双眼病程及发展规律往往不同。

（四）诊断和鉴别诊断

本病多为双侧性，如一眼玻璃体大量出血，眼底无法窥见时，应散瞳，详查对侧眼底，特别应注意检查周边部眼底，此点极重要。往往可查见本病早期改变，如视网膜静脉血管鞘、静脉充盈扩张、视网膜出血或渗出物等。对有飞蚊幻视的青年人，特别是自觉眼前黑点越来越多者，均应排除本病。

关于如何区分本病与糖尿病性血管性病变的问题，因两种疾病的主要改变均为血管性病变，且多影响视网膜静脉，检眼镜下均可见静脉淤血、充盈、梭形或球形扩张、血管鞘或曲张、新生血管网及微动脉瘤。其不同处为视网膜静脉周围炎，除静脉外也常累及动脉，且受累血管多在周边部。而糖尿病性视网膜出血则无间歇性改善或有复发趋向。糖尿病性改变的早期组织学改变为毛细血管和前毛细血管，呈透明、增厚、坚硬状态，而静脉壁胶原成分增生、变厚，管腔很少变细。视网膜静脉周围炎，静脉壁有炎性细胞浸润，但在糖尿病中不常见。

（五）治疗

1. 一般疗法

出血发生后患者应卧床静养，增加营养，长期服用维生素 C、维生素 E、芦丁及钙剂，以改善血管脆性，并肌内注射碘剂促进出血吸收。戴有色眼镜避免强光照射。

2. 抗结核治疗

由于本病病因不明，但有结核致病倾向，故可试用抗结核药物。应注意剂量不可过大，时间不宜太长，特别是对链霉素的应用，更应经常注意患者的听力改变。

3. 激素疗法

有学者主张用皮质类固醇治疗本病。实践证明，无论是全身应用还是球后注射皮质类固醇，均无明显疗效。在有大量玻璃体积血导致炎症反应者，可用皮质类固醇控制炎症，但对治疗视网膜静脉周围炎无效。Mawas 和 Herschberg 建议用睾丸素治疗，他们认为视网膜静脉周围炎患者完全或相对缺乏男性内分泌素，此观点虽未被公认，但值得注意，因视网膜脉管炎在青春前期和 40 岁以后均罕见。

4. 表面透热凝固疗法

许多学者主张应用表面透热凝固手术疗法治疗本病。Franceschetti 对玻璃体积血持续 2 个月未吸收者，于患眼上半部角膜缘后 13 ~ 15 mm 处，施行表面透热凝固手术。在部分患者中取得疗效，适用于受累血管数目较少的病例。

5. 光凝固疗法

用氙灯或氩激光封闭有病变的血管，可防止出血复发，特别适用于广泛性周边部受累病例。Meyer Schwic kerath 建议将全部微动脉瘤及新生血管均施行光凝固，有些异常血管用检眼镜看不出，光凝治疗时则可看得很清楚。如新生血管已伸入玻璃体内者，可对其视网膜端施行光凝，但应注意使用低强度照射，不能用于较粗大扩张的血管，每次治疗不可超出一个象限的眼底范围。Jutte 和 Lemke 强调，在治疗的同时应行眼底荧光血管造影以明确疗效。

关于光凝固疗法的疗效，近年来报道比较满意。Vogel 和 Wessing 报道经其治疗的病例中，86% 的病变得到控制并防止了玻璃体积血复发。其疗法应用光凝，每次直接照射一个象限眼底的异常血管（微动脉瘤和新生血管）。Spitznas 等用光凝固疗法治疗 224 只眼，结果其中 205 只眼病程静止不再发展；185 只眼病情稳定，视力提高。

6. 玻璃体手术

玻璃体置换或切割手术，适用于大量玻璃体积血、经治疗 2 个月未吸收者。手术只能去除积血或剪开机化膜或条带，故术前必须行眼科超声探查，明确混浊程度及有无视网膜脱离。

7. 中医药治疗

中药治疗玻璃体积血效果好，各地经验不一。通常是待出血稳定后，服用活血化瘀及理气药物，如地黄合剂，可促使积血吸收。

四、节段状视网膜动脉周围炎

节段状视网膜动脉周围炎为视网膜脉管炎的一种，以视网膜动脉周围炎为主，因炎症分布呈节段状而得名。本病属少见病，多见于身体健壮的青年人，无性别差异，多为单眼发病。血管炎症除视网膜动脉周围炎外，多伴有静脉炎症，无静脉损害者极少见，且常伴有后部葡萄膜炎。

（一）病因

其主要原因应考虑结核。有时眼周围病灶感染也为致病原因。

（二）临床表现

患者主诉有视力减退，视野中黑点；如有黄斑病变，视力明显下降，有视物变形。有的患者伴有动脉分支阻塞，有此情况时，视野会产生相应缺损。

用检眼镜检查眼底时，因玻璃体混浊，眼底图像模糊不清；当玻璃体混浊减轻时，可见眼底有渗出斑块遮盖于动脉上，渗出物呈白色或黄色，其排列呈节段状，像串珠样套在动脉上，渗出斑块数量不匀，多累及视盘附近的较粗大动脉和动脉分叉处。其他部位的视网膜动脉也可被累及，受累的动脉变细，小动脉阻塞时呈白色线条。受累动脉附近的视网膜常有水肿和出血，有时伴有急性渗出性脉络膜炎病灶，有些患者不发生脉络膜炎性病灶，视网膜静脉充盈。当动脉周围炎消退时，渗出斑块逐渐被吸收，出现黄色亮点，最终完全消失，不留痕迹。渗出性脉络膜炎也逐渐形成陈旧病灶。眼底荧光血管造影显示视网膜血流速度减慢，小动脉正常，于注射荧光素 2 小时后，小动脉仍显荧光。静脉荧光显影超过 6 分钟，渗出斑块不显影，早期无荧光素渗漏，静脉明显扩张。于注射荧光素后 100 秒时可见明显渗漏，且持续 30 分钟以上。

本病病程长而缓慢，可持续数月甚至数年，但经治疗可缩短其病程，一般视力预后尚好。

（三）治疗

应尽量查明原因，如为结核引起，则采用长期抗结核疗法，直至病情稳定。同时结合全身应用肾上腺皮质类固醇，使视网膜血管炎症消退。患者应注意休息，避光，并口服维生素 E、钙剂；如有葡萄膜炎，应及时加以治疗。当发现病灶感染时，应及时去除。

五、急性视网膜坏死

其主要原因应考虑结核。眼周围病灶感染，有时也为致病原因。1971 年 Urayama 等报道了 6 例单侧周边部渗出性葡萄膜炎、视网膜动脉周围炎和视网膜脱离的患者，并命名为桐泽型葡萄膜炎。Willerson 报道了 2 例与此病极相似的双侧坏死性血管阻塞性视网膜炎病例。Young 和 Bird 曾报道 4 例急性视网膜坏死，临床表现均极相似。中国近几年也有同样病例报道。

（一）病因

本病病因不明，Saari 认为开始可能为某种感染导致锥体、杆体的自身免疫反应，引起局限性免疫复合病变和视网膜血管炎使病情加重。Fisher 等在 1 例摘除的病眼中曾发现疱疹型 DNA 病毒；Cullbertson 等对另外 1 例摘除的病眼做电镜检查，在视网膜及血管内皮细胞内、外及核中均发现疱疹病毒颗粒。对巨细胞病毒的间接免疫荧光染色阳性，但病程又与其不符。Sarkics 报道 3 例本病患者的眼内液及血清中检出单纯疱疹病毒 I 型抗体，此为单纯疱疹病毒 I 型是引起本病原因的有力说明。安藤文隆认为，视网膜中央动脉周围炎及小动脉闭塞在本病发病机制中起重要作用。他检查了 36 例患者血小板功能均亢进，故认为血液的高凝状态与本病的发病有一定关系。

（二）组织病理

Cullbertson 报道，视网膜广泛增厚、坏死和出血，视网膜碎屑散入玻璃体，后极部视网膜尚好，邻近坏死区的视网膜内有许多细胞。胞质中有嗜酸性包涵体，主要位于内核层，未发现巨细胞，偶可见视网膜色素上皮细胞中含有嗜酸性包涵体。视网膜血管受累程度不同，在出血性视网膜的炎性区可见血栓及内皮细胞坏死。血管内皮细胞中看不到病毒包涵体。坏死的视网膜下由淋巴细胞和大量浆细胞组成的单核细胞浸润，使脉络膜增厚 1 倍，该处脉络膜毛细血管出现阻塞。有的区域脉络膜有肉芽肿性炎症，周边部布鲁赫膜消失、纤维化，有新生血管。视盘肿胀，血管周围有慢性炎症细胞浸润，筛板后视神经中央血管周围血管的炎症较严重。视神经中央坏死，直至筛板后 5 mm 左右，周围神经纤维束尚完好。电镜检查，在被累及的视网膜中发现大量大小、形态与疱疹类病毒一致的病毒颗粒，视网膜细胞核内有不完整的病毒颗粒进行组合，包裹着的病毒颗粒黏附在视网膜的细胞膜上。在视网膜内层，坏死区与尚好的视网膜交界处病毒最多。血管内皮、视神经和脉络膜未发现病毒颗粒，完全被破坏的视网膜也未发现病毒颗粒。在被病毒感染的细胞中，观察到大量细胞内结构被破坏，周边部视网膜有明显的细胞核裸露和细胞膜破裂。

（三）临床表现

本病见于各年龄段的健康人，以青少年男性较多见，儿童极少发病。多侵犯单眼，双侧者一眼先发病，6～42 天后另一眼出现体征。最长者为一眼发病后 11 年，另一眼才发病。根据其临床特点分为 3 期。

1. 急性期

起病急骤，多伴有眼部充血、疼痛、视力下降。角膜后有尘埃状或羊脂状沉着物，房水闪光阳性，玻璃体有细小混浊物，视盘旁及周边部视网膜深层散在浓密的多个白色渗出斑点，逐渐扩大并向赤道部扩展。5～7 天周边部视网膜坏死的白色区逐渐融合。视盘充血红润或呈缺血性苍白。边界模糊不清，如为供血不足，视力出现骤降。视网膜动脉壁有大量黄白色浸润及白鞘，视网膜小动脉变细，视网膜浅层有散在出血，后极部受累轻，坏死区与此区界线清楚。眼压出现一过性升高（可能与渗出物阻塞房角有关）。

2. 缓解期

自觉症状稍好转，前房混浊减轻，角膜后沉着物减少，发病后 3 周视网膜下渗出液开始吸收。遗留边界清晰的视网膜脉络膜萎缩斑及色素沉着。

3. 末期

发病 45 天至 3 个月后，眼前节炎症消退，玻璃体混浊加重，动脉炎逐渐消退，遗留许多闭锁变细的小动脉，周边部尤为明显。约 70% 的眼并发视网膜脱离。在脱离区很快发生增殖性玻璃体视网膜病变，视网膜裂孔多发生在坏死和萎缩的视网膜交界处。随病情进展，视网膜脱离范围增大，终至全脱离。视力仅为光感。眼底荧光血管造影，早期神经视盘呈强荧光，视网膜中央动脉有少量荧光素渗漏，脉络膜血管正常。随之小动脉闭塞，荧光素渗漏加重，视网膜周边病灶相应的血管病变明显。毛细血管及小静脉逐渐闭塞。有视网膜脱离时，中央动脉的荧光素渗漏消失，脉络膜出现荧光素渗漏。视野检查早期正常，末期出现视野缺损或向心性视野缩小。视网膜电流图 a、b 波均低。体液及细胞免疫功能正常。

（四）诊断和鉴别诊断

本病有以下几个特点。

（1）起病急，多为单眼发病，常伴有一过性眼压升高。病程进展有规律，无复发。

（2）眼底周边部有泛发的葡萄膜炎，浓密的渗出斑及视网膜动脉壁有多发性淡黄色浸润病灶。

（3）玻璃体高度混浊。

（4）后期伴发视网膜脱离。在坏死和萎缩的视网膜交界处可查见裂孔。

（5）眼底荧光血管造影可见视盘呈强荧光，视网膜动脉渗漏，小动脉、小静脉及毛细血管闭塞。

（6）全身一般无异常发现。多种治疗无效，预后不良。

鉴别诊断：①节段性视网膜动脉周围炎，多发生在年轻人，视网膜动脉有黄白色或灰黄色渗出，呈节段状排列；一般不发生视网膜脱离，病程长，进展慢，预后好；②原田病有头晕、恶心及脱发等症状；眼部为急性渗出性脉络膜炎，视网膜脱离多呈球形，下方多见，无裂孔。

（五）治疗

（1）抗病毒治疗：用阿昔洛韦静脉滴注，亚磷酰甲酸、环孢苷、吗啉双胍或干扰素等在密切观察病情的情况下选择应用；应按照药物应用要求做好血常规及全身检查。

（2）关于激素的应用目前意见尚不一致，多数学者认为无效。Cullbertson 认为本病与疱疹病毒有关，应用皮质类固醇及免疫抑制药时应慎重。米谷等则认为大量给药有效。藤原文子认为，皮质类固醇药物可使病情减轻，但不能阻止视网膜脱离。安藤文隆用抗血小板凝集药物阿司匹林，每天 500 mg，可使病情好转，视力改善。

（3）有的学者给予血管扩张药及抗生素等治疗。

（4）如有视网膜脱离，待病情稳定后可施行玻璃体切割加巩膜外环扎术。

六、巨细胞动脉炎

巨细胞动脉炎曾称颅动脉炎、颞动脉炎、肉芽肿性动脉炎，后认识到体内任何较大动脉均可受累，而以其病理特征命名为巨细胞动脉炎。

（一）病理改变

巨细胞动脉炎（GCA）为广泛性动脉炎，中动脉和大动脉均可受累。以颈动脉分支常见，如颞浅动脉、椎动脉、眼动脉和后睫状动脉，其次为颈内、颈外动脉；有 10% ~ 15% 大动脉，如主动脉弓、近端及远端主动脉受累；而肺、肾、脾动脉较少累及。受累动脉病变呈节段性跳跃分布，为斑片状增生性肉芽肿。炎症区域组织切片显示淋巴细胞、巨噬细胞、组织细胞与多核巨细胞浸润，并以弹性基膜为中心的全层动脉炎，可导致血管壁破裂，内膜增厚，管膜狭窄以致闭塞。浸润细胞中以多核巨细胞最具特征性，偶见嗜酸性粒细胞、中性粒细胞。类纤维蛋白沉积少见。

（二）临床表现

GCA 为老年好发病，平均发病年龄为 70 岁（50 ~ 90 岁）。女性多于男性（2 : 1）。GCA 发病可能是突发性的，但多数患者确定诊断之前已有几个月病程和临床症状，如发热（低热或高热）、乏力及体重减轻。部分患者表现为风湿性多肌痛（PMR）。与受累动脉炎相关的症状是 GCA 的典型表现。

1. 头痛

头痛是 GCA 最常见症状，为一侧或两侧颞部、前额部或枕部的张力性疼痛，或浅表性灼痛，或发作性撕裂样剧痛，疼痛部位皮肤红肿，也可有压触痛，有时可触及头皮结节或结节样暴涨的颞浅动脉等。

2. 其他颅动脉供血不足症状

咀嚼肌、吞咽肌和舌肌供血不足时，表现为典型的间歇性运动停顿，如咀嚼肌痛导致咀嚼暂停及吞咽或语言停顿等。睫后动脉、眼支动脉、视网膜动脉、枕皮质区动脉受累时，可引起复视、眼睑下垂或视力障碍等。有 10% ~ 20% 的 GCA 患者可发生一侧或双侧失明，或出现一过性视力障碍、黑矇等先兆。失明是 GCA 严重并发症之一。一侧失明，未能及时治疗，常 1 ~ 2 周内发生对侧失明，有 8% ~ 15% 的 GCA 患者出现永久性失明，因而确定 GCA 诊断与及早治疗是防治失明的重要原则。部分患者可出现耳痛、眩晕及听力下降等症状。

3. 其他动脉受累表现

有 10% ~ 15% 的 GCA 患者表现出上、下肢动脉供血不足的征象，出现上肢间歇性运动障碍或下肢间歇性跛行；颈动脉、锁骨下动脉或腋动脉受累时，可听到血管杂音、搏动减弱或搏动消失（无脉症）等；主动脉弓或主动脉受累时，可引致主动脉弓壁层分离，产生动脉瘤或夹层动脉瘤，需行血管造影诊断。

4. 中枢神经系统表现

GCA 可有抑郁、记忆减退、失眠等症状。

（三）辅助检查

GCA 与风湿性多肌痛均无特异性检查指标，仅有轻至中度正色素性正细胞性贫血、血清白蛋白轻度减低、血清蛋白电泳示 α_2 球蛋白增高、血清转氨酶及碱性磷酸酶活性轻度升高等。比较突出的异常是红细胞沉降率增快（GCA 活动期常高达每小时 100 mm）和 C 反应蛋白定量增高。

1. 动脉活组织检查

颞浅动脉或枕动脉活组织检查是确诊 GCA 最可靠的手段。颞浅动脉活检的阳性率在 40% ~ 80%，特异性为 100%。由于 GCA 病变呈节段性跳跃分布，活检时应取足数厘米长度，以有触痛或有结节感的部位为宜，并做连续病理切片以提高检出率。颞动脉活检比较安全，一侧活检阴性可再做另一侧，或选择枕动脉活检。

2. 颞动脉造影

颞动脉造影对 GCA 诊断有一定价值，可发现颞动脉管腔不规则及狭窄等改变，也可作为颞动脉活检部位的指示。

3. 选择性大动脉造影

疑有大动脉受累时可进一步做选择性动脉造影，如主动脉弓及其分支动脉造影等。

（四）诊断

凡 50 岁以上人群，出现不明原因的发热、倦怠、消瘦、贫血、红细胞沉降率在每小时 50 mm 以上；新近发生的头痛、视力障碍（黑矇、视物模糊、复视、失明）；或其他颅动脉供血不足征象，如咀嚼肌间歇性动脉障碍、耳鸣、眩晕等；或出现风湿性多肌痛等，均应疑及本病，需抓紧做进一步检查，如颞动脉造影、颞动脉活检，以确定诊断。如条件不允许，可在排除其他风湿性疾病等情况后，试行糖皮质激素治疗。

（五）鉴别诊断

GCA 应与其他血管炎性疾病进行鉴别。

1. 结节性多动脉炎

此病主要侵犯中、小动脉，如肾动脉、腹腔动脉或肠系膜动脉，很少累及颞动脉。

2. 过敏性血管炎

此病主要累及皮肤小血管、小静脉或毛细血管，有明显的皮损，如斑丘疹、丘疹、紫癜、瘀斑、结节、溃疡等。

3. 韦格纳肉芽肿病

以上、下呼吸道坏死性肉芽肿，泛发性中小动脉炎，以及局灶坏死性肾小球肾炎为主要特征。

4. 主动脉弓动脉炎

病变广泛，常引起动脉节段性狭窄、闭塞或缩窄前后的动脉扩张征等，侵犯主动脉的GCA少见。此外，应与恶性肿瘤、全身或系统感染或其他原因引起的发热、头痛、贫血、失明等进行鉴别。

（六）治疗

GCA 常侵犯多处动脉，易引起失明等严重并发症，因此一旦明确诊断应立即给予糖皮质激素治疗。一般主张用大剂量持续疗法，如泼尼松每天 30～50 mg，维持到症状缓解、红细胞沉降率下降到正常或接近正常时开始减量，总疗程需数月，不宜过早减量或停用，以免病情复燃。病情稳定后改用晨间一次给药或改用隔日疗法是可取的有效方案。非甾体抗炎药如吲哚美辛（消炎痛）等虽可减轻或控制部分症状，如解热、止痛、改善全身不适等，但不能防治失明等缺血性并发症。对有糖皮质激素禁忌者，可采用非甾体抗炎药与细胞毒类免疫抑制药，如环磷酰胺、甲氨蝶呤等联合治疗，也可试用雷公藤多苷（每天 30～60 mg）治疗。

七、早产儿视网膜病变

怀疑为先天性晶状体血管膜的遗迹，因而命名为晶状体后纤维增生症（retrolental fibroplasia，RLF）。目前此种称谓只适用于受累严重的静止期和瘢痕期。Owens 经临床观察证实，其并非先天性异常。Heath 将本病改称为早产儿视网膜病变（retinopathy of prematurity，ROP）。

（一）病因

妊娠期小于 32 周的早产儿，在保温箱内吸入高浓度氧气时间过长。高氧刺激未成熟的视网膜血管组织过度增生（Flowei 用犬做动物实验证实）。胎儿早期的视网膜营养由玻璃体动脉和脉络膜供给，玻璃体动脉穿过视盘的同时分出小支自视盘伸向周边视网膜，早期仅见于神经纤维层，晚期则穿至深层，正常胎儿在 6～7 个月时血管增生活跃，早产儿在出生后这种增生功能仍在继续。用刚出生的小动物进行实验观察，在缺氧状态下，视网膜血管有较致密的毛细血管网和小动脉狭窄。经大量给氧，再使之相对缺氧时可刺激视网膜血管新生，用成熟的动物做实验则无此变化。另外，有学者认为光毒性、新生儿窒息、碳酸过多、输血、母体失血等危险因素，对于此病发病也有一定的重要性，但确已证实的只有早产和吸氧过多。

（二）组织病理

Patz 和 Ashton 等证明，本病在周边部视网膜新生血管发生之前，其邻近的毛细血管首先出现闭塞。早期视网膜周边部毛细血管呈螺旋状增生，似肾小球状，常见于 2~3 周或更早，不正常的血管发生出血及渗出，继而形成瘢痕。这种血管穿过内界膜向视网膜表面发展，同时伸向玻璃体。由于渗出，致玻璃体内出现条索状机化物牵拉，引起视网膜脱离。瘢痕形成时仍可见肾小球状血管丛的存在。近几年认为，本病为一种迅速进展的进行性血管功能不全性疾病。

（三）临床表现

本病虽大多数发生在吸氧过多的早产儿，但也可见于未吸氧的早产儿或足月正常儿。多发生于产后 4 周内，少数发生于产后 4~10 周，均为双眼患病。因患儿不能诉说视力障碍，待出现斜视、近视或伴有小角膜、角膜白斑或白内障时始被发现。其经过分为 3 期。

1. 急性期

一般分 5 个阶段。

（1）血管改变阶段：视网膜血管迂曲、扩张，有的病例静脉可扩张至正常的 3~4 倍。动脉迂曲，视网膜周边部可见细小的新生血管。

（2）视网膜病变阶段：玻璃体混浊，眼底较模糊，赤道部前后的视网膜新生血管增多，周边部视网膜隆起，表面有血管爬行，常伴有大小不等的出血。

（3）早期增生阶段：赤道部前后隆起的视网膜有增殖的血管条索，并向玻璃体内发展，有时波及后极部。轻者有局限性视网膜脱离。

（4）中度增生阶段：视网膜病变扩大至一半以上。

（5）极度增生阶段：视网膜全脱离，有时可致大量玻璃体积血。

根据新的早产儿视网膜病变国际分类法（ICROP），其急性期要按区域定位、按时钟记录病变范围、按疾病轻重等共分 5 期。①ICROP 第一期，视网膜无血管和有血管区之间有一条平坦的分界线；②ICROP 第二期，在有血管和无血管区间视网膜隆起呈嵴状；③ICROP 第三期，隆起的嵴伴有视网膜表面的新生血管形成，并可长入玻璃体内；④ICROP 第四期，视网膜神经上皮层和色素上皮层脱离，为渗出或牵拉性，可为环形自视盘向外层皱褶状脱离；⑤ICROP 第五期，视网膜呈漏斗形全脱离。另外，还根据新生血管形成的范围分为三个区，轻症者仅局限于一区。

2. 退行期

多数急性期患儿可以自行消退，基本恢复正常。少数受损严重者或急性期病变范围广泛者则遗留程度不等的瘢痕。

3. 瘢痕期

根据病变范围遗留大小不等的瘢痕，导致不同程度的眼球损害。

（1）眼底轻度变化，视网膜色较灰白、血管细、视网膜周边部常有小面积不规则的色素斑及轻度玻璃体混浊。

（2）视盘色较淡，瘢痕组织将视盘及视网膜血管拉向一方。视网膜周边部有混浊的机化团块。

（3）眼球损害较重者，瘢痕组织牵拉视网膜，出现皱褶，多向颞侧周边部伸展，与先天性视网膜皱襞不同之处为视网膜血管不沿此皱褶分布。皱褶可为单一或多发，多发者每个皱褶均与视网膜周边部的瘢痕组织相连。

（4）局限性严重的病变，可以造成晶状体后部机化膜或视网膜部结缔组织增生、脱离。部分瞳孔被遮挡。

（5）最广泛而严重的病变，致晶状体后间隙充满结缔组织块和机化的视网膜。散瞳检查，在瞳孔的周边部可见呈锯齿状伸长的睫状突，前房特别浅，常有虹膜前后粘连，造成继发性青光眼、角膜混浊，或造成眼球内陷，严重影响视力。

（四）鉴别诊断

有早产或过量吸氧史、晶状体后有机化膜或视网膜有典型病变者不难诊断，需与以下疾病鉴别。

（1）原始玻璃体残留组织增生症：本病为单眼先天性疾病，出生后即可发现。

（2）外层渗出性视网膜病变（Coats 病）：发病年龄稍大，无早产及吸氧史，晶状体后无机化膜。

（3）视网膜母细胞瘤：进展快，眼压增高，用高分辨力的眼科超声扫描、眶 X 线摄片等综合判断，不难鉴别。

（五）治疗

急性期重症病例应保持散瞳，以防止虹膜后粘连。有学者提出维生素 E 可使早产儿活动性视网膜病变发病率降低，病程缩短，严重程度减轻。但有学者认为，治疗量的维生素 E 对本病的发病率、严重程度、斜视、弱视的发病率等均无明显影响，而败血症和迟发的坏死性肠炎的发病率明显增加，可能因婴儿长期维持血清中维生素 E 的治疗水平，其抗感染能力下降所致，因而不支持给予预防性维生素 E。近年来，也有对视网膜周边部进行冷凝治疗者，可收到一定效果。对已有视网膜脱离者应用高分辨力的眼科超声探查提供解剖学上的依据，以决定手术治疗。

（王丽美）

第二节　视网膜色素上皮病变

一、急性色素上皮炎

本病位于视网膜色素上皮水平，多发于中青年。可能与病毒感染有关。

（一）临床表现

（1）起病急，视力减退，伴有视物变形，常为双眼受累。

（2）眼底所见急性病灶如灰白小斑，排列成簇或成串，数周后病变自行消退，遗留色素紊乱、脱失或少有增殖。

（3）荧光素眼底血管造影显示"内黑外亮"呈葡萄串样的病变，色素增生处呈弱荧光，外围色素脱失处为强荧光。

（二）诊断

（1）根据中青年患者、有急性视力减退史及眼底改变，可以诊断。

（2）荧光素眼底血管造影有助于诊断。

（三）治疗原则

（1）本病自限，视力预后好。

（2）尚无特殊处理。

（四）治疗目标

本病尚无特殊处理，可以自限。

二、急性后部多灶性鳞状色素上皮病变

急性后部多灶性鳞状色素上皮病变是由于脉络膜血管炎和缺血所致的疾病，视网膜色素上皮病变为继发性改变。主要发生于 30 岁以上成年人，无性别差异。

（一）临床表现

（1）起病急，50%患者有头痛、上呼吸道症状及结节性红斑。部分患者伴有脑血管炎，脑脊液中淋巴细胞增多，尿中可有管型。

（2）多数为双眼同时受累。视力明显减退。50%患者有轻度虹膜睫状体炎及玻璃体炎。

（3）眼底所见：①眼底后极部，也可远至赤道部，出现较多多边形或鳞状灰白色云彩状或似奶油状病灶，边界不清，偶尔融合成片，甚至如地图状；②病变多起自黄斑后极部，位于视网膜色素上皮水平，一般于数天至 10 天内消退，形成脱色素斑块，在同一眼底可见不同时期的病灶，陈旧者较为清晰，随之有色素沉着和（或）脱色素；③有时伴有视盘炎及视网膜血管炎；④黄斑囊样水肿极少见。

（4）荧光素眼底血管造影：急性期病变处早期为弱荧光，其后有弥漫强荧光出现。病灶边缘为色素上皮脱失所致窗样缺损强荧光。晚期病变色素增生明显，色素始终遮挡其下荧光。

（5）急性期眼电图（EOG）及视网膜电图（ERG）均不正常。

（二）诊断

（1）根据急性期视力轻度减退或严重降低，眼前节可合并上巩膜炎、虹膜炎、角膜周边变薄等，以及眼底后极部多灶性病损呈鳞状黄白色斑，平复，大小不等，可以诊断。

（2）急性期和晚期的荧光素眼底血管造影均各有特征性表现，可有助于诊断。

（三）治疗原则

（1）找寻病因，抗炎治疗。

（2）急性期可合并应用糖皮质激素。

（四）治疗目标

控制炎症，恢复视力。

三、特发性浆液性视网膜色素上皮脱离

单独存在的浆液性色素上皮脱离，即特发性浆液性色素上皮脱离，临床上较少见，经常伴发于浆液性神经上皮脱离。

（一）临床表现

（1）好发于成年人，视力一般不受影响。常因其他原因检查眼底或做荧光素眼底血管造影时偶然发现。

（2）如病变位于黄斑中心，视力可正常或轻度减退。视物发暗或变形，很少有绝对性中心暗点。EOG 与对比敏感度可有轻度下降。

（3）眼底所见：①本病好发于黄斑或附近，表现为单个或数个 1/4～1PD 大小的圆形隆起，呈一拱形屋顶状，裂隙灯光线不能通过隆起的视网膜色素上皮，光彻照病灶呈黄红色；②病程久者，病灶处有脱色素及色素增生，有的如圈形饼或十字形色素沉着。

（4）荧光素眼底血管造影：造影早期浆液性色素上皮脱离处出现与病灶形态大小完全一致的强荧光，并随即荧光增强，呈积存现象，持续至晚期，仍保持原有形态和大小。

（二）诊断

（1）根据好发于成年人，一般无视力症状，眼底病灶局限，光彻照呈黄红色，病久有脱色素及色素增殖等特征，可以诊断。

（2）荧光素眼底血管造影有助于诊断。

（三）治疗原则

（1）本病为一良性、慢性、可自愈病变。应积极寻找全身有无其他异常。

（2）口服维生素 B_1、维生素 C、维生素 E 等药物，增强身体抵抗力，避免过度疲劳和精神紧张。

（3）位于黄斑中央凹附近较大的浆液性色素上皮脱离，尤其是旁中央凹呈一肾形者，要警惕中央凹下脉络膜新生血管的危险，勿轻易采用激光光凝治疗。

（四）治疗目标

无视力受损时宜观察，不必急于行激光光凝治疗。

四、眼底黄色斑点症

眼底黄色斑点症是双侧进行性家族遗传性眼底病，为常染色体隐性遗传，少数为显性遗传。

（一）临床表现

（1）常发生于青少年，双侧发病。

（2）早期的视力下降程度与眼底镜下所见改变不成比例。

（3）眼底所见。

1）眼底后极部散布着黄色或黄白色斑点，形状与大小均可有变异。位于视网膜血管后色素上皮的水平。旧的斑点消退后，新的斑点还可出现，可伴有少许色素斑点。

2）疾病早期，视盘、视网膜血管与周边眼底均为正常。但在晚期病例，视盘颜色变浅，视网膜血管狭窄。中周部也能发现黄色斑点，在远周边部，这些斑点形成网织状。

（4）荧光素眼底血管造影。

1）脉络膜背景荧光发暗，包括整个眼底，且双眼对称。

2）黄斑中央凹弱荧光，环以一圈窗样透见的强荧光，犹如"牛眼"外观。于中心区外有斑驳状窗样缺损。

3）晚期脉络膜毛细血管与视网膜色素上皮完全萎缩，可暴露出大脉络膜血管。

4）在病变进行期，斑点不仅见于黄斑，也延至中周部及后极部。在远周边眼底，这些斑点形成网织状形态。荧光造影呈现出不规则的低荧光线条，外围以强荧光。

（5）视功能：暗适应多正常或轻度减低，EOG 正常或稍低。

（二）诊断

（1）根据眼底改变可以诊断。

（2）荧光素眼底血管造影可有助诊断。

（三）治疗原则

（1）尚无特殊有效的治疗方法。

（2）可给予血管扩张剂，以及维生素 B、维生素 C 与维生素 E 等支持药物。

（四）治疗目标

无有效治疗方法和预防措施。

（李　上）

第三节　高度近视眼底改变

高度近视眼底改变指高度近视眼中发生的眼底后极部改变。近视眼是指来自无限远的平行光，在视网膜前形成焦点，在视网膜上不能清晰成像。屈光度为 6D 或以上的近视眼为高度近视眼。

一、临床表现

（1）远视力降低，近视力正常。集合减弱，可有眼位外斜或外隐斜，常有视疲劳。

（2）多为轴性近视，眼球明显变长，眼球向外突出，前房较深。瞳孔较大而反射较迟钝。

（3）暗适应功能降低。在大于 6D 的高度近视眼中，EOG 多有减退。

（4）眼底所见。

1）视盘呈椭圆形，长轴位于垂直方向。有近视弧。

2）后葡萄肿：高度近视眼眼球后部显著增长，后极部局限性巩膜扩张，边缘成斜坡或陡峭，与凹底屈光差别明显，眼底镜下现出暗棕色的半月形线条。视网膜呈屈膝状爬出。

3）脉络膜大血管常在后极部暴露，呈豹纹状眼底。局部萎缩，边界划线，并可有色素聚集。

4）漆裂纹：表现为很细的线形或星状、粗细不规则的黄白色条纹。可并发黄斑区视网膜下出血。

5）富克斯斑：高度近视眼底后极部出现任何黑斑均可称为富克斯斑。

6）视网膜下或脉络膜新生血管膜：可诱发急性无痛性视力下降，常伴随视物变形。

7）周边视网膜变性：包括格子样变性、雪球状沉着物及萎缩性视网膜裂孔。

（5）并发症。

1）玻璃体变性。

2）白内障。

3）在周边视网膜变性区内，易引起萎缩区内视网膜裂孔形成。在黄斑玻璃体变性及其与视网膜的粘连可发生黄斑裂孔。

4）高度近视眼合并开角性青光眼比正常眼多6~8倍。

二、诊断

根据远视力、屈光度及眼底所见，可以诊断。

三、治疗原则

（1）提倡优生优育，尽量避免遗传因素。

（2）培养正确阅读习惯。

（3）注意全身健康与营养均衡，有助于高度近视的防治。

（4）矫正屈光不正，睫状肌麻痹下验光，配用适当的眼镜。

（5）手术治疗，可矫正远视力，但不能解决眼底改变。

四、治疗目标

（1）恰当的光学矫正，提高远视力。

（2）定期检查，防止并发症的发生。

（李　上）

第四节　视网膜脱离

一、孔源性视网膜脱离

视网膜脱离是指视网膜神经上皮与色素上皮之间积聚液体而发生分离。由视网膜裂孔引起的视网膜脱离称为孔源性视网膜脱离。视网膜变性、玻璃体液化及后脱离所致的视网膜裂孔是形成孔源性视网膜脱离的主要原因。常见于高度近视眼和周边部视网膜格子样变性眼。

（一）临床表现

（1）眼前浮影飘动和闪光感。

（2）视力不变或突然下降、视物变形。

（3）视网膜脱离的相对应方向出现视野暗区。

（4）玻璃体液化、混浊及后脱离。

（5）视网膜隆起脱离，其表面光滑，并可见视网膜裂孔，但视网膜脱离时间较久则出现视网膜皱褶及增殖。

（6）超声波检查提示视网膜脱离。

（二）诊断

（1）临床症状提示视网膜脱离。

（2）眼底检查可发现视网膜脱离并有裂孔，可明确诊断。

（3）超声检查有助于诊断。

（三）鉴别诊断

1. 牵拉性视网膜脱离

脱离的视网膜由玻璃体视网膜增殖、牵拉引起，可见玻璃体视网膜增殖膜，常见于眼外伤和玻璃体视网膜手术后。

2. 渗出性视网膜脱离

由炎症、肿瘤及视网膜屏障功能破坏等因素使液体大量渗出并积聚于视网膜下，常伴有玻璃体炎性混浊、眼底占位性病变、视网膜血管异常等。荧光素眼底血管造影（FFA）可见病变部位荧光素渗漏。

（四）治疗

（1）无视网膜脱离或局限视网膜浅脱离可予以激光光凝或冷冻封闭视网膜裂孔。

（2）施行巩膜外冷冻或电凝、放液、巩膜外加压手术，必要时可行玻璃体手术。

（五）临床路径

1. 询问病史

重点了解以往玻璃体视网膜情况、眼球屈光状态及有无眼外伤、眼内炎症。

2. 体格检查

检眼镜、三面镜或全视网膜镜检查玻璃体和视网膜状况，确定视网膜裂孔的位置。

3. 辅助检查

眼部超声波检查。

4. 处理

激光或手术封闭视网膜裂孔，巩膜外加压手术，必要时行玻璃体手术。

5. 预防

眼前浮影飘动和闪光感应及时检查眼底，周边视网膜变性，尤其是格子样变性应予以激光治疗。日常生活中避免眼部受外伤。

二、牵拉性视网膜脱离

牵拉性视网膜脱离常因视网膜玻璃体增殖、牵拉视网膜而形成。常见于增殖性糖尿病视网膜病变、视网膜静脉周围炎及眼球穿通伤等。

（一）临床表现

（1）视力不变或减退。

（2）玻璃体内和视网膜前可见增殖膜。

（3）超声波检查玻璃体视网膜前有膜状物形成，且与视网膜粘连，视网膜脱离。

（二）诊断

视力不变或不同程度减退，视网膜脱离伴玻璃体视网膜前增殖膜，合并有糖尿病、视网膜静脉周围炎、眼外伤或玻璃体视网膜手术后等均可诊断此病。

（三）鉴别诊断

1. 孔源性视网膜脱离

可见视网膜脱离伴有裂孔。

2. 渗出性视网膜脱离

脱离的视网膜可随体位改变，无视网膜裂孔和玻璃体视网膜前增殖膜，同时伴有眼底占位性病变或视网膜脉络膜炎症是诊断渗出性视网膜脱离的可靠依据。

（四）治疗

（1）视网膜前或其下有增殖膜，牵拉视网膜浅脱离，可行巩膜外环扎术或局部加压来松解增殖膜对视网膜的牵拉。

（2）玻璃体切割术，剥离、切除或切断增殖膜，解除增殖膜对视网膜的牵拉。

（五）临床路径

1. 询问病史

了解全身情况与视网膜脱离的关系。

2. 体格检查

重点检查玻璃体和视网膜。

3. 辅助检查

B超检查以了解玻璃体视网膜增殖及视网膜脱离情况。

4. 处理

根据玻璃体视网膜增殖情况采用巩膜外扣带术或玻璃体切割术。

5. 预防

控制原发病的发展，减少眼球穿通伤和玻璃体视网膜手术后可增殖的因素。

三、渗出性视网膜脱离

渗出性视网膜脱离是一种继发性视网膜脱离，主要因视网膜毛细血管和色素上皮屏障功能受到破坏，导致血浆和脉络膜大量液体渗出，积聚在视网膜下而形成视网膜脱离。常见于视网膜或脉络膜肿物、炎症及全身血液和血管性疾病等。

（一）临床表现

（1）视力减退、变形。

（2）脱离的视网膜表面较光滑，无皱褶和裂孔，视网膜脱离可随体位改变。

（3）超声检查提示视网膜脱离及占位性病变。

（4）眼底荧光素血管造影可见病变部位荧光素渗漏。

（二）诊断

根据视力下降、玻璃体无增殖、脱离的视网膜表面较光滑、无视网膜裂孔、可随体位改变，一般可诊断。荧光素眼底血管造影可见病变部位或视网膜血管或色素上皮出现渗漏，并伴有全身或局部的原发病灶。

（三）鉴别诊断

1. 孔源性视网膜脱离

可见视网膜裂孔，视网膜脱离不随体位改变。

2. 牵拉性视网膜脱离

脱离的视网膜由玻璃体视网膜增殖、牵拉引起，可见到玻璃体视网膜增殖膜。

（四）治疗

（1）主要针对病因治疗。若炎症引起的视网膜脱离在全身用药及使用糖皮质激素效果不佳的情况下，可考虑玻璃体内注射长效激素曲安奈德。

（2）若视网膜下液体长期不吸收可考虑手术治疗。

（五）临床路径

1. 询问病史

尤其应询问有无全身疾病、视网膜血管性疾病及视网膜脉络膜炎症。

2. 体格检查

详细了解全身状况及眼底情况。

3. 辅助检查

超声波检查可发现视网膜脱离及占位性病变。

4. 处理

以治疗原发病为主，必要时视网膜脱离采取手术治疗。

5. 预防

积极控制全身疾病及炎症，改善视网膜血管状况及采用视网膜激光光凝治疗视网膜血管性疾病。

（李 上）

第九章

黄斑疾病

第一节　色素上皮脱离

视网膜色素上皮（retinal pigment epithelium，RPE）为一单层排列规则的六边形柱状上皮细胞，含有多种酶和色素，是维持视网膜神经感觉层代谢并保障其感光功能的重要组织。通常它与布鲁赫膜的连接相当紧密，而与神经感觉层的连接则不甚牢固。因此，临床上视网膜神经感觉层与 RPE 的分离，也就是通常所说的视网膜脱离比较多见，而 RPE 与布鲁赫（Bruch）膜之间的分离，即色素上皮脱离（pigment epithelial detachment，PED）则比较少见。

PED 的确切原因和发病机制尚不十分清楚。临床上有些病变可导致 RPE 与布鲁赫膜间的连接松弛无力，易于出现 PED。例如，老年人 RPE 下的基底线状沉着或玻璃膜疣形成；某些病理性的新生血管自脉络膜侵入 RPE 与布鲁赫膜之间；或布鲁赫膜的自身损害（如血管样条纹）等。此外，也有一些病例的 PED 找不到任何相关的原因，称为特发性浆液性 PED。

发生于中青年的 PED 基因多属于特发性。此种 PED 范围很小，常见为 1/4~1/2PD，很少超过 1PD，几乎都位于后极部，单发或多发。如果不累及中央凹，患者常无自觉症状；一旦波及黄斑中央凹，则有视物变小、变形或中心暗点等症状。检眼镜下所见甚为特殊，呈圆形或椭圆形的泡状隆起，似囊样外观，边缘陡峭，颜色均匀，比其他部位的眼底色调稍暗。其周围环绕发亮的淡黄色晕。在裂隙灯下，用狭窄的光带照到脱离区的前表面时，出现朝前弯曲的反光带，由于脱离腔内浆液积存，光照时脱离区呈现透明的亮光，形如灯笼，称为"灯笼现象"。从病变区 RPE 游离出的色素颗粒常沉着于脱离面上，使发亮的病灶杂有不规则的黑色斑点。如果 PED 范围较大，色素颗粒可重新排列，成"人"或"大"字形等外观，在荧光素眼底血管造影（FFA）检查中显现更为突出。

PED 在 FFA 图像上的典型表现为造影早期脱离腔中即有荧光素充盈，说明液体来自脉络膜。荧光均匀一致，边界锐利，表面可有色素颗粒呈斑点状遮蔽荧光。病变区的荧光随造影过程逐渐增强，但大小、形态不变。造影后期背景荧光消退后，脱离腔中因积存着含有荧光素的液体而有强烈的后期残余荧光。

有少数患者因 PED 边缘有损害，故液体可由 RPE 下逸出，进入神经上皮下，导致神经感觉层的脱离，在临床上表现出中心性浆液性脉络膜视网膜病变的征候。Mori 统计中心性浆液性脉络膜视网膜病变患者中约 17% 可以见到 PED。

PED 另一常见情况则是出现在年龄相关性黄斑变性（age - related macular degeneration, AMD）的眼底，无论在干性还是湿性 AMD 中。干性 AMD 的 PED 多为单纯浆液性 PED，呈圆形或椭圆形，出现于后极部，常为单发。形态特征和 FFA 表现与前述中青年的特发性浆液性 PED 基本相同，只是范围较大，常超过 1PD，甚至达到 2 ~ 3PD。光学相干断层成像术（OCT）检查，浆液性 PED 表现为 RPE 呈光滑的穹隆状隆起，色素上皮层在一无反光区之上呈特征性的锐角性脱离，其下布鲁赫膜反光带可见。这种 PED 还常伴有玻璃膜疣的存在，经过相当时日，脱离区病变可吸收结瘢，留下边界清晰的色素上皮萎缩灶，称为地图样色素上皮萎缩。日久，萎缩区内尚可合并脉络膜毛细血管萎缩，有些学者将其称为中央晕轮状脉络膜萎缩，但这与真正的遗传性中央晕轮状脉络膜萎缩并不相同。本病只在老年人出现，不是从青年开始；多为一眼先患，而非双眼同时发病；并且两眼不对称，还有玻璃膜疣的存在，这些都与遗传性者有所区别。也有学者将此种萎缩称为"脉络膜硬化"，近年来 Sohatz 等认为，应将其统一称为地图样色素上皮萎缩。

干性 AMD 中还可见到玻璃膜疣性 PED，由一个或多个较大玻璃膜疣或融合的软性玻璃膜疣造成 RPE 局限性隆起。有时边界不规则，呈扇贝状边缘。检眼镜下，隆起呈黄白色，常伴有一些色素沉着，但在有大量融合玻璃膜疣者，有时难以辨别是玻璃膜疣性 PED，还是孤立的大玻璃膜疣。FFA 检查，玻璃膜疣性 PED 在早期呈模糊的强荧光，造影过程中逐渐增强，且晚期无渗漏。吲哚青绿血管造影（indocyanine green angiography, ICGA）检查中，玻璃膜疣性 PED 遮蔽其下脉络膜血管结构，通常无脉络膜新生血管（choroidal neovascularization, CNV）迹象。OCT 检查，玻璃膜疣性 PED 中，在融合玻璃膜疣对应的中等强度反光团上覆盖的色素上皮带呈高反光、波浪状。玻璃膜疣性 PED 是中期 AMD 的特征，通常认为与 AMD 相关的其他类型 PED 相比，视力预后较好。

在湿性 AMD 见到的 PED 则不同，它的发病机制比较明确，主要是脉络膜来源的新生血管液体渗漏造成 PED，是有新生血管存在的一种继发现象，与前述单纯浆液性的原发性脱离有很大区别。

继发于 CNV 的 PED，临床上在 FFA 中有一定特征，脱离区荧光素不是直接来自脉络膜，而是由新生血管漏出，因此，荧光出现的时间稍晚。脱离腔中荧光强弱不均，靠近新生血管处强烈，其他处较弱。脱离区形态常不是边界清晰的圆形隆起，而是边缘有切迹，呈不规则形、肾形，甚至哑铃形或沙漏形。新生血管多位于切迹内，肾形弯曲面或哑铃的缩窄处，造影时这些部位常呈强荧光，说明该处有新生血管。有时新生血管膜一部分机化，一部分活跃。此时 FFA 见到新生血管活跃的部分被淹没在脱离腔中，而机化的部分则显露在一侧的切迹或弯曲处，此处血管膜已机化，因而只呈透见荧光，而无染料渗漏并形成强荧光的新生血管特征。

少数病例，当 CNV 出血至 RPE 下间隙或是 RPE 撕裂时，可出现出血性 PED。出血也可侵及视网膜下间隙，伴有 RPE 下出血者外观通常比视网膜下出血颜色深。检眼镜下，出血性 PED 与浆液性 PED 有相似的特征，表现为边界清晰的光滑圆形泡状隆起，但因出血的存在而呈深灰色或黑色。出血性 PED 可以非常大，伸展至最初 CNV 的边界之外，有时甚至超过血管弓。OCT 可显示出一个高回声穹隆状 RPE 受损区，与其他类型 PED 不同的是，出血迅速减弱深层组织结构的信号，使脉络膜等细节不见。FFA 显示脱离腔呈一片暗区，无法查明新生血管的存在及其位置，这时应当搜索其他一些可能提示有新生血管存在的征候，如脂质渗出、视网膜内的出血点以及造影片上出血遮蔽区中个别的荧光点（热点）等。此外，患者应在出血淡化或吸收后复查 FFA 加以证实。鉴别 PED 是否有新生血管存在，对诊断和治疗都非常重要。因为只有继发于新生血管的 PED，才有可能考虑是否进行必要的治疗。与其他亚型的 PED 相比，出血性 PED 通常视力预后差。总体讲，黄斑下出血的视力预后很差，与黄斑下出血的范围和厚度、出血下方 CNV 的存在与否、RPE 撕裂以及慢性损害转变为盘状瘢痕等有关。

此外，PED 也是视网膜血管瘤样增生的临床特征之一，这是一种年龄相关的黄斑疾病，表现为血管侵犯外层视网膜伴 CNV，多数学者认为其本质上是一种特殊类型的 AMD。PED 还常见于息肉样脉络膜血管病变，在此情况下，尚无证据表明布鲁赫膜改变与疾病有关，可能血管复合物产生的大量渗出造成了 PED。

（赵　研）

第二节　年龄相关性黄斑变性

年龄相关性黄斑变性（age-related macular degeneration，AMD），又称老年性黄斑变性（senile macular degeneration，SMD），是一种迟发性、进展性变性疾病，表现为黄斑区非感染性损伤，是严重威胁老年人视功能的主要眼底病变之一。AMD 是累及双眼的疾患，通常先一眼发病，最终双眼均受侵犯。该病于 1885 年由 Haab 描述，称为老年性黄斑脉络膜变性，后又有学者称其为黄斑盘状变性、老年黄斑盘状脱离、Kuhnt-Junius 病等。近年来，无论在基础研究领域，还是在眼科临床工作中，均已采用 AMD 这一名称。其中文名称通常称为年龄相关性黄斑变性或老年性黄斑变性，但严密等认为此病并非均发生于老年人群，而其发病与年龄增长密切相关，因此建议中文采用"增龄性黄斑变性"一词。此外，他还提出并非所有因年龄增长导致的黄斑部病变都属于 AMD。40 岁以上的人，眼底后极部或黄斑区常可见到视网膜色素紊乱或玻璃膜疣等病变，但这些病变与 AMD 的表现不同，矫正视力可达 0.7（20/30）以上，属于眼底正常的老年性改变，可称为"增龄性黄斑病变"。

一、流行病学特征

AMD 与年龄的增长有密切关系，也与性别和种族有一定的关系。本病多发生于 50 岁上下的老年人，大约影响 12% 的老年群体，发病率与年龄增长呈正相关，是欧美国家 50 岁以上人群中视力丧失的首要原因。在西方发达国家，AMD 发病率为 6.4%～11.4%；在中国，45 岁以上人群 AMD 发病率为 6%～17%。虽然不同的流行病学调查（年代、地区或人群等不同）得到的各年龄组的发病率不同，但总体趋势是一致的，即随着年龄增长，AMD 发生的危险性显著增高，其发病率随年龄的增长呈指数级增加。AMD 首发眼视力丧失的平均年龄约为 65 岁，大约 60% 的患者于 70 岁时双眼致盲。85 岁以上年龄组的发病率达到最高，90 岁及以上的人患 AMD 的风险比 50 岁的人上升了 8～10 倍。

通常认为，女性患 AMD 的危险性更高。然而，女性的寿命一般较男性长，而高龄者患 AMD 的风险增加，所以在证实这个观点的时候，要充分考虑年龄的影响。用来自 Beaver Dam 眼研究（Beaver Dam Eye Study）、Rotterdam 眼研究（Rotterdam Eye Study）和 Blue

Mountains 眼研究（Blue Mountains Eye Study）等多项研究的集合数据分析性别对 AMD 患病风险的影响，并经过严格的年龄校正后发现，小于 75 岁的人群中，性别与 AMD 的风险无关；而大于 75 岁者，女性的风险略高于男性。

研究 AMD 与种族关系较困难，且易于引起争议。对不同人群 AMD 患病率的研究显示，在不同地区和不同的人种，AMD 的患病率明显不同，这种差异可能是遗传背景或其他危险因素的不同造成的。通常认为 AMD 在虹膜颜色浅的白种人中比在有色人种中更为常见。这个观念的产生主要来自临床印象，因为有色人种的患者较少。国外大多数研究表明，白种人 AMD 的发病率高，黑种人发病率低。然而，一项参与者大部分由黑种人组成的研究发现，AMD 的早期表现在黑种人中是普遍的，其发生比例与以白种人为研究对象的研究结果近似。只是，损伤视力的晚期 AMD 的发生比例较低，尤其是干性 AMD。此外，调查发现黄种人与黑种人、白种人之间的发病率也存在一定差异。Oshima 等发现，日本人早、晚期 AMD 的发生率低于西方国家人群，而晚期 AMD 的发生率高于黑种人。根据中国一些学者的统计，汉族的发病率 70 岁以下为 5%～7%，70 岁以上则为 15% 左右；藏族和维吾尔族稍高于汉族。

二、危险因素

AMD 的发病原因目前尚不清楚，但大量流行病学调查资料、多年来的临床病例分析以及各种动物实验的研究结果表明，可能引起 AMD 的因素有遗传因素、环境影响、先天性缺陷、后极部视网膜慢性光损伤、营养失调、免疫或自身免疫性疾病、炎症、代谢障碍、巩膜硬度的改变、中毒、心血管系统疾病等，其中黄斑区视网膜长期慢性的光损伤可能是引起黄斑区的 RPE 和光感受器发生变性的重要基础。但迄今为止还没有明确的证据可以证明是什么原因直接引起 AMD。本病很可能是多种因素长期共同影响的结果。

（一）吸烟

许多研究显示，吸烟是 AMD 最为重要和唯一公认的可修正危险因素。吸烟会导致 RPE 下异常物质沉积、布鲁赫膜增厚和脉络膜毛细血管损伤。烟草中的尼古丁能够减慢血流、增加血小板黏附并减少血液中的抗氧化物质。此外，尼古丁可通过促使脉络膜血管内皮细胞的增生和平滑肌细胞的移行来直接促进 CNV 的发展。

（二）体重/体型

观察性研究的一些证据显示，AMD 也与体重/体型有关联。研究发现，体重指数与早期 AMD 患病风险之间呈正相关，也有些学者认为高体重指数是发生晚期 AMD 的主要因素之一。有研究发现，肥胖是男性患 AMD 的明确危险因素，特别是干性 AMD。女性的腰臀比与早期 AMD 也有关联。

（三）饮食

脂肪酸可能对 AMD 有作用，然而 1966～2005 年报道的关于脂肪摄入和 AMD 关系的研究结果并不一致。但是，鉴于饱和脂肪摄入过多是高血脂的主要饮食原因，而心血管疾病与 AMD 可能存在着关联，因此，对具有 AMD 患病风险的人仍应提倡低脂饮食。

一些学者认为光氧化应激是 AMD 的发病机制之一，血清或视网膜中缺乏抗氧化物质可能会促发 AMD。流行病学研究调查了 AMD 与 β 胡萝卜素、维生素 C、维生素 E、锌和硒等抗氧化剂之间的可能关联，但所得结果不一致。迄今为止，对此结果的解释和广泛补充高剂量抗氧化剂恰当与否仍颇有争议。值得注意的是，研究发现，吸烟者补充 β 胡萝卜素会增加肺癌的风险，因此补充抗氧化剂以降低 AMD 风险的安全性仍待深入研究。

（四）光照

基于 AMD 的可能发病机制之一——光氧化应激，一些学者提出过度的光刺激可能会影响 AMD 的发生发展。动物研究发现，暴露于蓝光可诱导脉络膜毛细血管内皮合成Ⅳ型胶原，导致布鲁赫膜增厚和 RPE 层下沉积物积聚。动物实验和病例报道显示，过度暴露于太阳光或其他光源的光线会损伤视网膜。还有证据表明，强烈的阳光会造成类似 AMD 中所见那样的 RPE 细胞病变。而且，因细胞衰老而产生的脂褐素在黄斑区聚积，可吸收一定波长的光，加剧光造成的损伤。阳光和紫外线对眼的作用已受到普遍关注，很多研究组研究了紫外线和可见光对 AMD 的作用。Hyman 等研究发现，一生中平均暴露于阳光超过 200 000 小时与 AMD 的发病有关。Taylor 等报道，可见光尤其波长为 400 ~ 500 nm 的蓝光，可能是 AMD 的一个危险因素。宣梦铮等将受试者分为由农民和少数户外作业工种工人组成的光曝职业组和非光曝职业组，前者的患病率为 11.6%，后者为 6.0%，因此认为暴露于日光下可能与 AMD 发生有关。

（五）其他眼部疾病

研究表明，AMD 可能与巩膜硬度、虹膜颜色、白内障和远视等相关。亚洲部分地区的研究结果表明，皮质性白内障和白内障手术史与 AMD 风险上升明显相关。Beaver Dam 眼研究发现，白内障手术是 AMD 进展的危险因素，双眼患早期 AMD 的患者接受单眼白内障囊外摘除术后，手术眼发展为湿性 AMD 的风险比对侧眼高出 4.4 倍。Friedman 等发现 AMD 患者的巩膜硬度明显高于正常对照者，表明巩膜硬度的增加是 AMD 的危险因素。Frank 等发现浅色虹膜患者的 AMD 患病率高于深色虹膜患者。Chaine 等发现远视眼与湿性 AMD 有关。

（六）感染

有肺部感染史者，如慢性支气管炎，AMD 患病率较高。有研究发现，AMD 与抗肺炎衣原体抗体存在关联，提示肺炎衣原体感染可能与 AMD 有关。肺炎衣原体在 AMD 的发生中可能是通过感染视网膜下组织或通过远处感染灶（如肺和动脉）产生活性炎性介质激活视网膜局部的炎性反应而起作用的。

（七）遗传因素

研究显示，AMD 有其遗传基础，总人口中 23% 的 AMD 患者可归因于遗传因素。AMD 的发生发展与母系或同胞的 AMD 病史有密切关系，有 AMD 家族史的人患此病的风险升高，约 20% 的 AMD 患者有阳性家族史；患者的一级亲属患有 AMD，其比一般人患病的风险高近 20 倍。参与许多生物学通路的基因都与 AMD 相关，如补体和免疫途径、高密度脂蛋白、胶原、细胞外基质以及血管生成通路等的相关基因与 AMD 的发生、发展和病变程度等有关。基因易感性可受环境因素的影响，共同预示病变的出现和进展，同时基因变化也可影响到 AMD 对治疗的反应。已证实血管生成途径中的血管内皮生长因子（VEGF）与 AMD 明确相关，抗 VEGF 药物在 AMD 治疗中已显示出确切的治疗效果。另外，通过遗传设计和自发遗传突变动物发现了若干可能与 AMD 有关的基因，包括 1q25-31、2q31/2q32、3p13、6q14、9q33 和 10q26 等，但它们的确切作用还有待进一步研究。

三、发病机制

AMD 是视觉神经组织退行性病变和新生血管眼底病的重要代表，具有极为复杂的病理生理机制。RPE 衰老和退变是引起 AMD 的重要因素。人的一生中，RPE 负担着为视网膜外层组织提供营养、维持新陈代谢的重要功能；RPE 有吞噬及消化光感受器外节盘膜、维持其新陈代谢的复杂的生物学功能。RPE 吞噬了大量的光感受器外节盘膜后，利用细胞内的线粒体、溶酶体、滑面内质网、粗面内质网以及高尔基体等细胞器，消化、再回收外节盘膜中的有用物质，而不能消化的物质形成一些残余体——脂褐质（lipofuscin）存积在 RPE 细胞内。随着年龄的增长，RPE 的吞噬和消化光感受器外节盘膜的功能也逐渐减退，致使不能消化的残余体越来越多，RPE 内的脂褐质随着年龄的增长也越来越多，残余的代谢产物不断从 RPE 细胞内向底部排出，慢慢地存积在 RPE 与布鲁赫膜之间，形成大量的玻璃膜疣，进而引起视网膜色素上皮—布鲁赫膜—脉络膜毛细血管复合体变性；致使黄斑区和后极部视网膜脉络膜发生萎缩。也可进一步引起布鲁赫膜内胶原层增厚及弹力纤维层断裂，致使来自脉络膜毛细血管的新生血管通过裂损的布鲁赫膜进入 RPE 下和视网膜神经上皮下，形成 CNV，以往多被称为视网膜下新生血管（subretinal neovascularization，SRNV）。由于新生血管的不良结构，CNV 一旦形成，必然会发生血管的渗漏、出血，继而引发一系列的继发性病理改变，同时伴随着新生血管的进入，血管周围必然同时会有结缔组织的增生，将整个后极部视网膜脉络膜组织完全破坏，最终黄斑区及后极部产生大量瘢痕。

病理学家将眼底后极部的玻璃膜疣分为基底层沉着（basal laminar deposits）和基底线沉着（basal linear deposits）两种。基底层沉着是指眼底后极部一些大小相近、圆形、边界较为清晰的黄白色轻微隆起的视网膜下的小玻璃膜疣。多见于一些较为年轻者的眼底，尤其常见于白种人眼底；中国人由于眼底色素较深，通常不易见到。电子显微镜下其病理组织学的改变为 RPE 底部细胞内褶与 RPE 基底膜之间有长条形胶原沉着，RPE 基底膜可有结节状增厚。这种基底层沉着也可随着年龄的增长而增多，但与 AMD 关系可能不大。基底线沉着则指眼底后极部一些大小不等、边界不很清晰，有时甚至互相融合、色泽较淡的视网膜下的玻璃膜疣。电子显微镜下其病理组织学的改变则是一些含有磷脂的小囊泡及电子密度较大的物质沉积在 RPE 的基底膜与布鲁赫膜的内胶原层之间，RPE 的基底膜并无明显增厚，但布鲁赫膜的内胶原层可能增厚，致使 RPE 与布鲁赫膜产生分离，引起 PED。可能是由于这种基底线沉着的玻璃膜疣影响到了布鲁赫膜，因而多见于 AMD 患者的眼底。因此，这种被称为典型性或渗出性的玻璃膜疣可能与 AMD 的发生有着密切关系。

四、临床表现和分型

AMD 的临床症状主要是对比敏感度下降、视物变形、中心暗点或白影、中心视野消失等。AMD 患者因病程不同，眼底表现也不尽相同。通常，早期 AMD 较隐匿，仅可见玻璃膜疣生成和色素异常，这些玻璃膜疣体积小，数量少，患者双眼视力基本不受影响；晚期 AMD 则出现不同程度的视力下降，这是促使患者就诊的主要原因。

根据临床表现不同，临床上可将中晚期 AMD 分成干性 AMD（又称萎缩型 AMD 或非渗出型 AMD，dry AMD，atrophic AMD，nonexudative AMD）和湿性 AMD（又称渗出型 AMD，wet AMD，exudative AMD）两种类型；两者的发病机制、临床表现与治疗方法均不很一致，但干性 AMD 有时又可以转化为湿性 AMD。其中发生 CNV 的病例占到晚期 AMD 病例的 2/3，每年约 5% 的早期病变患者发展到威胁视力的晚期病变。

五、自然病程

多数 AMD 患者的自然病程不尽一致，造成其临床症状出现早晚不定，视力下降程度不一，眼底表现也不相同。AMD 患者可单眼、双眼同时或先后发生萎缩型和（或）渗出型病变。尽管目前尚未明确干性、湿性 AMD 在自然病程中的关系，但一些流行病学资料显示，两者可发生自然演变。据统计，在 AMD 病程中，10% ~ 20% 的干性 AMD 可逐渐发展为湿性 AMD。

干性 AMD 对视力影响较小，预后相对较好。其主要特点是玻璃膜疣沉积和 RPE 异常改变。玻璃膜疣不仅是干性 AMD 的标志之一，而且对 AMD 的病程发展、预后也有重要影响。流行病学资料显示，大的、软性和不断增长的玻璃膜疣是继发 RPE 萎缩及 CNV 的危险因素，也是判断 AMD 治疗预后的标准之一。在干性 AMD 患者的自然病程中，根据眼底病变程度，分为早期和晚期：早期又称萎缩前期，以 RPE 细胞退变为主，黄斑区色素紊乱、RPE 层变薄，玻璃膜疣可消失或增加，中心视力轻度减退；晚期为萎缩期，眼底出现融合、密集的玻璃膜疣或大片 RPE 萎缩，当 RPE 层萎缩出现在中央凹附近时，围绕中央凹扩大为马蹄形并融合成环形，脉络膜血管床暴露，继而萎缩，RPE 层逐渐出现地图样萎缩（geographic atrophy），这是干性 AMD 发展至晚期的典型表现。发生地图样萎缩时，由于 RPE 结构与功能异常，光感受器细胞可有不同程度的变性、减少，致使中心视力严重减退。

湿性 AMD 视力下降较快，治疗后易复发。其特点为眼底检查发现 CNV、PED 或盘状瘢痕。其中，CNV 可为典型性或隐匿性，隐匿性居多，但最终有 40% ~ 60% 的隐匿性 CNV 将发展为典型性。与干性 AMD 不同，湿性 AMD 的早期就出现中心视力的明显下降，玻璃膜疣及色素脱失明显；在中期，视力可以发生短期急剧下降，视网膜下出现强渗漏的新生血管，在黄斑区发生浆液性和（或）出血性盘状脱离；晚期 AMD 则表现为渗出和出血的逐渐吸收，被瘢痕所取代。但有报道指出，AMD 病程不会因瘢痕形成而趋于稳定，少数病例在既往瘢痕的边缘仍可继续生成新生血管，再次出现渗出、出血、吸收和瘢痕形成的过程。

关于 AMD 的分级目前国际上尚未统一，已有多个分级系统。1991 年公布了"Wisconsin 年龄相关性黄斑病变（age-related maculopathy）分级系统"，1995 年国际年龄相关性黄斑病变研究组公布了年龄相关性黄斑病变和 AMD 的国际分类和分级标准，就年龄相关性黄斑病变所涉及的定义进行了统一的规定，即早期和晚期年龄相关性黄斑病变，后者即 AMD，进而分为干性和湿性两型。应用同样的术语及分类方法，采取彩色立体眼底成像技术，2001 年由年龄相关性眼病研究组（AREDS）制订出更为完善的 AMD 分级体系。该标准主要用于流行病学研究和临床试验，但比较烦琐，不适用于临床上评价患者个体病变的危险程度。Rotterdam 眼研究组根据眼底表现对 AMD 进行分期，根据该分期标准，可以较好地预测不同程度病变的患者发生严重视力丧失的风险。

六、治疗

随着对 AMD 了解的逐渐深入和新技术的不断研发，AMD 的治疗得到了长足的发展。干性和湿性 AMD 不仅具有不同的临床表现、病理改变，其临床治疗也存在着明显不同。干性

AMD 由于是因为视网膜色素上皮—布鲁赫膜—脉络膜毛细血管复合体的退行性改变引起，因而目前尚无理想的治疗方法。湿性 AMD 对视力的影响严重，视力丧失主要是由 CNV 引起，因而其处理原则是尽早处理 CNV，避免病变范围扩大，损害更多的中心视力。

对于早期干性 AMD 患者，治疗目标在于通过正确健康的生活方式、膳食的调整和早期药物干预预防视力丧失；对已造成严重视力丧失者，服用适量抗氧化药物和佩戴低视力助视器是目前较为普遍的治疗方案。湿性 AMD 对视力影响严重，易复发，80% ~ 90% 的 AMD 患者严重、不可逆的视力丧失是由 CNV 引起的，近年来在 AMD 治疗上取得的大量成就也主要是针对 CNV 的治疗。

（赵　研）

第三节　干性年龄相关性黄斑变性

干性年龄相关性黄斑变性（AMD），又称萎缩型 AMD、非渗出型 AMD 或地图状萎缩，是由于视网膜色素上皮（RPE）—布鲁赫膜—脉络膜毛细血管复合体的长期进行性萎缩，从而导致光感受器细胞变性、凋亡，引起患者中心视力下降。

一、临床表现

（一）临床症状

干性 AMD 多发生于 50 岁以上人群。在发病早期，多数患者眼底虽有黄斑色素异常及玻璃膜疣存在，但常无明显视力障碍，中心视野检查可发现 5° ~ 10° 相对性中心暗点。但随着病程进展，患者双眼对称、中心视力极为缓慢地进行性下降，戴镜矫正视力不提高，可伴有视物变形等症状，视野检查有绝对性中心暗点。

（二）眼底表现

眼底黄斑区色素紊乱，中央凹反光减弱或消失。后极部有时常可见到散在的黄白色玻璃膜疣，可很小，如点状，边界清晰，称为硬性玻璃膜疣，较为常见，覆盖于其表面的 RPE 常有色素脱失；玻璃膜疣也可较大，边界不清，称为软性玻璃膜疣。在玻璃膜疣之间，可有色素脱失及色素增生等色素异常。软性玻璃膜疣可融合，面积扩大，称为融合性玻璃膜疣，或玻璃膜疣性 PED。硬性或软性玻璃膜疣均可因钙质沉着而钙化，呈发亮的白色外观，质硬。部分患者由于 RPE、光感受器萎缩，可见边界清晰或不清晰的斑驳状区域。病程晚期，有些患者由于 RPE 的萎缩及色素脱失，可见后极部视网膜有边界较为清晰的地图样萎缩区，更进一步，若脉络膜毛细血管也发生萎缩，就可以见到萎缩区内有一些粗大的脉络膜血管。

（三）眼底自发荧光（FAF）

近年来，FAF 技术逐渐用于检测 RPE 的形态改变。正常眼底黄斑中央凹为低 FAF，因为中央凹的脂褐素含量较低，而且黄斑区含有大量色素，吸收了大部分短波长激发光。视网膜大血管阻挡来自 RPE 细胞发出的自发荧光，因此自发荧光信号明显减低，而视盘无 RPE 分布，因此视盘处无自发荧光，信号最低。干性 AMD 早期，眼底表现为色素改变、玻璃膜疣分布，FAF 像通常表现为病理性高 FAF。FAF 信号异常增高或降低区域与眼底改变可能对应或不对应。早期 AMD 患者 FAF 改变可分为正常型、微小病变型、局灶型、直线型、花边型、斑块型、网状型及斑点型等 8 种不同形式。总体来讲，除基底层玻璃膜疣呈现独特的"星空状"荧光外，直径大的玻璃膜疣由于含脂褐素量多，比直径小的呈现出更强的荧光强度；而网状玻璃膜疣（reticular drusen）或称假性玻璃膜疣（reticular pseudodrusen）通常呈现多个散在的弱荧光强度区域。这与 RPE 细胞变形后所含的脂褐素量减少或是其本身萎缩、死亡有关。干性 AMD 晚期的地图样萎缩区的 FAF 呈暗区，而围绕其萎缩灶的周边正在凋亡的 RPE 细胞则呈强荧光区。Bindewald 等通过观察 164 例地图样萎缩患眼病灶周边出现的 FAF 特征，归纳为 3 类：第一类地图样萎缩病灶边缘无异常 FAF；第二类地图样萎缩的病灶边缘出现不同形态的强荧光，包括局灶性、斑片状、花边状等；第三类在地图样萎缩病灶边缘及其他视网膜部位出现融合、散在的强荧光（即弥漫型），此类又可细分为网状型、分支状、颗粒型及伴有萎缩灶斑点状 4 个亚类。研究发现，地图样萎缩向湿性 AMD 进展的速度取决于初始阶段萎缩区周围的强荧光区范围大小。

（四）荧光素眼底血管造影术（FFA）

干性 AMD 表现为造影早期后极部由于 RPE 萎缩、色素脱失，而显现透见荧光。软性玻璃膜疣在 FFA 过程中，因脉络膜毛细血管渗漏所致的荧光着染或疣体所致 PED 区域荧光素积存，亮度逐渐增强，呈现延迟出现的强荧光斑点。硬性玻璃膜疣及部分软性玻璃膜疣也可显现透见荧光。病程较长者，后极部地图样萎缩区，造影早期因脉络膜毛细血管萎缩、丧失，该处呈现弱荧光，其中残余的粗大脉络膜血管显影，造影中、后期，其周围正常的脉络膜毛细血管或残余的血管渗漏致萎缩区域荧光亮度增强（巩膜着染）。

（五）吲哚青绿血管造影术（ICGA）

硬性、软性玻璃膜疣因其成分的不同，ICGA 过程中荧光表现也不尽相同。一般可呈现 3 种表现，且可同时存在于同一患眼：①由于疣体对脉络膜的遮蔽作用，造影过程中一直为边界清晰的弱荧光；②因疣体本身的荧光着染，随造影时间延长，疣体荧光度增强，数量增多；③玻璃膜疣的自发荧光，造影过程中疣体荧光亮度保持不变。

因 RPE 萎缩、色素脱失，使透过的激发光量及荧光量均增加，故病变部位荧光亮度一直较周围略增强，其间正常脉络膜血管的走行更为清晰。脉络膜视网膜萎缩程度不同，ICGA 各期的荧光表现不尽相同。若脉络膜萎缩仅限于毛细血管层，则造影早期萎缩区域荧光亮度较正常区域略增强，造影中、后期因萎缩区域缺少脉络膜毛细血管形成的朦胧样荧光，且脉络膜中、大血管内造影剂逐渐排空，故亮度较周围逐渐减弱，萎缩范围逐渐清晰。若脉络膜萎缩累及中、大血管层，则萎缩区域在造影早期即呈现弱荧光，其内残余的中、大血管清晰易辨，造影中、后期，萎缩区域的范围更为清晰。

（六）光学相干断层成像术（OCT）

干性 AMD 的 OCT 图像主要表现在上、下血管弓内特别是黄斑区，视网膜神经感觉层及 RPE 层的变化因病情进展而有不同，发病早期，玻璃膜疣在 OCT 中表现为 RPE/脉络膜毛细血管层出现几个或多个大小不等的半弧形隆起，其下为均匀的弱反光区，RPE 层厚度可无变化。中晚期脉络膜视网膜萎缩灶则为萎缩区表层的视网膜变薄、深层脉络膜反射增强。

二、诊断

对 40 岁以上人群中，眼底后极部或黄斑区有色素紊乱、中央凹反光消失，或者有一些大小相近、边界比较清晰的玻璃膜疣，排除了其他眼病及屈光不正，矫正视力在 0.7（20/30）以上的年龄相关性黄斑病变，不应诊断为干性 AMD，因其为正常老年人眼底的老年性改变，应定期观察，注意随访。对于考虑诊断为干性 AMD 的患者，除进行视力及眼底检查、FFA 和 ICGA 以外，还应该使用阿姆斯勒方格表检查有无中心暗点或视物变形，OCT 检查黄斑区 RPE 及神经感觉层改变。仔细分析视力下降是否因其他原因引起，如老视、特发性黄斑前膜和黄斑裂孔等。

三、鉴别诊断

干性 AMD 应与眼底黄色斑点症、中心性晕轮状视网膜脉络膜萎缩、中心性浆液性脉络膜视网膜病变以及特发性黄斑前膜等疾病相鉴别。

（一）眼底黄色斑点症

本病为黄色斑点状眼底合并黄斑变性，具有黄斑椭圆形萎缩区及其周围视网膜的黄色斑点两种特殊征候。多发生于青少年期，发病年龄多在十多岁，自幼即有视力进行性减退，眼底表现为后极部有椭圆形的视网膜脉络膜萎缩病灶，不少患者同时伴有视网膜黄白色斑点。

（二）中心性晕轮状视网膜脉络膜萎缩

发病年龄多数在十几岁，视力障碍由来已久，眼底检查常伴有视盘周围的脉络膜萎缩。干性 AMD 患者以往视力一直正常，视力减退多在年老以后，发病时间与病程迥然相异。

（三）中心性浆液性脉络膜视网膜病变

虽然该病多发于青壮年，但在 50 岁以上人群仍有发生，病程久者可因脉络膜循环异常导致视网膜色素上皮—布鲁赫膜—脉络膜毛细血管复合体受损而呈现 RPE 萎缩、色素脱失。中心性浆液性脉络膜视网膜病变易复发，且发病急骤，发病早期患眼可有视物变形、变暗等症状，双眼病变不对称或仅单眼发病，通常眼底无玻璃膜疣，FFA 可见 RPE 荧光渗漏灶，有助于与干性 AMD 相鉴别。

（四）特发性视网膜前膜

多发生于 55 岁以上人群。患眼视力进行性下降，可伴有视物变形及相对或绝对性中心暗点。病程早期，黄斑区视网膜内表面因纤维增生，可呈金箔样反光，易误认为干性 AMD 的脱色素外观。该病通常与玻璃体后脱离有关，OCT 可见部分病例的玻璃体后皮质与黄斑粘连，后脱离不完全。FFA 可见黄斑区视网膜小血管迂曲，RPE 未见明显异常。

四、治疗

干性 AMD 是由于视网膜色素上皮—布鲁赫膜—脉络膜毛细血管复合体的退行性改变引起，目前尚无任何针对性的有效治疗方法。因本病病变仅限于后极部黄斑区，仅中心视力受损，而周围视力不受影响，所以患者一般日常生活还可自理。对于早期干性 AMD 患者，治疗目标在于通过正确、健康的生活方式、膳食的调整及早期药物干预预防视力丧失；对已造成严重视力丧失者，服用适量抗氧化药物及佩戴低视力助视器是目前较为普遍的治疗方案。远视力可佩戴远用助视器即望远镜式眼镜，近视力可借助近用助视器即放大镜类帮助阅读。

但有些干性 AMD 患者一段时间后可产生 CNV，因而转化为湿性 AMD，从而病变范围不断扩大，所以干性 AMD 患者应定期复查，以便及早发现 CNV，及时予以处理。

（赵　研）

第四节　湿性年龄相关性黄斑变性

湿性年龄相关性黄斑变性（AMD），又称渗出性 AMD，是由于布鲁赫膜受损，病理性新生血管经由布鲁赫膜损害处向 RPE 及神经感觉层生长，形成 CNV。由于新生血管的结构不完善，CNV 一旦形成，必将引起渗出、出血、机化和瘢痕等一系列病理改变，导致视力下降，终至中心视力丧失殆尽。

一、临床表现

（一）临床症状

湿性 AMD 多发生于 60 岁以上人群，多为一眼先发病，对侧眼可在相当长的一段时间以后才发病，但也有少数患者双眼同时或先后不久发病。据资料统计，单眼湿性 AMD 患者每年有 12%～15% 对侧眼发生湿性 AMD，5 年内约 75% 的患者对侧眼可能发病。

与干性 AMD 视力缓慢的进行性下降不同，湿性 AMD 患者发病后视力减退较为迅速，常于短期内明显下降。可伴有视物变形、复视、眼前黑影、闪光及色觉异常等。也有无明显症状者，当视网膜和（或）RPE 下有出血和（或）浆液性渗出时，中心视力可突然急剧下降。

（二）眼底表现

湿性 AMD 依其病程进展一般可分为早期、渗出期和瘢痕期 3 期。

（1）早期：又称为渗出前期，眼底检查后极部或黄斑区早期可有大小不等、边界模糊的黄白色渗出性玻璃膜疣，尤其是当这些玻璃膜疣互相融合，形成软性玻璃膜疣时，是湿性 AMD 发生的先兆。

（2）渗出期：病变进一步发展，CNV 开始渗漏，眼底后极部可出现浆液性 PED 及浆液性神经感觉层脱离，并可见 CNV，黄斑部 CNV 多位于中央凹或旁中央凹神经感觉层下，若其表面无出血遮挡，呈类圆形灰白色或黄白色病灶，致神经感觉层隆起，有时病变周围还可见到一些硬性渗出。如果 CNV 有出血，则可见视网膜出血、视网膜下出血，出血位于视网膜浅层，则表现为鲜红色，出血位于视网膜深层则呈暗红色，如果出血时间较久，由于血红蛋白被分解吸收，出血区可逐渐变为黄色，如果出血位于 RPE 之下和脉络膜层，由于色素上皮和脉络膜的色素遮蔽，出血区则可表现为黑色，以至有时会被误诊为脉络膜黑色素瘤。

CNV 的出血可能非常广泛，不仅局限于黄斑区，也可以占据整个后极部，更严重者甚至可以超出赤道部，形成一个范围巨大的、黑色隆起的病变，又称脉络膜血肿，因而常可被误诊为脉络膜黑色素瘤而行眼球摘除。如果出血量大，严重者出血可以穿破视网膜内界膜，进入玻璃体腔，引起玻璃体积血。大量的玻璃体积血可致眼底窥不清，甚至还可能发生牵拉性视网膜脱离、继发性青光眼、新生血管性青光眼等更为严重的并发症。临床上若见到老年人突然发生大量玻璃体积血，眼底无法检查，而对侧眼黄斑区有玻璃膜疣、色素紊乱或典型的干性 AMD 表现，应考虑为湿性 AMD 所致。当然需要与息肉状脉络膜血管病变区别。

（3）瘢痕期：经过一段漫长的病程后，视网膜下出血逐渐被吸收，而被伴随新生血管以及 RPE 化生的纤维组织代替，形成新生血管膜。病程晚期，患者眼底后极部形成大片机化的瘢痕，眼底检查可见黄斑区或后极部有白色的机化膜及一些色素沉着，患者的中心视力丧失殆尽。偶见视网膜血管长入瘢痕中，若其周围视网膜脉络膜萎缩，可见脉络膜大血管暴露。

约 16% 的患者一段时间后瘢痕周围可出现新的 CNV，于是新一轮的渗出、出血、机化、瘢痕等病理改变再度重演，致使病变范围更为扩大。

（三）荧光素眼底血管造影术（FFA）

FFA 是发现及定位 CNV 的可靠方法，湿性 AMD 于造影的早期即动脉前期或动脉早期即显现花边状、车辐状、绒球状或网状的 CNV 的形态，很快即有明显的荧光素渗漏，致使 CNV 形成一片强荧光，周围的出血显现荧光遮蔽。晚期瘢痕形成，FFA 表现为造影早期瘢痕区为弱荧光，但造影后期瘢痕可以染色，形成一片强荧光。

根据 FFA 中 CNV 的显影情况，临床上将之分为典型性 CNV 与隐匿性 CNV 两种。

（1）典型性 CNV：在造影早期即可见边界清晰的 CNV 轮廓，呈花边状、颗粒状、绒球状、轮辐状及不规则形等各种不同形态，造影过程中新生血管进行性荧光渗漏，形成局限性强荧光。CNV 是来源于脉络膜毛细血管的异常生长，因此典型性 CNV 通常在动脉前期（脉络膜期）即有荧光充盈。

（2）隐匿性 CNV：此类新生血管表面或其周围有出血、渗出和色素改变或 PED 等，其边界不清，范围难以被确定，仅能通过新生血管渗漏的荧光或 RPE 下逐渐积存的荧光来确定有无 CNV 生成。根据隐匿性 CNV 的造影表现，又分为以下两种。①纤维血管性 PED（fibrovascular PED）：通常在造影剂注射后 1~2 分钟显示比较清楚，表现为不规则的 RPE 下强荧光区，其亮度在造影过程中不断增加，边界一直清晰，为 CNV 持续渗漏的荧光在 PED 范围内积存所致，而 PED 灶内积存的荧光素及其间的浆液、出血等成分掩盖了 CNV 的荧光。②无源性晚期渗漏，又称为血管性 RPE 病变，指造影晚期找不到明确来源的脉络膜渗漏或者渗漏并不来源于早期显影的 PED。造影早期 CNV 形态不清楚，但造影过程中 RPE 下出现斑点状荧光素渗漏，其范围持续增大，融合呈边界欠清的强荧光区域。

若 CNV 已机化变为盘状瘢痕，则因其周围脉络膜血管或瘢痕组织内包裹的新生血管渗漏而荧光着染，其亮度随造影时间的延长而增强，边界清晰。通常瘢痕外围的 RPE 萎缩，呈斑驳样窗样荧光缺损。若脉络膜毛细血管也萎缩、丧失，则可见脉络膜大血管。

此外，CNV 的渗漏也可在神经感觉层间积存，形成囊样水肿。造影过程中，由于 CNV 荧光渗漏，致神经感觉层囊腔内荧光逐渐积存，呈边界清晰的卵石样或花瓣样外观。

（四）吲哚青绿血管造影术（ICGA）

FFA 无论对典型性 CNV 的观察、诊断，还是对 PED 区域的确定都有着极其重要的价值，但对于隐匿性 CNV 的定位却不可靠。隐匿性 CNV 是湿性 AMD 的最常见表现（约占全部 CNV 的 87%）。ICGA 因其特殊的理化特性，对于隐匿性 CNV 的定位以及指导治疗等提供了更为翔实的信息。

（1）不伴 PED 的隐匿性 CNV：此类新生血管在 FFA 中表现为晚期无源性渗漏或视网膜

下出血遮蔽荧光。ICGA 可显示 RPE 及出血下的脉络膜循环，因此所获得的有关 CNV 的信息较 FFA 丰富。一般来讲，通过 ICGA 可对 CNV 有以下了解。①确定 CNV 的范围大小，部分患者的 CNV 形态清晰，血管可辨；部分患者仅能通过 CNV 强荧光确定其范围：若小于 1 个视盘面积，则为点状 CNV（热点）；若大于 1 个视盘面积，则为斑状 CNV；也可为多个点状、斑状 CNV 共同存在。②确定 CNV 性质，若造影早期新生血管即显影，造影过程中荧光渗漏或着染致亮度增强，则此 CNV 为活动性，主要由血管组成；若造影中、晚期才着染，则多为静止性 CNV，其间纤维成分增多，血管较少。③确定 CNV 与中央凹的空间关系，是位于中央凹下、旁中央凹或是中央凹外。

（2）伴 PED 的隐匿性 CNV：虽然 FFA 可清晰显示 PED 的荧光素积存范围，但其下 CNV 难以较好显示。对于此类 CNV，ICGA 可提供以下信息。①显示 CNV 的范围、形态，近红外光可穿透 RPE 及其下的出血或浆液，显示 CNV 的范围、形态。对于部分患者，ICGA 可检出 CNV 的供养血管，有利于临床选择治疗。②明确 CNV 的性质是活动性还是静止性。

对于典型性 CNV，FFA 能比 ICGA 更清楚地显示其形态、范围，由于 RPE 遮挡了大部分正常脉络膜荧光，而 CNV 易于渗漏血管内小分子的荧光素钠，在造影过程中 CNV 的强荧光与正常眼底组织的荧光对比显著。若 CNV 管径狭窄，范围较小，在 ICGA 中其荧光反而易与周围网状交织的正常脉络膜血管相混淆，不易分辨。因此，典型性 CNV 和隐匿性 CNV 是单纯的 FFA 的概念，不适用于 ICGA 的分析。此外，因为 ICGA 的荧光强度较 FFA 低，所以 ICGA 中 CNV 的渗漏往往不像其在 FFA 中明显。

对于黄斑瘢痕，ICGA 可显示出其间被纤维组织包裹的粗大新生血管，造影后期，瘢痕组织可略有荧光着染，其周围脉络膜毛细血管常萎缩、丧失（界限清晰的弱荧光）。

（五）相干光断层成像术（OCT）

OCT 可清楚显示 CNV 的位置及由新生血管引起的其他改变。①典型的 CNV 膜和积液，OCT 可表现为与 RPE/脉络膜毛细血管层相对应的反射层增厚或断裂（新生血管），视网膜下或视网膜内积液，以此可对积液及新生血管膜进行定量分析。②隐匿型 CNV，RPE 层局限性隆起，其下有 PED 形成，可表现为浆液性、出血性、纤维血管性 PED 等。③脉络膜视网膜瘢痕形成；反射性增强，相应部位的视网膜萎缩变薄，常有囊样改变。

二、诊断

湿性 AMD 多发生于 60 岁以上的人群，由于黄斑区 CNV 生成，可继发浆液性和（或）出血性 PED 和（或）视网膜脱离，甚至视网膜前出血或玻璃体积血。一般情况下，CNV 因其继发病变遮挡而造成视物不见，若眼底存在玻璃膜疣或曾诊断为干性 AMD，视力近期显著减退，检眼镜下见黄斑区有出血、渗出时，应考虑诊断为湿性 AMD。行 FFA 和（或）ICGA 发现 CNV 是确定诊断的"金标准"。

三、鉴别诊断

（一）息肉状脉络膜血管病变

湿性 AMD 和 PCV 均好发于老年人，眼底后极部都可出现出血、渗出等表现，临床上不易区别，但检眼镜下可见 PCV 有特征性视网膜下橘红色结节样病灶，且血管性病变发生在黄斑外（视盘旁和血管弓周围）的比率比湿性 AMD 要高，ICGA 可发现异常分支状脉络膜血管网及血管末梢息肉状扩张灶。

（二）视网膜黄斑分枝静脉阻塞

病变邻近或已涉及中央凹，对中心视力影响较大。黄斑区水肿严重，阻塞的小静脉往往被视网膜出血遮挡，难以发现，易被误诊为湿性 AMD。但该病常为视网膜浅层出血，FFA 可发现阻塞支视网膜小静脉管径不均、扩张，管壁着染，附近毛细血管无灌注或毛细血管扩张、渗漏。

（三）其他 CNV 性疾病

如特发性 CNV、高度近视、血管样条纹、外伤性脉络膜破裂等。特发性 CNV 多发生于年轻女性，常为单眼发病，CNV 好发于后极部或黄斑部，病变范围很小，通常 1/3 ~ 1/2 视盘直径大小。高度近视性 CNV 患者有高度近视病史，眼底检查可见豹纹状眼底、巩膜后葡萄肿、伴有视盘周围及黄斑脉络膜萎缩灶及漆纹样裂纹。血管样条纹的眼底可见视盘周围有特征性棕黑色的向四周发出的放射状的条纹，该条纹位于视网膜下，走向眼底后极部的条纹可发生 CNV，FFA 可以见到非常醒目的血管样条纹，约 50% 的血管样条纹患者伴有全身的假黄色瘤性弹力纤维损害。外伤性脉络膜破裂必有外伤史，眼底可见弧形脉络膜萎缩。其他各眼底病除黄斑或后极部 CNV 外，尚有其他眼底表现。此外，患病年龄、病史及全身情况都有助于诊断与鉴别诊断。

（四）脉络膜恶性黑色素瘤

若湿性 AMD 的 CNV 膜位于 RPE 下，出血量大时极易误诊为脉络膜黑色素瘤，但病灶边缘常可见黄色渗出，FFA 中 RPE 下出血遮蔽背景荧光，可有隐匿性 CNV 的表现。ICGA 可见视网膜下出血区域内的 CNV，而脉络膜黑色素瘤 FFA 早期由于肿瘤遮挡为弱荧光，但因瘤体内血管渗漏，迅速呈现斑驳状强荧光。有时可见到肿瘤内的血管与视网膜血管同时显影，形成双循环现象。ICGA 过程中肿物处始终不显荧光，或早期不显荧光，晚期出现点片状荧光或融合。眼部超声检查有助于鉴别诊断。

（五）外层渗出性视网膜病变

若湿性 AMD 患眼内的 CNV 通透性强，视网膜下出血量多，在出血吸收过程中，类脂质沉着并伴有浆液性视网膜脱离，特别当病变范围广时，与外层渗出性视网膜病变鉴别困难。FFA 显示湿性 AMD 无视网膜血管扩张，有典型或隐匿性 CNV；而外层渗出性视网膜病变有典型视网膜毛细血管扩张、渗漏。

四、治疗

湿性 AMD 对视力影响严重，易复发，80% ~ 90% 的 AMD 患者严重、不可逆的视力丧失是由 CNV 引起的，因而湿性 AMD 的治疗原则是尽早处理 CNV，避免因病变不断扩大而损害更多的中心视力。近年来在 AMD 治疗上取得的大量成就主要是针对 CNV 的治疗。如果处理得当，治疗成功，可以保持患者现有视力。不少患者由于控制了 CNV，病变附近的渗出、出血被吸收，视力还可以有一些进步。对于那些单眼湿性 AMD，对侧眼仍然健康者，一方面应积极治疗患眼，另一方面也应当密切观察对侧眼，可请患者使用阿姆斯勒方格表每天自行检查其健眼的中心视野，一旦发现健眼有阿姆斯勒方格表的方格扭曲、出现暗点或视物变形等现象，应立即到医院检查，以便及早治疗。

对湿性 AMD 治疗的最终目的是封闭 CNV，因此，任何可以使 CNV 消除或萎缩的方法，都可以阻止其所引起的出血、渗出及机化瘢痕的形成，使现有的视功能得以保存。如果 CNV 被成功封闭，渗漏和出血就能停止，病变不再继续发展，原有的病变机化为瘢痕，可保持现有的视力。现有治疗湿性 AMD 的方法包括激光光凝、手术治疗、放射治疗、经瞳孔温热疗法、光动力疗法及药物治疗等，根据患者的具体情况，可有不同的治疗选择。

CNV 的位置和分型对 CNV 治疗方法的选择具有指导意义。黄斑光凝研究组根据 CNV 距中央凹的距离将 CNV 分为中央凹外（extrafoveal，CNV 后缘距离黄斑无血管区中心 200 μm 以上）、旁中央凹（juxtafoveal，距离 1～199 μm）和中央凹（subfoveal）3 种。通过 FFA 表现将 CNV 分为典型性 CNV 和隐匿性 CNV，后者又分为血管性 PED（Ⅰ型）和无源性渗漏（Ⅱ型）。

湿性 AMD 的治疗包括激光光凝术、放射疗法和手术治疗。近年来临床开展的经瞳孔温热疗法（TTT）、光动力疗法（PDT）以及 VEGF 抑制剂和皮质类固醇激素等药物疗法，显示出一定的治疗效果。

（一）激光光凝术

激光光凝 CNV 是用于治疗 AMD 的经典性治疗方法，目前仍用于治疗中央凹外和旁中央凹 CNV。激光光凝可以封闭 CNV，从而控制疾病的发展，达到一定的治疗效果。但是，激光治疗存在很大的局限性。这种激光治疗无组织特异性，治疗中可能造成神经感觉层损伤，形成盲点，还可能引起布鲁赫膜破裂、出血、RPE 撕裂，甚至意外的中央凹光凝可导致视力不可逆性丧失等并发症，而且对于中央凹下 CNV，不能使用激光光凝治疗，故采用此方法治疗 AMD 需慎重权衡。近些年，激光治疗技术在不断改进完善中，包括激光波长改变和治疗术式改进等，并通过 FFA 和 ICGA 观察、分类来指导激光治疗。FFA 对新生血管大小、位置和性质的判断对湿性 AMD 病程的掌握和治疗预后的评估有重要作用，使用 ICGA 可以进一步确定隐匿性 CNV 的部位、大小和边界。小部分典型性 CNV、隐匿性焦点型 CNV 和隐匿性 CNV 的滋养血管通常可以用激光定位治疗，这使激光治疗的适应证得以扩大。到目前为止，国内外对黄斑中央凹以外 CNV 的治疗，激光光凝仍不失为一种有效的治疗手段。但光凝不能阻止新的 CNV 形成，此外，光凝后 CNV 的复发率也较高（>50%），这使光凝治疗并不理想。对位于黄斑中央凹无血管区外 750 μm 的边界清楚的 CNV，选择氪黄激光光凝治疗是相对安全的。近年来，有学者在吲哚青绿造影引导下寻找 CNV 的滋养血管，通过直接光凝滋养血管使 CNV 逐渐萎缩，这一方法可以减少激光光凝对视网膜的损伤，并且可以重复治疗。

（二）放射治疗

放射治疗 CNV 的机制在于选择性抑制血管内皮细胞的增生，成熟的内皮细胞则不受影响。AMD 放射疗法调查结果显示，发生 CNV 的患者接受外放射治疗后其中度视力下降与 AMD 的自然病程一致，^{90}Sr 放射敷贴治疗在短期内有延缓视力下降的作用，但治疗 1 年后较对照组无显著差异。放射疗法治疗 CNV 尚需通过标准化的、客观的、有对照和良好随访方式来收集更多的资料，特别是其对视网膜、视神经、晶状体及泪器的潜在损伤。但也有学者认为，对于微小的典型性 CNV 病变和已无其他治疗可能的完全隐匿型 CNV，放射治疗也许可作为候选疗法之一。

（三）手术治疗

手术治疗 CNV 已有数十年的历史，由于玻璃体手术的发展，CNV 的手术治疗技术有了长足进展。手术的目的是去除 CNV 膜，清除黄斑下出血。但单纯黄斑下 CNV 摘除的效果有限，且对于 AMD 患者来讲，视网膜下手术还有许多并发症和危险性。美国视网膜下手术治疗研究组的多中心随机对照试验对手术摘除黄斑下 CNV 的有效性及安全性进行了评估，结果认为，与激光治疗相比，这种治疗手段对于治疗 CNV 无显著优势，而其并发症会大大影响手术的疗效和预后。另一种手术方式为黄斑区实行黄斑下 CNV 膜剥除，同时进行自体或异体的 RPE 移植术，但该手术治疗在小样本研究中得到的结果并不令人满意，很少有患者视力得到提高。1993 年以后出现的黄斑转位术可减轻手术对黄斑结构的损伤，其与激光治疗或 PDT 的联合应用可较为安全有效地治疗中央凹下和旁中央凹 CNV。黄斑转位术主要有两种：一种是基于 Machemer 报道的方法，通过 360°的周边视网膜切开使之脱离，并经平坦部玻璃体切除术使整个视网膜围绕视盘旋转，再让其复位；另一种是基于 De Juan 的局限性黄斑转位术，术中通过缩短或内折叠巩膜而使黄斑移位，该手术仅需造成局部的视网膜脱离，术后并发症少，但转位有限，且变异大。这两种手术都能使中央凹区离开其下有病变的脉络膜和 RPE，然后通过激光光凝 CNV，阻止其进展到新的中央凹区。然而，它的技术难度大，转位不够、CNV 复发或囊样黄斑水肿加重都可能导致手术失败。另外，还需要解决视物旋转变形的并发症，且患者可能需要多次手术。Pieramiciu 等采用局限性黄斑转位术对 102 只眼的 CNV 进行治疗，在术后 3 个月和 6 个月时，分别有 37% 和 48% 的治疗眼视力至少提高 2 行；在术后 6 个月时，16% 的治疗眼视力提高 6 行以上。但这种局限性黄斑转位术存在以下并发症：视网膜脱离（17.4%）、视网膜裂孔（13.4%）、黄斑裂孔（7.8%）、黄斑前膜（4.6%）和眼内出血（9.2%）。黄斑转位术治疗 CNV 确实有一定的疗效，但技术性要求非常高，并发症多，目前尚缺少关于黄斑转位术治疗 CNV 效果的大样本、随机、对照、长期随访研究。因此，对于这一手术也应当慎行，在少数有条件的医院可以谨慎选择病例，且术者需要有坚实的玻璃体视网膜手术基础。马志中等采用自体带脉络膜毛细血管的 RPE-布鲁赫膜复合体移植治疗 21 例出血性 AMD，平均随访 20.35 个月，视力（ETDRS 视力表）从术前的（28.65±23.99）提高到术后的（47.76±17.22）；在 12 个月时微视野检查有 7 只眼获得中心固视。末次随访，14 只眼（82.35%）的移植片保持色泽正常，无脱色素现象，3 只眼（14.29%）发生增生性玻璃体视网膜病变，1 只眼（4.76%）新生血管复发。

（四）经瞳孔温热疗法（TTT）治疗

采用波长 810 nm、低强度、大光斑、长曝光时间的半导体红外激光经瞳孔照射病变区，脉冲激光的热能输送到脉络膜和 RPE 层，可使照射区温度升高 5～10 ℃，达到封闭 CNV 的目的。这种方法的优点有：具有高组织穿透性；不易被眼组织屈光介质吸收；因红细胞和叶黄素对这种激光吸收少，故它可穿过视网膜前或视网膜下的出血区域，并减少对视神经纤维层的损伤。与传统的激光光凝不同，TTT 由于温度升高较为温和，因此对邻近组织损伤不大。传统的激光光凝使局部温度在极短期内升高 42 ℃，因此不仅 CNV 受到破坏，被照射区 CNV 邻近的组织也受到破坏。TTT 的治疗原理可能是使血管内血栓形成或促使细胞凋亡，或者是由于温度抑制了血管生成因子的作用。虽然目前认为 TTT 对正常组织没有太大的损害，然而 TTT 毕竟是一种非特异性的治疗，它既作用于病变组织，也必然会作用于病变周围的组织。因此，TTT 是否会对正常组织有长远的晚期影响，现在还不能肯定。TTT 已显示出较好的疗效，但临床广泛开展 TTT 还需大规模的前瞻性随机对照试验等循证医学的支持。

（五）光动力疗法（PDT）治疗

通过静脉注射的光敏剂（维替泊芬，Verteporfin）可选择性地与 CNV 内皮结合，在特定波长、低强度激光（689 nm，50J/cm^2，83 秒）的照射下，含有光敏剂的部位发生光化学作用，造成细胞的直接损伤，包括血管内皮细胞损伤和血管内栓子形成，来达到破坏 CNV 组织的作用，使 CNV 闭塞。这种治疗的一个重要优势在于它能够选择性的破坏 CNV 组织，CNV 周围的视网膜和脉络膜组织可能会受到一些微小的影响，因此其功能尚可维持，更适用于中央凹下 CNV 的治疗。AMD 光动力治疗（treatment of age-related macular degeneration with photodynamic therapy，TAP）研究组组织多中心、双盲、随机对照试验观察 PDT 治疗 609 例 AMD 患者的效果，研究结果显示，PDT 治疗组患者 1 年内的视力、对比敏感度和 FFA 检测指标均明显优于安慰剂组。1 年后随访，PDT 治疗组 61% 的患者和安慰剂组 46% 的患者视力下降小于 3 行，提示 PDT 治疗可明显减轻 CNV 引起的视力损害，可以预防 AMD 患者的视力和对比敏感度丧失。该研究组还提出 PDT 对典型性 CNV 的治疗效果最好，对隐匿性、面积较小的 CNV 治疗效果尚满意。维替泊芬光动力疗法（Verteporfin in photodynamic therapy，VIP）研究组进行的多中心随机临床试验，探讨了使用维替泊芬的 PDT 治疗提高视力的影响因素，认为患者治疗前视力及 CNV 范围大小是影响视力预后的重要因素。VIP 研究组提出，应该对隐匿性 CNV 患者和早期虽有较大面积 CNV 但无明显视力受损的患者进行持续观察，当他们出现视力迅速下降时应考虑 PDT 治疗。同时，上述两项研究也显示出 PDT 疗法的不足：它只能选择性地破坏 CNV，却不能从根本上去除 CNV 的病因；一次治疗可闭塞的 CNV 病变范围有限；易复发，需多次反复治疗。PDT 治疗的不良反应包括 RPE 撕裂、RPE 萎缩、急性视力严重下降、黄斑裂孔、"热点"产生和光过敏等。中国于 2000 年 6 月采用 PDT 治疗 CNV，并完成了多中心、开放性、非对照临床试验，结果表明，PDT 对中央凹下 CNV 疗效较好。其缺点在于治疗费用高、需长期随访治疗和患者对其疗效认可度有限。

（六）药物治疗

药物作为单一或辅助手段为 AMD 防治开启了新的契机。目前治疗 AMD 的药物主要有血管内皮生长因子（vascular endothelial growth factor，VEGF）抑制剂和皮质类固醇激素等。

（1）VEGF 抑制剂：最先用在临床上治疗湿性 AMD 的 VEGF 抑制剂有以下两种。①Pegaptanib，是一种 RNA 寡核苷酸适体，可以阻止 VEGF165 与受体结合。2004 年美国 FDA 批准 Pegaptanib 应用于临床治疗，已在 I 期、II 期和III期多中心、随机、双盲临床试验中证实该药的安全性和有效性。在 VISION 临床试验中，湿性 AMD 患眼玻璃体腔内注射 0.3 mg Pegaptanib，2 年随访结果显示视力下降延缓，未见严重的并发症。早期诊断并及时给予 Pegaptanib 治疗，能够获得更好的预后视力。但近年由于其疗效问题，已逐渐淡出临床应用。②Ranibizumab，是第二代人源化的抗 VEGF 重组鼠单克隆抗体片段。2000 年该药物的安全性在灵长类动物中得到验证之后，在Ⅱ期临床试验中证实玻璃体腔内注射 0.2 ～ 3.0 mg 的 Lucentis 对于湿性 AMD 患者是有效且较安全的，MARINA Ⅲ期临床试验显示 1/4 ～ 1/3 的患者视力改善。2012 年已通过我国食品和药品管理局审批，成为我国临床治疗 AMD 的一种选择。③此外，Bevacizumab（Avastin）也被用于治疗 CNV。该药是一种重组人源化抗 VEGF 单克隆抗体，2004 年经美国 FDA 批准上市后主要作为治疗晚期直肠癌和结肠癌的一线药物。用于眼部属于适应证外应用，应高度重视。目前国际上已开展多项临床研究以验证其治疗 CNV 的安全性和有效性。

（2）激素类药物：大量研究证实炎症细胞、免疫球蛋白和补体 C5、C5-C9 复合体等参与 CNV。因此，目前抗炎治疗已经成为 AMD 临床药物治疗的重要部分。目前用于治疗 CNV 的激素类药物主要是曲安奈德（triamcinolone acetonide，TA），它是一种人工合成的长效肾上腺皮质激素。TA 具有抗炎、降低 ICAM-1 的表达、抑制内皮细胞移行和血管形成的作用。自 1998 年以来，多项临床试验均显示其治疗 AMD 有良好的安全性和一定疗效。近期有研究将 TA 与 PDT 联合治疗 AMD，随访发现这种联合疗法可以明显提高视力，并能降低重复治疗频率。乙酸阿奈可他是一种人工合成并经改良的皮质醇类药物，可上调凝血酶激活物抑制剂 PAI 的表达，从而减少眼内新生血管内皮细胞移行和增生所需的蛋白酶。迄今为止，至少有 5 个临床试验对其有效性进行了验证，而 2004 年美国眼科学会大会公布的 1 年随访结果显示其疗效不及 PDT。另外，乙酸阿奈可他降低风险试验则是对其预防 CNV 发生的效果进行观察。角鲨胺是从角鲨鱼组织中提取的氨基类固醇药物，它可作用于有活性的内皮细胞，抑制生长因子的信号传递，包括 VEGF 和整合素的表达，以及逆转细胞骨架的形成，促进内皮细胞的凋亡。在啮齿类动物和灵长类动物的实验中均已证实其抑制新生血管生成的作用，但这种药物用于人体 CNV 的安全性和有效性仍需进一步研究。

药物治疗为预防 AMD 发生、控制病程发展提供了广阔的视角，但这种治疗仍具有局限性，至今尚无一种药物可完全有效防治 CNV。很多药物需要反复注射，其继发的眼内炎、视网膜脱离、外伤性白内障和眼压升高等多种并发症不容忽视；眼底血—视网膜屏障的破坏导致药物可能进入全身循环而引起不良反应；不能有效地逆转已发生的 CNV。开发、研制疗效更好的药物及给药途径，减少局部及全身不良反应，提高治疗后视力，需要多学科交叉发展。

（傅杨雪）

第五节　其他病因黄斑脉络膜新生血管

一、血管样条纹

（一）眼底血管样条纹

眼底血管样条纹是以视盘为中心向外延伸的不规则的、放射状的、参差不齐的、逐渐变细的条纹。这些条纹在检眼镜下形态类似于血管，故得其名。1889 年 Doyne 报道，1892 年 Knapp 命名。

1. 病因

由构成布鲁赫膜的中胚叶成分，即弹性纤维层的变性所致。

2. 病理

基本的组织病理学改变是间断的布鲁赫膜的线状断裂，常伴有广泛的钙化变性，还可能伴有脉络膜毛细血管层改变，最后脉络膜新生血管穿过布鲁赫膜断裂处，长入 RPE 下间隙。

3. 临床表现

检眼镜下条纹的颜色从橘红到暗红或棕色。条纹数量、宽窄、长短不一，越近视盘越宽、越清晰；越远离视盘则越窄、越模糊。其分布多数局限于眼底后极部，而延伸至赤道部者则罕见。增殖性改变可以沿着条纹延伸到黄斑区，引起缓慢发展的黄斑病变和中心视力下降；突然视力下降则是由于位于盘斑束或者接近盘斑束的血管样条纹进入视网膜色素上皮（retinal pigment epithelium，RPE）下或神经上皮下，继发脉络膜新生血管（choroidal neovasularization，CNV），随后发生浆液性或出血性 RPE 或神经上皮脱离引起。毗邻新生血管偶尔可发生大的浆液性 RPE 脱离。文献报道，有 40.0% ~ 41.8% 的眼底血管样条纹患者其 CNV 位于中央凹下。因为眼底血管样条纹患者的布鲁赫膜的脆性增加，所以轻微的外伤也会引起脉络膜破裂和黄斑下出血而致中心视力丧失。

本病 50% 的患者无全身疾病，称为特发性眼底血管样条纹；另外 50% 的患者合并有全身弹力纤维组织病变。文献报道，对 50 例眼底血管样条纹患者进行检查，发现其中弹性假黄瘤 17 例，佩吉特病 5 例，镰状细胞病 3 例。眼底血管样条纹也可能伴有其他血红蛋白病、无 β 脂蛋白血症；也有个案报道眼底血管样条纹伴垂体瘤、家族性多发性肠息肉、先天性视网膜色素上皮细胞（RPE）肥大和斯德奇—韦伯综合征。

4. 诊断

除了检眼镜检查外，可行 FFA、ICGA 和 OCT。FFA 显示宽条纹两侧和较细条纹早期为不规则的高荧光，晚期出现不同程度的染色，宽条纹中心带呈低荧光，条纹中可以夹杂斑点状的低荧光。与检眼镜检查相比，FFA 可以较早发现血管样条纹周围的 RPE 改变，FFA 也有助于发现 CNV。对于隐匿性 CNV 的患者，ICGA 可显示新生血管存在。

5. 治疗

应提醒眼底血管样条纹的患者注意因轻微的眼钝挫伤引起脉络膜破裂的潜在危险。虽然激光光凝能用于中央凹外的 CNV 治疗，但激光可能造成进一步的布鲁赫膜破裂。PDT 可以控制或减慢 CNV 患者的视力下降。最近几年，抗 VEGF 治疗已经有效地用于治疗继发于眼底血管样条纹的 CNV。

（二）弹性假黄瘤

弹性假黄瘤是一种全身性的皮肤疾病，以融合性的、黄色丘疹使得皮肤像"拔毛的鸡皮"为特征，皮肤损害多见于颈部、肘窝和脐周区域等皱褶处。组织学上，这些改变由皮肤弹性组织的变性和钙化所致。同样的病变也可能引起心血管和胃黏膜动脉钙化致心血管损害和胃部出血。

弹性假黄瘤是一种遗传性疾病，是由位于染色体 16p13.1 区域内的 ABCC6 基因突变所致，遗传方式可以是常染色体显性遗传或隐性遗传。

典型弹性假黄瘤患者中 85% 有眼底血管样条纹，两者同时存在时称为 Gronnlad-Strandberg 综合征。眼底除了血管样条纹，其他与弹性假黄瘤有关的表现还包括以下几点。

橘皮样色素改变：由多灶的、模糊的、融合的深层黄色病灶导致的广泛区域斑点状改变，类似于橘皮。橘皮样色素改变在血管样条纹出现之前 1 ~ 8 年就可以发生，它们通常在眼底中周部最明显，特别是在颞侧。这些病灶的 FFA 改变轻微，但可能在 ICGA 中表现为弥漫性斑点状高荧光，提示可能由布鲁赫膜水平的改变所致。

图形状黄斑营养不良：约 65% 的弹性假黄瘤患者可能发生双眼的图形状黄斑营养不良。最常见的表现是网状或网状伴多灶性点状色素斑（粉末状眼底）。也有其他类型的图形状黄斑营养不良，包括卵黄样、蝴蝶形和粉末状眼底。图形状黄斑营养不良可随着时间推移从一种类型进展到其他的类型。

视盘玻璃疣：视盘玻璃疣见于 21% 的弹性假黄瘤伴眼底血管样条纹患者，这些患者可能发生由于急性视神经病变导致的急性视力丧失。

（三）佩吉特病

1877 年由 James Paget（佩吉特）报道，是一种慢性进展性、部分病例是遗传性的疾病，以破骨细胞介导的骨吸收增加伴有骨骼修复不良，骨骼增厚、稀疏和畸形为特征。此病可局限于少数骨骼或广泛分布，后者通常发生在 40 岁以后，患者发生颅骨增大、长骨畸形、脊柱后侧凸和听力丧失。最常影响中轴骨。常没有症状，但可出现骨痛、骨关节炎、病理性骨折和神经压迫综合征。眼球突出和正常压力脑积水是继发于颅骨受累的少见并发症。

佩吉特病患者，特别是颅骨受累的患者，可能发生广泛的布鲁赫膜钙化、不规则型的血管样条纹、严重 CNV 和盘状瘢痕。约 10% 的佩吉特病患者出现血管样条纹。那些起病非常早的和严重骨骼受累的病例最容易发生血管样条纹和 CNV。有些患者显示中周部 RPE 斑点（橘皮）与弹性假黄瘤相似。佩吉特病患者视力丧失最常由 CNV 引起，但也可能由不能单纯用骨压迫解释的视神经萎缩引起。CNV 是 2 型的，在视网膜下间隙生长，类似于弹性假黄瘤。

佩吉特病较常见于白种人，特别是英国和澳大利亚、新西兰、南非、西欧和南欧的英国移民；北欧、印度、中国、日本和东南亚少见，表明遗传因素和环境因素在佩吉特病发病中占重要地位。已确认 4 个基因突变，最重要的是 SQSTM1。也有证据表明副黏病毒，如麻疹、犬温热病毒和呼吸道合胞病毒慢性感染可能触发佩吉特病。总之，佩吉特病发病原因不明。

佩吉特病的治疗可以采用双膦酸盐，这类药物可减轻骨骼病变并有助于缓解骨痛，但尚无有力证据证明可阻止慢性并发症的发生。

二、特发性黄斑新生血管膜

（一）定义

特发性 CNV（ICNV）指发生在 50 岁以下的年龄，可能由来源于黄斑、视盘旁和周边眼底的 CNV 继发浆液性和（或）出血性黄斑脱离而导致中心视力丧失，且无任何其他眼病的证据，其中以黄斑区 ICNV 最常见。

（二）病因

本病原因不明，在美国东部所见的一半的 ICNV 病例为陈旧的拟眼组织胞浆菌综合征（POHS）；中国患者结核菌素纯蛋白衍生物（PPD）试验阳性者较多，对抗结核治疗反应良好，但尚未发现与导致 CNV 直接相关的感染证据。也有文献报道，根据 ICGA 中与脉络膜炎相似的脉络膜通透性增高推测低度非感染性脉络膜炎症是 ICNV 发病的促发因子或重要的辅助因子。

（三）临床表现

ICNV 眼底表现为新鲜病灶为黄白色，伴出血、水肿；陈旧病灶呈灰白色。FFA 表现为造影早期高荧光边缘围绕环形低荧光，后期高荧光轻至中度渗漏。OCT 检查显示黄斑下梭形、边界清晰或者稍模糊的强反射区域，伴视网膜和视网膜下积液。

（四）诊断

ICNV 的诊断除了根据临床表现和 FFA、OCT 检查外，需要排除其他原因所致的 CNV 和中心性浆液性脉络膜视网膜病变。

（五）治疗

中央凹外的 ICNV 的治疗，可以采取激光光凝。1983 年黄斑光凝研究组曾报告 6 个中心联合开展随机对照研究，发现使用氩激光治疗距黄斑中央凹 200～2 500 μm 的 ICNV 或推迟治疗后，治疗组患者的视力下降略好于推迟组，但差异无统计学意义。1990 年黄斑光凝研究组使用氪激光对距黄斑中央凹 1～199 μm 的 ICNV 或 ICNV 在 200 μm 以外，但出血进入黄斑中央凹内的病变进行随机分组治疗，结果提示治疗是有益的。近年来采用 PDT 治疗 IC-NV 取得了较好的疗效，2005 年出版的 Verteporfin 应用指南推荐 PDT 用在诊断为中央凹下 ICNV 或 ICNV 位于非常接近中央凹，采用传统激光光凝会延伸到中央凹中央的病例。PDT 治疗 ICNV 的不良反应中以 RPE 损害为最常见，有报道可高达 60%，但是，大多是轻度的，部分 ICNV 患者未经 PDT 治疗，自然病程后期也会留下与此相似的 RPE 损害，因此 RPE 损害的原因还需要进一步研究。近几年，也有抗 VEGF 治疗 ICNV 取得较好疗效的报道。如能除外结核或病毒感染，ICNV 可以全身和（或）局部应用糖皮质激素治疗。

三、外伤后新生血管膜

（一）临床表现

眼球后极部的钝挫伤可以引起脉络膜破裂，但在急性期，局限性视网膜下血肿往往掩盖破裂处，在一些病例，可见外层视网膜发白（Berlin 水肿）伴脉络膜破裂。随着视网膜下出血消退，可见累及脉络膜和 RPE 的破裂，表现为黄色弧线末端呈锥形，与视盘同心，但通常远离视盘。典型的破裂仅累及脉络膜内层，但有些病例可能累及全层。许多病例脉络膜破裂在中央凹外，以后视力通常恢复到接近正常。偶尔可见视网膜裂孔或视盘撕脱伴下方脉络膜破裂。眼底血管样条纹的患者可能在轻微的外伤后发生脉络膜破裂。有些患者因为来源于旧的脉络膜破裂部位的 CNV 所致的自发性出血或浆液性渗出，在外伤数月或数年后视力丧失。类似的迟发性新生血管可能出现在由于眼内异物的冲击发生脉络膜破裂处，或者在视网膜脱离巩膜扣带手术产生脉络膜穿孔处。

组织学上，脉络膜缺损至少累及脉络膜毛细血管、布鲁赫膜和 RPE，破裂处上的视网膜内层有或无损伤；CNV 通常是 2 型的。

（二）诊断

FFA 有助于检测部分被视网膜下出血遮蔽的脉络膜破裂，或检测小的、检眼镜检查难以发现的破裂。如果破裂仅累及内层，造影可见脉络膜大血管穿过 RPE、布鲁赫膜和脉络膜毛细血管的缺损处。血管造影还能证实破裂处脉络膜—视网膜血管吻合。

3. 治疗

根据 CNV 的部位不同，可采用激光光凝、PDT 或抗 VEGF 治疗。

四、葡萄膜炎并发黄斑新生血管膜

CNV 是葡萄膜炎的严重并发症之一，可并发于感染性和非感染性葡萄膜炎。

感染性葡萄膜炎中主要包括弓形体病、弓蛔虫病、结核病、病毒性视网膜病变，非感染性葡萄膜炎中主要包括点状内层脉络膜病变（punctate inner choroidopathy，PIC）、多灶性脉络膜炎（multifocal choroiditis，MFC）、急性后极部鳞状色素上皮病变（acute posterior multifocal placoid pigment epitheliopathy，APMPPE）和福格特—小柳—原田（Vogt-Koyanagi-Harada，VKH）综合征可能并发 CNV。

（一）并发于感染性葡萄膜炎的 CNV

1. 临床表现

刚地弓形体是最常见的影响眼的和唯一一种伴随 CNV 发生的原虫。刚地弓形体是常见的、存在于人类细胞内的寄生虫。大多数弓形体性视网膜脉络膜炎与先天性弓形体病有关，而获得性弓形体病是最常见的眼弓形体病。弓形体性视网膜脉络膜炎和 CNV 之间的联系是相当常见的。CNV 通常在萎缩性脉络膜瘢痕的边缘生长，在非常罕见的情况下，CNV 与活动性病变同时发生，此时，为了鉴别 CNV 病灶和视网膜脉络膜炎的复发，需要行 FFA，FFA 对证实 CNV 很有用。陈旧脉络膜炎的 FFA 表现为早期低荧光和晚期萎缩区域荧光染色，当出现色素沉着时晚期呈低荧光。CNV 在检眼镜下表现为模糊的灰色，FFA 呈现出早期高荧光和晚期渗漏。为了证实 CNV 具有活动性，可行 OCT，OCT 可见其上的视网膜或邻近的视网膜下积液。少数情况下弓形体性视网膜脉络膜炎相关的 CNV 与视网膜脉络膜炎复发有关，此时应给予抗弓形体抗生素加糖皮质激素治疗。

结核病是由结核分枝杆菌感染所致的全身性疾病，其眼部病变中包括粟粒样脉络膜结核、脉络膜结核瘤、视网膜下脓肿、匐行性脉络膜炎（serpiginous choroiditis，SC）可能与 CNV 有关。

CNV 也是细菌性眼内炎非常罕见但是严重的后遗症之一。据报道，在心内膜炎、主动脉瓣感染、肾脏和骨骼脓肿、静脉注射吸毒者发生炎症时可转移到脉络膜和视网膜。细菌性心内膜炎通常出现典型性 CNV，CNV 在原发性脉络膜视网膜病灶或旧的萎缩性瘢痕的附近生长。

病毒相关的 CNV 大多是晚期并发症，如并发于风疹病毒性视网膜病变。近年发现的与 CNV 相关的病毒是西尼罗病毒：在 2006 年，Khairallah 等报道了 1 例广泛的缺血性黄斑毛细血管病变，几个月后在脉络膜瘢痕附近发生 CNV。

尽管大多数类型的真菌，如白念珠菌、新型隐球菌和曲霉菌，被认为是眼的潜在病原体，但是它们不太可能诱发 CNV。

许多寄生虫都有可能影响眼，但仅有犬弓蛔虫在很少的情况下可能刺激脉络膜病灶，导致 CNV。CNV 通常在活动性或非活动性脉络膜肉芽肿附近生长。FFA 常显示高荧光及晚期染料渗漏，而 ICGA 可以证实在毗邻肉芽肿区域下的隐匿性 CNV。

2. 治疗

并发于感染性葡萄膜炎的 CNV 的治疗包括全身应用相关的抗感染药物，同时应用其他技术，如激光光凝、PDT、手术剥除或玻璃体腔内注射抗 VEGF 药物。

（二）非感染性葡萄膜炎和 CNV

1. 临床表现

在多灶性脉络膜炎（MFC），因为脉络膜毛细血管广泛受累，CNV 是很常见的。1973 年，Nozik 和 Dorach 报道了 2 例类似于拟眼组织胞浆菌病综合征（POHS）的病例，其特点是多灶性脉络膜斑点和全葡萄膜炎。十几年之后，Dreyer 和 Gass 描述了另外 28 例前葡萄膜炎病例，表现为玻璃体炎和后极部多个病灶，称为"多灶性脉络膜炎和全葡萄膜炎"。现在这种疾病通常被称为多灶性脉络膜炎，因为全葡萄膜炎一般不存在。并发于 MFC 的 CNV 一般位于黄斑区或视盘旁。CNV 可能源自一个旧的脉络膜瘢痕，但更常见于炎症区域。低度慢性炎症可能是 CNV 形成过程的核心。FFA 显示活动性病灶造影早期呈高荧光，有时为遮蔽荧光呈低荧光，后期渗漏呈边界模糊的高荧光；非活动性穿凿样病灶呈透见荧光，若有色素增殖，呈低荧光，CNV 表现为高荧光渗漏。至巨细胞性动脉炎（CGA）往往显示大面积的非灌注表明缺血，缺血可能触发血管新生。OCT 也可以发挥作用，它可以通过 RPE 来确定 CNV 的位置，并且可以检测其上的视网膜和邻近的视网膜下积液。

点状内层脉络膜炎（PIC）是多灶性脉络膜炎的另一个亚型，表现为多个脉络膜斑点，常并发 CNV。PIC 以活动性的、黄色的斑点，其上浆液性视网膜神经上皮脱离为特征，脉络膜斑点会转变成退化的脉络膜病灶或萎缩的脉络膜瘢痕。黄色的病灶往往褪色，成为黄白色，边缘有色素围绕。CNV 可能来自附近的局灶性脉络膜瘢痕的边缘。

1932 年，Junius 用"视乳头周围视网膜脉络膜炎"来描述一种后葡萄膜炎，表现为匐行性模式。在接下来的几年里一些报道了更多的病例，匐行性脉络膜炎（SC）成为独立的疾病。SC 是一种罕见的、严重的、复发性的，并且通常是双眼的疾病，病因不明，可能与自身免疫、感染、血管病变和变性有关。病变首先累及脉络膜毛细血管，其次是 RPE 和其余的脉络膜，甚至视网膜光感受器细胞。这种疾病典型地始于视盘旁向黄斑进展。CNV 是 SC 的一个主要并发症，通常发生在毗邻脉络膜视网膜病灶的边缘。

最特殊类型的多灶性脉络膜炎之一是 POHS。尽管脉络膜炎的触发是一种由荚膜组织胞浆菌引起的感染性疾病，但是 POHS 似乎是一种病原体影响视网膜的免疫反应。POHS 以黄斑区盘状脱离伴周边脉络膜瘢痕和周边萎缩为特点，三者被称为这种病的三联症。因为此病是一种自身免疫性疾病，文献报道可使用免疫抑制药控制并发于 POHS 的 CNV，治疗用糖皮质激素、环孢素，有些病例用硫唑嘌呤，所有病例均取得了良好的控制。

尽管上述疾病常与 CNV 相关，但从理论上讲，任何后葡萄膜炎都可能并发 CNV。视网膜下纤维化和葡萄膜炎综合征（SFU）、APMPPE、鸟枪弹样视网膜脉络膜病变、多发性一过性白点综合征（MEWDS）、福格特—小柳—原田综合征、交感性眼炎、白塞综合征和结节病都可能并发 CNV。

2. 治疗

并发于非感染性葡萄膜炎的 CNV 的治疗应用糖皮质激素，旨在控制炎症，通常全身给药，但在单眼发病时也可局部给药或加用免疫抑制剂，药物治疗不能完全控制新生血管时，给予针对新生血管的治疗，如激光光凝、PDT、手术剥除或玻璃体腔内注射抗 VEGF 药物。

五、黄斑营养不良合并新生血管膜

黄斑营养不良由一系列遗传性疾病组成，多为进行性黄斑部视网膜色素上皮及光感受器细胞改变，有些疾病则有少数病例会出现脉络膜新生血管，使患者视力出现急剧下降，最常出现此种并发症的有以下两种疾病。

（一）卵黄状黄斑营养不良

又称 Best 病。多发生于幼年及青年时期，是一种常染色体显性遗传疾病。Mohler 和 Fine 根据此病发展的特点，将本病分为 5 期：0 期，黄斑区表现相对正常，只表现为眼电图异常；1 期，视网膜色素上皮层（retinal pigment epithelium，RPE）轻度异常；2 期，黄斑区典型卵黄样病变；后卵黄病灶破裂，蜕变为"煎蛋"样病变，则称 2a 期；3 期，黄斑区表现为"假性前房积脓样"外观，可有类似液平面样表现；4 期，黄斑病变区 RPE 萎缩（4a 期），瘢痕（4b 期）或继发脉络膜新生血管（4c 期）。各期发生的顺序可因不同的患者而有所改变。

Best 病诊断主要依靠眼电图（EOG）眼底表现及眼底荧光血管造影检查，光学相干断层扫描的应用对疾病的诊断也有一定帮助。

Best 病一般发展的过程较缓慢，视力在开始时并无明显异常，后期可有中心视力下降及视物变形，视力下降及严重受损的年龄在不同的家族及家族间均有不同。儿童及少年因视力下降、视物变形来就诊者，多数原因是发生了脉络膜新生血管（4c 期）。

1. 眼底表现

脉络膜新生血管通常发生于卵黄样病灶破裂期，呈煎蛋样，仍有卵黄样物质存在，伴有出血、水肿。

2. 诊断

在明确 Best 病的基础上，眼底荧光血管造影病灶早期有高荧光增强并出现荧光渗漏，邻近处有出血低荧光。OCT 检查：除相应的卵黄样病灶隆起于 RPE 及 IS/OS 间，还伴有视网膜间水肿积液。

3. 治疗

观察或采用光动力治疗，均有报道可保持原有视力。也可试用抗-VEGF 因子玻璃体腔注射。

（二）黄色斑点状眼底合并黄斑变性

又称 Stargardt 病，是一种侵犯视网膜色素上皮和光感受器细胞层的异常疾病，与 ABCA4 基因有关。通常于 20 岁前起病，是一种发展性的中心性萎缩过程并导致视力下降，有极少数患者可发生脉络膜新生血管，使视力快速、明显下降。

1. 眼底表现

在色素上皮改变的基础上黄斑部见灰绿色病灶，并伴有视网膜及视网膜下出血、黄斑部水肿。荧光血管造影黄斑部灰黄色病灶有早期高荧光，并于稍后出现荧光渗漏。OCT 可揭示视网膜色素上皮连续性中断，见中高反射团隆起于神经上皮下伴有水肿积液。

2. 治疗

可应用 PDT 及抗-VEGF 因子玻璃体腔注射。但因疾病对黄斑部的影响，效果均不理想。

（傅杨雪）

第十章

玻璃体疾病

第一节 玻璃体混浊

玻璃体腔内出现任何不透明体，如炎症细胞、渗出物、出血后的血细胞及其分解产物、坏死的组织细胞、色素颗粒、异物和变性等，均可使其透明度受到影响，导致玻璃体混浊。一般可分为生理性混浊与病理性混浊两种。前者称为飞蚊症，对视力无太大影响，属于生理范围；后者主要包括炎症、出血及变性等的病理产物。中医学认为系痰湿或瘀血积滞于神膏而成。混浊的性质、形状、数量和分布各有不同，因而造成不同程度的视力障碍。

一、飞蚊症

患者主诉眼前有飘动的黑影，大小及形状各异，如点状、线状、蚊翅或蛛网状暗影，随眼球运转而浮动，特别在注视白壁或天空时尤为显著，但用眼底镜检查常不能发现明显病变。此种现象系由于残留在玻璃体内的胚胎细胞或血球经行视网膜血管时的内视现象。原因包括玻璃体液化、玻璃体后脱离、混浊物漂浮等。有时伴有屈光不正及神经衰弱。

二、炎症性混浊

由邻近的葡萄膜、视网膜炎症或远隔部位的炎症引起。病因有眼部或全身性炎症、眼外伤及手术并发症等。

本病的表现多种多样，首先是浆液性渗出物，可使玻璃体呈薄雾状混浊。此时检查眼底朦胧不清，视盘边缘模糊，颜色较红，类似视盘炎的表现；裂隙灯下玻璃体内呈现明显的丁达尔（Tyndall）现象。此外，炎症细胞和纤维素性网状组织也可在玻璃体内出现。炎症细胞的数量和范围很不一致，以检眼镜做透照检查，呈现飘浮不息的点状，也可聚集成球形或絮状；裂隙灯下可见细胞附着在变质的支架纤维上，成为灰色点状物，或可见色素沉着。此等炎症细胞的出现可以是慢性眼内炎症的唯一临床症状。炎症进一步加重，炎症细胞积聚，可以导致玻璃体积脓。此时眼内呈黄光反射，形成假性视网膜母细胞瘤的形态。

应行超声检查、FFA检查及细菌培养以进一步明确病因和诊断。根据不同病因，可采取局部或全身药物治疗，必要时行玻璃体手术。

三、出血性混浊

玻璃体本身无血管，不发生出血。玻璃体积血多因内眼血管性疾患和损伤引起，也可由全身性疾患引起。属于中医学"血灌瞳神""暴盲"的范畴。

常见的病因：①视网膜裂孔和视网膜脱离；②眼外伤；③视网膜血管性疾患伴缺血性改变，如增生性糖尿病视网膜病变、视网膜中央静脉阻塞或视网膜静脉分枝阻塞、视网膜静脉周围炎、镰状细胞病、早产儿视网膜病变等；④视网膜血管瘤；⑤炎性疾病，如视网膜血管炎、葡萄膜炎等；⑥黄斑部视网膜下出血：常见于湿性型年龄相关性黄斑变性和息肉样脉络膜血管病变；⑦其他引起周边视网膜产生新生血管的疾患，如家族性渗出性玻璃体视网膜病变、视网膜劈裂症；⑧视网膜毛细血管扩张症；⑨Terson 综合征（蛛网膜下腔玻璃体积血综合征）。

透照法检查一般表现为厚薄不等的尘状、条状以至絮块状混浊，跟随眼球的转动而飘荡。玻璃体大量积血时，可看不到红光反射，裂隙灯检查玻璃体支架纤维常被棕黄色颗粒或红色凝血块所布满。积血可全部被吸收，但在屡发的情况下，势必造成严重的玻璃体混浊，并在视网膜血管组织的参与下形成增殖性视网膜炎的变化。临床上应行超声波检查、FFA 检查等以明确诊断。

治疗原则：①药物治疗，早期可给予止血药，出血稳定后用促进积血吸收的药物，如中药、碘制剂等；②手术治疗，经药物治疗仍不吸收的玻璃体积血或合并有视网膜脱离者，应行玻璃体手术；③治疗原发病。

四、结晶体性混浊

此类混浊是玻璃体退行性病变的产物，表现较为特殊，但对视力影响较少，一般不需治疗。常见者有以下两种。

（一）星状结晶体

此为一种老年性变化，男性多于女性，常为单眼。透照检查可见玻璃体内有多数白色点状物飘荡，状如繁星，故称为星状玻璃体变性；裂隙灯下为发亮的白色球体或小碟体。玻璃体结构大致正常，故点状物飘动的幅度不大，且无下沉现象。此混浊物主要化学成分为脂肪酸和磷酸钙盐。

（二）闪辉样结晶体

又称眼胆固醇结晶沉着症，常为双眼，可能为炎症、变性或出血的后果。在检眼镜或裂隙灯下，可见金黄色结晶小体，在已变质的玻璃体内飘浮不定，且可迅速下沉。临床上常称为闪光性玻璃体液化，常合并玻璃体后脱离。结晶体的化学成分主要为胆固醇。

五、其他玻璃体混浊

此外，玻璃体混浊尚包括色素沉着及肿瘤细胞等。色素沉着见于老年性玻璃体退变、眼内炎症、眼球创伤及原发性视网膜脱离等。肿瘤细胞多呈尘状混浊，在幼儿因大量尘状混浊而看不清眼底时，应想到视网膜母细胞瘤的可能性。关于高度近视等所致的玻璃体混浊，见本章第二节中的玻璃体液化。

六、玻璃体混浊的治疗

（一）病因疗法

首先要从根本上治疗原发病，如葡萄膜炎、糖尿病、高血压及视网膜静脉周围炎等。

（二）促进混浊的吸收

一般可采用透明质酸酶（每次 50 万 U）、甲—糜蛋白酶（每次 0.5mg）结膜下注射，或以 3% 碘化钾作电离子透入及组织疗法等。

（三）玻璃体切割术

对于长期治疗效果较差的玻璃体混浊，特别是出血性混浊，可试用玻璃体切割术，但不宜实行过早，否则有再度出血的危险。

（严　冬）

第二节　玻璃体的结构、体积和位置的改变

玻璃体是透明的凝胶体，主要由纤细的胶原结构和亲水的透明质酸和少量的玻璃体细胞组成，容积约为 4 mL，占眼内容积和重量均为 4/5，构成眼内最大容积，主要成分是水（占 99%），其余成分由 Ⅱ 型胶原纤维网支架和交织在其中的透明质酸分子以及少量可溶性蛋白构成。位于晶状体后、玻璃体前面的膝状凹，又称"环形膈"。玻璃体的结构见图 10-1。

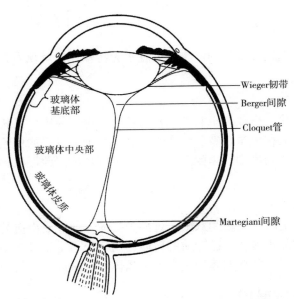

图 10-1　玻璃体的结构

玻璃体表面与晶状体后面、晶状体悬韧带、睫状体平坦部、视网膜和视盘相毗邻，近于其表面的部分为玻璃体皮质，为胶原纤维丝形成的网状较致密结构，在皮质部有少量玻璃体细胞。玻璃体基底部位于锯齿缘向前约 2 mm、向后约 4 mm 处。玻璃体与眼球内壁粘连最紧密的部位依次为玻璃体基底部、视盘周围、黄斑中央凹部、视网膜的主干血管部。玻璃体膝状凹前有一腔，玻璃体通过 Wieger 韧带附着于晶状体上。Wieger 韧带断裂可导致玻璃体前脱离，使膝状凹的玻璃体凝胶与房水接触。

玻璃体内细胞较少，主要有玻璃体细胞、星形胶质细胞和胶质细胞。玻璃体细胞位于玻

璃体表面，合成透明质酸，星形胶质细胞位于神经纤维层。

Cloquet 管是原始玻璃体的残余，它从视盘延伸到晶状体后极的鼻下方，位于膝状凹内。覆盖 Cloquet 管的凝胶极薄，并且容易受损，在玻璃体前脱离、晶状体囊内摘除术或 Nd：YAG 后囊切开术时，Cloquet 管很容易断裂。Cloquet 管宽为 1 ~ 2 mm，如果它缩聚在晶状体后，可以在裂隙灯下看到，称为 Mittendorf 点，另一端附着在视盘边缘的胶质上。如果玻璃体动脉退化不全，持续存在于视盘上，称为 Bergmeister 视盘。

玻璃体本身既无血管也无神经组织，新陈代谢极其缓慢，无再生能力，如有损失，留下的空隙被房水填充。

一、玻璃体液化

玻璃体液化指玻璃体由胶凝状态进入胶溶状态的物理性改变。常为眼内组织新陈代谢障碍的结果，主要见于老年玻璃体变性、高度近视、慢性葡萄膜炎及眼内金属异物刺激等。液化一般首先出现在玻璃体的中心部，进而波及周边部。裂隙灯下已经液化的玻璃体表现为光学性空虚状态，而剩余的支架组织则破坏和变厚，形成浮动的混浊物。当眼球运动时，此种混浊物具有较大的活动性。在玻璃体液化的眼球上，做白内障囊内摘除手术有引起大量玻璃体脱出的危险。

二、玻璃体脱离

即玻璃体与其周围视网膜间的脱离状态。临床所见一般分为 3 种。

（一）后部玻璃体脱离

较多见，常发生于老年人或近视眼的眼球，即后上部的玻璃体与视网膜间发生脱离。裂隙灯下可见脱离的玻璃体后界膜向下低沉而成皱褶，其凝缩的支架纤维随着眼球运动而摇晃不定。在脱离的玻璃体后面因液体滞留可见光学间隙，由于玻璃体后界膜与视盘紧密粘连，故被撕脱时可形成玻璃体后裂孔，用眼底镜检查可见在红色反光的背景上呈环形裂洞样混浊。如果脱离部位尚存在残余的玻璃体条状组织，当眼球运动时可能对视网膜产生牵扯，从而引起患者闪光幻觉，是为视网膜脱离的先兆。常见的并发症：①玻璃体积血，视网膜血管破裂导致玻璃体积血；②视网膜裂孔，视网膜马蹄孔形成，可导致视网膜脱离；③玻璃体黄斑牵引，黄斑部玻璃体与视网膜紧密粘连，可导致玻璃体黄斑牵引；④黄斑裂孔，不完全的玻璃体后脱离可导致老年特发黄斑裂孔的形成；⑤黄斑前膜，玻璃体后脱离过程损伤黄斑区视网膜内界膜可刺激产生黄斑前膜。

（二）前部玻璃体脱离

较少见，即锯齿缘前的玻璃体前界膜与晶状体后囊脱开，二者之间出现光学空虚间隙，但脱离的前界膜并不形成皱褶，而与晶状体的后凸面保持平行。此种脱离除发生于老年人外，尚出现在外伤、出血之后，以及葡萄膜炎或视网膜脱离的眼球。在临床上无特殊重要意义。

（三）上部玻璃体脱离

较少见。玻璃体上部的后界膜自锯齿缘后即开始下垂，然后经过一钝形转弯，又复向上、向后与未脱离部相连。一般只是全部玻璃体脱离的前奏。

临床上应行超声、OCT 和 FFA 检查等以明确诊断。

三、玻璃体萎缩

玻璃体萎缩是一种较严重的变性，可与液化同时存在。常发生于炎症、出血、外伤、陈旧性视网膜脱离及广泛的电凝之后。

玻璃体萎缩的特征是呈胶冻样，活动的幅度很小；视网膜与萎缩的玻璃体之间有广泛的粘连。裂隙灯下可看到视网膜上增生的胶质纤维，呈蜘蛛网状延伸至玻璃体内，其中常夹杂色素颗粒。

根据病变的范围、玻璃体萎缩，可分为局限性与广泛性两种。后部玻璃体的萎缩可造成视网膜星状固定皱襞或漏斗状视网膜脱离。

四、玻璃体疝

一般指玻璃体经过瞳孔向前房突出。常发生在白内障囊内摘除手术之后。玻璃体疝不仅可使瞳孔变形或使瞳孔缘外翻，而且可引起玻璃体后脱离和继发性青光眼。如果玻璃体前界膜破裂，其实质大量涌入前房与角膜后面相接触，则可引起角膜广泛的水肿及深部血管新生，同时在角膜表面可形成大泡性变化。此时可试用激素治疗，无效时须施行手术将玻璃体与角膜后面剥开。

（严　冬）

第三节　玻璃体出血

一、病因

玻璃体本身无血管，不发生出血。玻璃体出血多因内眼疾患和损伤引起，也可由全身性疾患引起。出血原因如下。

（1）视网膜裂孔和视网膜脱离。

（2）玻璃体后脱离（PVD）。

（3）视网膜血管性疾病伴缺血性改变。

1）增生性糖尿病视网膜病变（PDR）。

2）视网膜中央静脉阻塞（CRVO）或视网膜静脉分枝阻塞（BRVO）。

3）视网膜静脉周围炎（Eale 病）。

4）镰状细胞病。

5）早产儿视网膜病变。

6）黏滞性过高综合征：慢性白血病。

7）主动脉弓综合征。

8）颈动脉闭塞病。

（4）炎性疾病伴可能的缺血性改变。

1）类肉瘤病。

2）视网膜血管炎，包括小动脉炎。

3）葡萄膜炎，包括扁平部炎。

（5）其他引起周边视网膜产生新生血管疾患。

1）家族渗出性玻璃体视网膜病变（FEV）。

2）Norrie病。

（6）视网膜血管瘤和视网膜毛细血管扩张。

（7）性连锁视网膜劈裂症（X-linked retinoschisis）。

（8）Terson综合征。

1）蛛网膜下隙出血。

2）眼内出血综合征。

二、临床表现

（一）症状

玻璃体出血量少时，患者可有飞蚊症感觉。出血量大时，视力可突然减退，甚至仅有光感。

（二）眼底检查

检眼镜检查可见玻璃体中有血性浮游物，出血量大时整个眼底均不能窥见。

三、诊断

依据症状和眼底检查进行诊断。双眼患者应进行双眼眼底检查，以寻找病因。眼底不能窥见时应进行超声波检查，以排除视网膜脱离和眼内肿瘤。也可令患者头高位卧床休息2天以后再行眼底检查。

四、治疗与预后

（1）出血量少的不需特殊处理，可等待其自行吸收。

（2）怀疑存在视网膜裂孔时，令患者卧床休息，待血下沉后及时给予激光封孔或视网膜冷冻封孔。

（3）大量出血者吸收困难，未合并视网膜脱离的可以等候6个月，如玻璃体血仍不吸收时可进行玻璃体切割术，合并视网膜脱离或牵拉性视网膜脱离时，应及时进行玻璃体切割术。术后继续针对病因治疗。药物治疗效果不够满意。

玻璃体出血如果长期不吸收，可引起纤维增殖、机化，进而导致牵拉性视网膜脱离，可能合并或不合并裂孔，并引起白内障、继发青光眼等并发症。

（朱　琳）

第四节　玻璃体炎症

玻璃体是细菌、微生物极好的生长基，细菌等微生物进入玻璃体可导致眼内炎。玻璃体炎症也可由寄生虫感染引起。

一、眼内炎

（一）病因

1. 内源性病因

病原微生物由血流或淋巴进入眼内或由于免疫功能抑制、免疫功能缺损而感染。如细菌性心内膜炎、肾盂肾炎等可引起玻璃体的细菌性感染。器官移植或肿瘤患者化疗后常发生真菌性感染，常见的致病菌为白念珠菌。

2. 外源性病因

（1）手术后眼内炎：手术后眼内炎可发生在任何内眼手术以后，如白内障、青光眼、角膜移植、玻璃体切割和眼穿通伤修复等。最常见的致病菌为葡萄球菌。病原菌可存在于睑缘、睫毛、泪道内、手术缝线、人工晶状体等，这些部位的病原菌均可以成为感染源。

（2）眼球破裂伤和眼内异物。

（二）临床表现

1. 症状

内源性眼内炎症状为视物模糊；手术后细菌性眼内炎通常发生在术后 1～7 天，突然眼痛和视力丧失。真菌性感染常发生在手术 3 周后。

2. 体征

（1）内源性感染通常从眼后部开始，可同时存在视网膜炎症性疾患。病灶发白，边界清楚，开始是分散的，以后变大、蔓延到视网膜前，产生玻璃体混浊。也可发生前房积脓。

（2）手术后细菌感染常有眼睑红肿，球结膜混合充血，伤口有脓性渗出，前房积脓或玻璃体积脓，虹膜充血。不治疗视力会很快丧失。

（3）手术后真菌感染常侵犯前部玻璃体，前部玻璃体表面积脓或形成膜，若治疗不及时，感染可向后部玻璃体腔和前房蔓延。

（三）诊断

（1）内源性感染诊断依据病史、身体其他部位感染灶的存在、治疗史等，患者血和尿的细菌及真菌培养结果也有助于诊断。必要时可进行诊断性玻璃体切割。

（2）手术后虹膜睫状体炎症反应是常见的，但疼痛较轻。如果存在前房积脓或玻璃体混浊，应考虑细菌性感染。可取房水或玻璃体进行细菌和真菌培养。取房水标本从角膜缘切口进针，抽 0.1 mL，取玻璃体标本可以从扁平部距角膜缘 2.5 mm 处进针，抽 0.4～0.5 mL。

（四）治疗

1. 抗生素使用

原则上抗生素的使用取决于细菌培养和药物敏感测定的结果，但最初的给药可基于房水和玻璃体革兰染色结果。给药途径如下。

（1）结膜下抗生素注射：革兰阴性菌，庆大霉素 2 万 U。革兰阳性菌，头孢唑啉 100 mg/0.25 mL。

（2）全身抗生素使用：庆大霉素 1.5 mg/kg（每次 80 mg）每 8 小时 1 次肌内注射或静脉滴注。头孢唑啉 0.5～1.0 g 每天 3 次，静脉滴注。

（3）局部滴抗生素滴眼液，其对眼内炎的治疗作用较前两种给药途径差。

（4）非真菌性感染治疗中，可合并使用激素，每天予以泼尼松 60～100mg。

（5）玻璃体内注药：庆大霉素 0.1～0.4 mg，妥布霉素 0.45 mg，头孢唑啉 2.25 mg，克林霉素 250～450 μg，给药容量不超过 0.3 mL。多数医生不提倡重复注射。

2. 玻璃体切割术

玻璃体切割能排除玻璃体腔脓肿，清除致病菌，迅速恢复透明度，并且有利于前房内感染物质的排出，目前广泛用于眼内炎的治疗。手术开始时可先抽取玻璃体液进行染色和细菌培养，染色包括革兰染色、吉姆萨染色和特殊真菌染色，以便确定致病菌。

3. 抗真菌治疗

目前缺乏安全有效的抗真菌药物。全身用药有两性霉素 B、酮康唑和氟胞嘧啶。但两性霉素 B 和氟胞嘧啶的全身不良反应大，眼内穿透性差，不能有效地对抗真菌。因此，真菌性眼内炎的最好诊断和治疗方法是玻璃体切割术。抗真菌药物的使用剂量如下。

氟胞嘧啶：口服 37.5mg/kg，每 6 小时 1 次。

两性霉素 B：静脉滴注，开始时小剂量（0.10～0.25）mg/kg，逐渐增至 1 mg/kg，每天 1 次。玻璃体腔内注药，5～10 μg。滴眼液：浓度为 0.25%。

二、玻璃体寄生虫

玻璃体猪囊尾蚴病是中国北方地区引起眼内炎症的较常见病因。绦虫的卵和头节穿过小肠黏膜，也可经血液进入眼内。

（一）临床表现

1. 症状

患者有时自己看到虫体变形和蠕动的阴影。合并眼内炎时视力下降。

2. 眼底检查

可见黄白色半透明圆形囊尾蚴，大小为 1.5～6.0PD。强光照射可引起囊尾蚴的头部产生伸缩动作。头缩入囊内时可见有致密的黄白色圆点。玻璃体混浊、视网膜脱离。

（二）诊断

依据眼内虫体的存在或 ELISA 绦虫抗体检查。

（三）治疗

玻璃体切割术取出虫体和玻璃体内炎性物质，修复视网膜。

（吴　勇）

第五节　增生性玻璃体视网膜病变

增生性玻璃体视网膜病变（PVR）是孔源性视网膜脱离的并发症。它曾被定义为"广泛性玻璃体收缩""广泛性视网膜前收缩""广泛性周边视网膜增生"。1983 年国际视网膜学会命名委员会提议将其命名为增生性玻璃体视网膜病变。

一、病理过程

大多数学者认为 PVR 的发生起始于细胞的移行。主要是视网膜色素上皮细胞和神经胶质细胞。这些细胞移行到脱离的视网膜表面和下方，以及脱离的玻璃体后表面，然后增生形成膜。一般认为膜的收缩导致视网膜皱缩、固定皱褶及视网膜脱离。

二、分类

根据 1983 年国际视网膜学会命名委员会提出的分类法，将视网膜脱离合并 PVR 分为 A、B、C、D 4 级（表 10-1）。

表 10-1　视网膜脱离合并 PVR 的分级

分级	程度	临床体征
A	轻度	玻璃体混浊，有色素簇
B	中度	视网膜内表面皱缩，裂孔缘卷边，视网膜变硬，血管变形
C	重度	完全增厚的视网膜固定皱褶
C-1		达 1 个象限
C-2		达 2 个象限
C-3		达 3 个象限
D	超重度	固定皱褶达 4 个象限的视网膜全脱离
D-1		宽漏斗状
D-2		窄漏斗状
D-3		关闭的漏斗状（看不见视盘）

三、治疗

玻璃体切割术中用膜剥离的方法祛除视网膜表面的膜，部分影响中心视力的条索状视网膜下膜可通过视网膜切开，取出视网膜下膜。

某些药物，如地塞米松、柔红霉素、5-FU 等被认为能够抑制膜的形成，有关这些药物在玻璃体腔应用的实验正在进行中。

（王　曜）

参考文献

［1］李冬梅，姜利斌．眼睑、结膜与眶部肿瘤图谱［M］．北京：人民卫生出版社，2018.

［2］王宁利，刘旭阳．基础眼科学前沿［M］．北京：人民卫生出版社，2018.

［3］胡聪，刘桂香．斜视诊断与手术详解［M］．北京：人民卫生出版社，2018.

［4］赵晨．眼科临床指南解读：内斜视和外斜视［M］．北京：人民卫生出版社，2018.

［5］李芸主．眼内肿瘤图谱与教程［M］．北京：人民卫生出版社，2018.

［6］刘芳．眼底病诊疗手册［M］．郑州：河南科学技术出版社，2018.

［7］管怀进．眼科学［M］．北京：科学出版社，2018.

［8］邱波，庞龙．中西医结合眼科学［M］．北京：科学出版社，2018.

［9］赵家良．眼科临床指南［M］．北京：人民卫生出版社，2018.

［10］呼正林，袁淑波，马林．视光—屈光矫正学［M］．北京：化学工业出版社，2018.

［11］杨朝忠，王勇，武海军．眼内炎［M］．北京：人民卫生出版社，2018.

［12］张虹，杜蜀华．眼科疾病诊疗指南［M］．北京：科学出版社，2018.

［13］张明昌．眼科手术要点难点及对策［M］．北京：科学出版社，2018.

［14］黄厚斌，王敏．眼底光相干断层扫描学习精要［M］．北京：科学出版社，2017.

［15］刘兆荣．眼科诊断与治疗［M］．北京：科学出版社，2017.

［16］黎晓新．视网膜血管性疾病［M］．北京：人民卫生出版社，2017.

［17］周历，毕晓达．眼科急症处理指南［M］．北京：化学工业出版社，2017.

［18］白玉星，张娟，刘扬．眼科疾病临床诊疗技术［M］．北京：中国医药科技出版社，2017.

［19］魏文斌，施玉英．眼科手术操作与技术［M］．北京：人民卫生出版社，2016.

［20］易敬林，廖洪斐，张旭．眼科常见疾病图解［M］．北京：人民卫生出版社，2016.